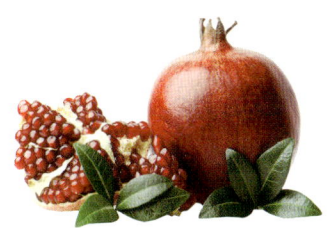
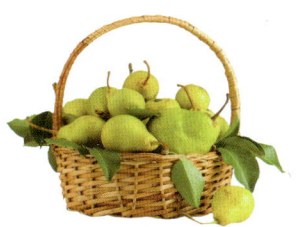

◎ 视频互动祛病书 ◎

降压怎么吃

| 胡维勤 编著 |

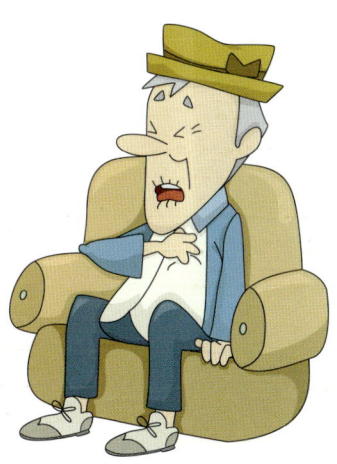

时代出版传媒股份有限公司
安徽科学技术出版社

图书在版编目（CIP）数据

降压怎么吃 /胡维勤编著.--合肥:安徽科学技术出版社,2015.4
（视频互动祛病书）
ISBN 978-7-5337-6467-8

Ⅰ.①降… Ⅱ.①胡… Ⅲ.①高血压－食物疗法－食谱 Ⅳ.①R247.1②TS972.161

中国版本图书馆CIP数据核字(2014)第236132号

降压怎么吃　　　　　　　　　　　　　　　　　胡维勤　编著

出版人：黄和平　　策划编辑：丁凌云　吴　玲　　责任编辑：黄　轩
特约编辑：黄　佳　　封面设计：谢颖设计工作室
出版发行：时代出版传媒股份有限公司　　http://www.press-mart.com
　　　　　安徽科学技术出版社　　　　　　http://www.ahstp.net
　　　　　（合肥市政务文化新区翡翠路1118号出版传媒广场，邮编：230071）
　　　　　电话:(0551)63533330
印　　制：深圳市雅佳图印刷有限公司　　电话：(0755)82426000
（如发现印装质量问题，影响阅读，请与印刷厂商联系调换）

开本：723×1020　1/16　　印张：13　　字数：250千
版次：2015年4月第1版　　2015年4月第1次印刷

ISBN 978-7-5337-6467-8　　　　　　　　　　　　　　　定价：28.50元

版权所有，　侵权必究

序言 Preface

高血压是现代社会最常见的心血管疾病之一。根据相关统计，在我国每5个成年人中间，就有1个人患有高血压。近年来，高血压患病率仍然呈增长态势，但是，我们对高血压的了解程度及其治疗率和控制率却都处于比较低的水平。近20年以来，我国因高血压引发的各种心脑血管疾病的死亡率排到了所有疾病死亡率的第一位。

其实，高血压是一种"生活方式病"。现代人总是吃大鱼大肉，遍尝各种美食，长期高热量、高脂肪的饮食再加上缺乏运动锻炼，就很容易导致血压逐渐升高，引发高血压。高血压并不仅仅是血压高的问题，还会导致动脉粥样硬化、脑卒中、冠心病、心肌梗死等严重的并发症。为了避免这些危害我们身心健康的疾病，我们必须加强自身的健康管理，综合运用饮食、运动和药物疗法，控制好血压。

有医学研究证明，早期预防、稳定治疗并且养成健康的生活方式，可以使75%的高血压及其并发症得到有效的预防和控制。由此可见，加强对高血压的认识以及高血压患者的自身管理，对于防治高血压具有非常重要的意义。其中，饮食控制是高血压患者进行自我管理的一项重要内容。因此，了解饮食的主要原则和饮食宜忌，对于高血压患者意义重大。

本书通过科学的饮食安排，帮助高血压患者通过合理的膳食来达到降血压的目的，并为高血压患者在日常生活中合理规划好自己的饮食提供可靠、科学的参考。本书首先为您详细介绍高血压的基础知识。俗话说，"知己知彼，百战不殆"，只有充分了解高血压，我们才能更好地防治高血压。在本书的第二章中，我们分别为您挑选了60种对高血压患者有益的食物和中药材，首先详细介绍了每种食物的基础营养素、推荐用量以及适用季节，并详细叙述其降压原理、对防治高血压并发症的益处和相关的食用建议，使高血压患者在日常饮食选择食材上做到胸有成竹；然后为每一种食材推荐了两款二维码食谱，详解其原料及制作过程，只要您用手机扫一扫，就能立刻跟着视频学做美味菜肴。与传统食谱书籍相比，我们的二维码视频更具有直观性和可操作性，让您一看就懂、一学就会。我们还选择了一些能够安全降血压的药茶、药膳汤，将"食"与"药"相结合，为您在家轻松降血压提供食疗参考。高血压患者不仅能了解最适宜吃什么以及为什么这样吃、怎么吃的问题，还能更加合理方便地安排自己一天的饮食，以达到控制血压、有效预防并发症的目的。

此外，本书还为您详细介绍了6种高血压常见并发症的饮食宜忌、食疗菜谱等。为便于您理解，书中所用热量单位为卡、千卡，法定单位为焦、千焦，即1卡=4.184焦，1千卡=4.184千焦。在附录中，我们针对高血压患者比较关心的一些问题，请专家做了解答，希望能为您答疑解惑。另外，还为您奉上"怎样测量血压"和"高血压运动调养"部分，供您参考。

高血压患者在日常生活中要保持乐观的心态，通过饮食、运动等多种方法进行调节，将疾病对身体及生活的影响降到最低。希望本书能对高血压患者及其家属有一定的帮助。同时，在编撰的过程中，难免出现错误，欢迎广大读者提出宝贵的意见，也祝愿所有高血压患者能早日康复。

胡维勤

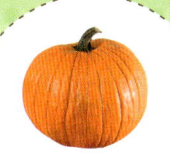
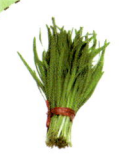
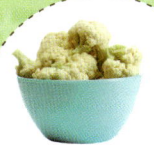

Contents 目录

Part 1 | 了解高血压才能安全降血压

◎ 需要了解的高血压常识 …………………………………… 002
什么是血压 ………………………………………………………… 002
什么是高血压 ……………………………………………………… 002
高血压是怎么形成的 ……………………………………………… 003
与血压升高有关的因素 …………………………………………… 003
高血压病的危害有多大 …………………………………………… 004
如何早期发现高血压 ……………………………………………… 005
高血压如何进行分类 ……………………………………………… 005

◎ 高血压患者的饮食总则 …………………………………… 006
高血压患者饮食黄金原则 ………………………………………… 006
能降血压的特效营养素 …………………………………………… 008
容易忽视的饮食细节 ……………………………………………… 011
走出常见饮食误区 ………………………………………………… 012
高血压患者慎吃食物 ……………………………………………… 013
不容易引起血压升高的饮食小窍门 ……………………………… 014
适合高血压患者的四季饮食 ……………………………………… 016

◎ 高血压特殊人群的饮食调养 ……………………………… 018
老年高血压患者的饮食调养 ……………………………………… 018
妊娠高血压患者的饮食调养 ……………………………………… 018
儿童高血压患者的饮食调养 ……………………………………… 019

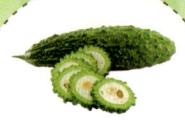
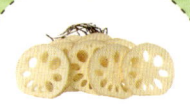
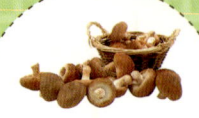

Part 2　降压吃什么？怎么吃？

芹菜 ··············022	茭白 ··············040
芹菜烧马蹄 ··············023	莴笋炒茭白 ··············041
鲜虾木耳芹菜粥 ··············023	茭白鸡丁 ··············041
苦瓜 ··············024	白萝卜 ··············042
蜜汁苦瓜 ··············025	萝卜炖牛肉 ··············043
苦瓜黑椒炒虾球 ··············025	萝卜排骨汤 ··············043
洋葱 ··············026	马蹄 ··············044
西红柿炒洋葱 ··············027	茄汁马蹄烧口蘑 ··············045
洋葱拌腐竹 ··············027	马蹄炒荷兰豆 ··············045
茼蒿 ··············028	莲藕 ··············046
茼蒿炒豆干 ··············029	素炒藕片 ··············047
茼蒿排骨粥 ··············029	花生莲藕绿豆汤 ··············047
菠菜 ··············030	牛蒡 ··············048
胡萝卜炒菠菜 ··············031	牛蒡三丝 ··············049
菠菜鱼丸汤 ··············031	胡萝卜玉米牛蒡汤 ··············049
豌豆苗 ··············032	山药 ··············050
凉拌豌豆苗 ··············033	山药肚片 ··············051
豌豆苗花甲汤 ··············033	紫薯山药豆浆 ··············051
紫甘蓝 ··············034	黄瓜 ··············052
丝瓜百合炒紫甘蓝 ··············035	黄瓜炒牛肉 ··············053
紫甘蓝萝卜丝饼 ··············035	黄瓜拌海蜇 ··············053
马齿苋 ··············036	丝瓜 ··············054
马齿苋炒黄豆芽 ··············037	洋葱丝瓜炒虾球 ··············055
凉拌马齿苋 ··············037	肉末蒸丝瓜 ··············055
黄花菜 ··············038	莴笋 ··············056
西芹黄花菜炒肉丝 ··············039	蚝油莴笋杏鲍菇 ··············057
黄花菜拌海带丝 ··············039	蒜苗炒莴笋 ··············057

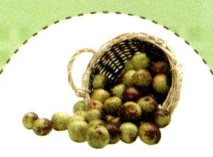
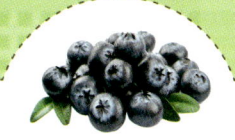
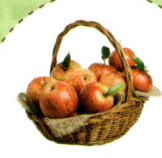

西红柿	058	海参	078
西红柿炒包菜	059	干贝烧海参	079
西红柿洋葱汤	059	桂圆炒海参	079
南瓜	060	海带	080
蓝莓南瓜	061	芹菜拌海带丝	081
山药南瓜羹	061	淡菜海带冬瓜汤	081
冬瓜	062	紫菜	082
芦笋煨冬瓜	063	紫菜凉拌白菜心	083
牛肉炒冬瓜	063	西红柿紫菜蛋花汤	083
慈姑	064	海藻	084
慈姑炒藕片	065	凉拌海藻	085
慈姑蔬菜汤	065	莲藕海藻红豆汤	085
黑木耳	066	山楂	086
胡萝卜炒木耳	067	山楂黄精糙米饭	087
韭菜银牙炒木耳	067	菊花山楂绿茶	087
猴头菇	068	菠萝	088
红烧猴头菇	069	菠萝炒鱼片	089
猴头菇山楂瘦肉汤	069	菠萝苹果汁	089
鲫鱼	070	西瓜	090
醋焖鲫鱼	071	酸奶西瓜	091
牛奶鲫鱼汤	071	西瓜西红柿汁	091
海蜇	072	西瓜翠衣	092
苦菊拌海蜇头	073	西瓜翠衣炒鸡蛋	093
黑木耳拌海蜇丝	073	糖醋西瓜翠衣	093
三文鱼	074	香蕉	094
牛油果三文鱼芒果沙拉	075	香蕉猕猴桃汁	095
三文鱼豆腐汤	075	柑橘香蕉蜂蜜汁	095
牡蛎	076	猕猴桃	096
牡蛎粥	077	蜜柚苹果猕猴桃沙拉	097
上汤茼蒿牡蛎汤	077	猕猴桃雪梨西米露	097

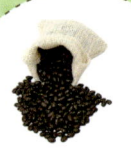
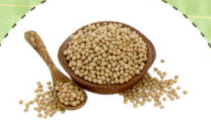
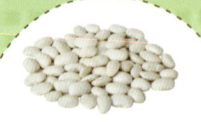

苹果	098	燕麦	118
芹菜苹果汁	099	燕麦五宝饭	119
草莓苹果汁	099	糙米燕麦饭	119
番石榴	100	玉米	120
番石榴雪梨菠萝沙拉	101	玉米红薯粥	121
番石榴水果沙拉	101	橄榄油拌西芹玉米	121
梨	102	薏米	122
梨藕粥	103	黄芪茯苓薏米汤	123
黄瓜芹菜雪梨汁	103	荷叶薏米茶	123
甘蔗	104	绿豆	124
甘蔗雪梨糖水	105	绿豆凉薯小米粥	125
马蹄甘蔗汁	105	冬瓜绿豆粥	125
雪莲果	106	豆腐	126
雪莲果猪骨汤	107	油麦菜烧豆腐	127
雪莲果百合银耳糖水	107	香菇炖豆腐	127
蓝莓	108	蒜	128
蓝莓果蔬沙拉	109	蒜片苦瓜	129
蓝莓雪梨汁	109	蒜香蒸南瓜	129
莲子	110	菊花	130
百合莲子银耳豆浆	111	山楂菊花茶	131
莲子马蹄糖水	111	甘菊猪肚	131
鸭肉	112	荷叶	132
莴笋玉米鸭丁	113	南瓜莲子荷叶粥	133
黄豆马蹄鸭肉汤	113	荷叶牛肚汤	133
兔肉	114	玉米须	134
葱香拌兔丝	115	玉米须芦笋鸭汤	135
山药枸杞兔骨汤	115	玉米须决明菊花茶	135
牛奶	116	绞股蓝	136
樱桃鲜奶	117	绞股蓝枸杞茶	137
猕猴桃橙奶	117	绞股蓝决明三七茶	137

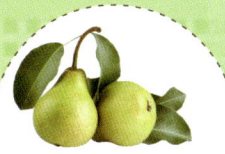
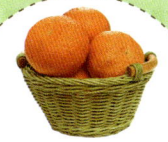
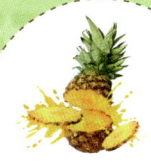

决明子·················138
枸杞叶决明子肉片汤·················139
决明子菊花枸杞茶·················139

Part 3 | 能安全降血压的药茶、药膳汤

三花清火茶·················142
银花丹参饮·················142
夏枯草菊花茶·················143
罗布麻降压茶·················143
杜仲银杏叶茶·················144
菊槐茶·················144
决明子红枣枸杞茶·················145
玉米须茶·················145
生地莲子心饮·················146
栀子莲心甘草茶·················146
荷叶绿茶·················147
党参荷叶山楂茶·················147
丹参三七炖鸡·················148
淮山党参鹌鹑汤·················148
金银花白菊萝卜汤·················149
牛蒡山药海带汤·················149

Part 4 | 常见高血压并发症饮食推荐

高血压并发冠心病·················152
肉末苦瓜条·················152
丝瓜烧花菜·················153
菠菜烩腐竹·················153
老醋土豆丝·················154
木耳炒百合·················154
荷兰豆炒鸭胗·················155
菠萝炒鸭丁·················155
葫芦瓜炒虾米·················156
虾仁苋菜汤·················156
橙香山药丁·················157
山药胡萝卜炖鸡块·················157
高血压并发心力衰竭·················158
香菇蒸蛋羹·················158
当归丹参粥·················159
胡萝卜猪血豆腐粥·················159
双色馒头·················160
南瓜西红柿面疙瘩·················160
蘑菇竹笋豆腐·················161
肉末南瓜土豆泥·················161
清蒸冬瓜生鱼片·················162
香蕉蜂蜜牛奶·················162

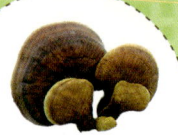
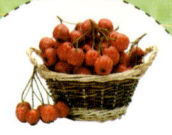
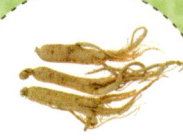

肉酱蒸茄子……163	豆腐皮枸杞炒包菜……173
猴头菇鲜虾烧豆腐……163	冬瓜烧香菇……174
高血压并发脑出血……164	马齿苋绿豆汤……174
鸡肉包菜汤……164	玉米须山楂茶……175
肉末西红柿煮面片……165	番石榴西芹汁……175
紫菜豆腐羹……165	高血压并发高尿酸血症……176
葫芦瓜炖鸡……166	冬瓜莲子绿豆粥……176
豌豆苗拌香干……166	西芹炒肉丝……177
糖醋花菜……167	果味冬瓜……177
炝拌包菜……167	白菜梗拌海蜇……178
竹荪芙蓉汤……168	蒜汁肉片……178
娃娃菜鲜虾粉丝汤……168	猪血豆腐青菜汤……179
苦瓜鱼片汤……169	哈密瓜雪梨酸奶杯……179
清蒸莲藕丸子……169	高血压并发肾功能减退……180
高血压并发高脂血症……170	白萝卜丝炒黄豆芽……180
茭白炒荷兰豆……170	土豆泥拌蒸茄子……181
菌菇烧菜心……171	菠菜豆腐汤……181
莴笋炒蛤蜊……171	西红柿炒冬瓜……182
丝瓜马蹄炒木耳……172	黑豆莲藕鸡汤……182
紫甘蓝拌千张丝……172	冬瓜红豆汤……183
蒜蓉西芹……173	紫薯百合银耳汤……183

附录 1 | 如何测量血压

怎样选择血压计……184	血压测量发生误差的常见原因……185
测量血压有何注意事项……185	学会自己测量血压的好处……186

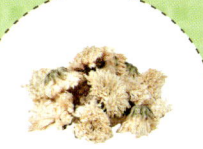 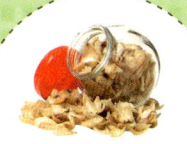 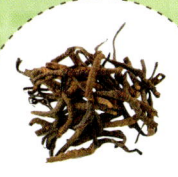

附录 2 | 专家解答高血压患者最关心的问题

高血压患者应如何补充水分？……… 187
高血压患者为何要远离咖啡因？……… 187
含钠较高的食物有哪些？……… 187
哪些食物可以减少降压药物的
不良反应？……… 187
为什么不提倡老年高血压患者
常赴盛宴？……… 187
高血压患者早上如何补水？……… 188
高血压患者选择什么样的油脂
比较好？……… 188
高血压患者应如何合理安排饮食？……… 188
为什么高血压患者不能摄入
过多味精？……… 188
高血压患者可以吃蜂蜜吗？……… 188
高血压患者如何进食脂肪类食物？……… 189
更年期高血压患者如何安排膳食？……… 189
为什么高血压患者不能喝运动型
饮料和碳酸饮料？……… 189
高血压患者怎样吃早餐？……… 189
高血压患者怎样吃晚餐？……… 190
常吃鱼对高血压患者有什么好处？……… 190
高血压患者可以吃火锅吗？……… 190
快餐对高血压患者有什么危害？……… 190
为什么高血压患者不宜饱餐？……… 190
老年高血压患者应如何看待保健品？……… 191
高血压患者吃素好吗？……… 191
高血压患者能吃肥肉吗？……… 191
肥胖型高血压患者如何安排饮食？……… 191
高血压患者春季饮食应注意哪
些方面？……… 192
高血压患者进食粗粮、杂粮有什
么益处？……… 192
哪些面包易引发高血压？……… 192
高血压患者夏季饮食应注意哪
些方面？……… 192
高血压患者秋、冬季饮食应注意
哪些方面？……… 192
高血压患者怎么吃零食？……… 193
高血压患者应如何进补？……… 193
高血压患者服药期间为什么不能
吃葡萄柚？……… 193
高血压患者可以吃鸡蛋吗？……… 193

附录 3 | 高血压患者的运动调养法

散步……… 194
慢跑……… 194
游泳……… 195
钓鱼……… 195
松静功……… 195
气功……… 196

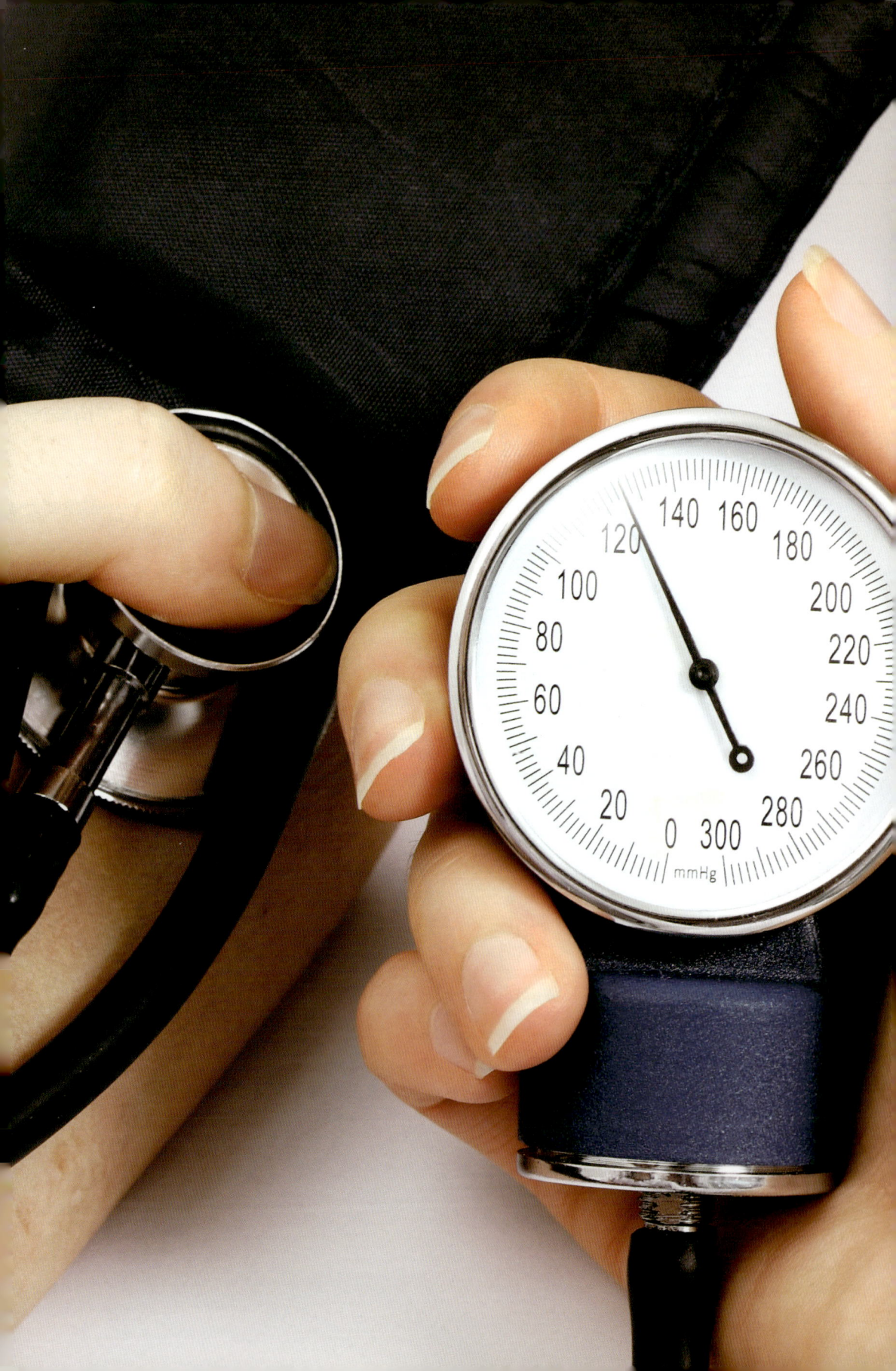

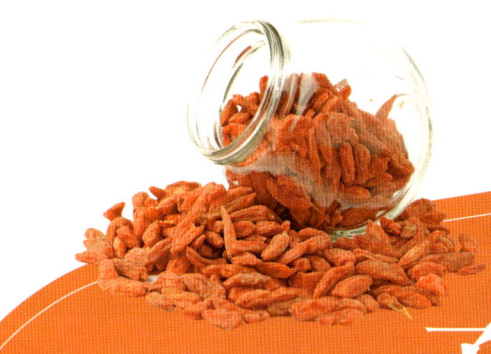

Part 1

了解高血压才能安全降血压

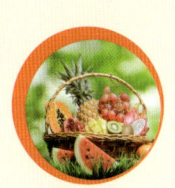
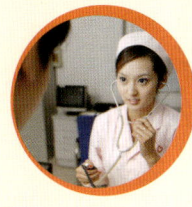
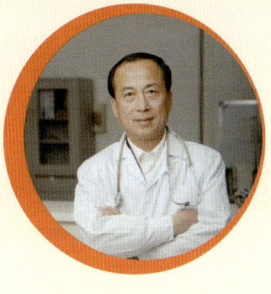

俗话说："知己知彼，百战不殆。"同样的道理，我们想要战胜高血压，就需要先了解高血压。在本章中，我们为您分别讲解高血压基础常识、高血压患者的饮食原则和高血压特殊人群的饮食调养注意事项。希望您能够通过本章内容了解高血压，更能够在本章内容的引导下安全降血压。

需要了解的高血压常识

高血压是全世界最常见的心血管疾病之一,不但发病率高,而且可引起严重的心、脑、肾部并发症,致残率和死亡率极高。但很多人对高血压知之较浅,甚至患者本身也仅知其病,不究其因。所以,本节主要介绍高血压的一些基本常识,包括高血压的形成、高血压的升高因素、如何早期发现高血压以及高血压的分类。

什么是血压

血压是指血液在血管内流动时,对血管壁产生的单位面积侧压力,血压是由心脏、血管及在血管中流动的血液共同形成的。我们平时用血压测量出来的数值主要是收缩压和舒张压。

收缩压——血压透过所谓的收缩作用输送血液次数多(心跳次数)的时候,假使血液流动的阻力(总末梢神经系统阻力)增大,将会造成血压升高。只要心脏的左心室收缩,便会将心脏的血液输往大动脉,这时所产生的数值就称为收缩压,也就是高压。

舒张压——左心室结束收缩后,左心室和大动脉之间的左心室便会关闭,停止血液输送,这时血液会从左心房流到左心室,形成左心室扩张的现象。另一方面,血液输送到大动脉时,将使大动脉扩张,并将血液积聚于大动脉后,输送至全身的末梢动脉,此时的血压值最小。此数值是舒张时期的血压,也就是低压。

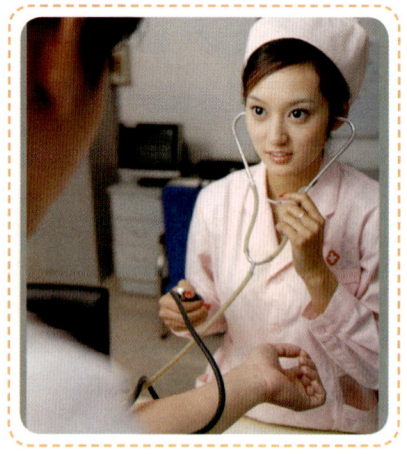

什么是高血压

高血压是指收缩压(SBP)和舒张压(DBP)升高的临床综合征。医学调查表明,血压有个体和性别的差异。一般来说,肥胖的人血压稍微高于中等体格的人,女性在更年期前血压比同龄男性略低,更年期后动脉血压有明显的升高。人群的动脉血压都随年龄增长而升高,很难在正常血压与高血压之间划分明确的界限。按照国内采用的高血压诊断标准,正常血压为SBP≤120毫米汞柱,DBP≤80毫米汞柱;正常高值SBP在120~139毫米汞柱,DBP在80~89毫米汞柱。在未用抗高压药情况下,SBP≥140毫米汞柱且DBP≥90毫米汞柱,为高血压。

■ 高血压是怎么形成的

血压的高低,与血管的弹性、外周血管阻力、心排血量及神经-体液感受器的调节有关。当各种原因引起动脉硬化、血管弹性减退、血管阻力增高、神经-体液调节异常,肾素-血管紧张素分泌增多时,就会形成高血压。

原发性高血压是无明确原因的高血压,占高血压患者总数的90%以上。它的形成除遗传因素外,主要与不良生活方式有关,吸烟、酗酒、高血脂、糖尿病、高盐饮食,肥胖、少动、精神紧张等,都是引起高血压的促发因素。

(1) 盐与高血压。摄盐过多,可致水钠潴留,血压增高。

(2) 吸烟与高血压。烟中的有害物质,可损害血管内膜,加速动脉硬化;尼古丁会引起血管痉挛,从而导致血压升高。

(3) 饮酒与高血压。研究表明,大量饮酒一方面使高血压的患病率明显增加,另一方面可引起血压剧烈波动,诱发心脑事件发生。

(4) 肥胖与高血压。研究显示,肥胖者高血压发生率是正常人的3~4倍,主要与肥胖引起的神经内分泌调节紊乱有关。

(5) 紧张与高血压。长期紧张,可使心血管中枢调节失衡,交感神经活动增加,血压增高。

继发性高血压是某些明确疾病引起的高血压,如①肾性高血压:由肾实质(肾小球肾炎、慢性肾盂肾炎)或肾血管(肾A狭窄)病变引起;②内分泌性高血压:由原发性醛固酮增多症、嗜铬细胞瘤、皮质醇增多症引起;③妊娠高血压等。

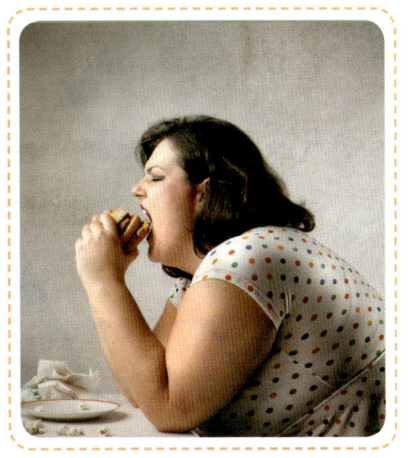

■ 与血压升高有关的因素

通过流行病学调查研究,一般认为高血压的患病概率与下列因素有密切的关系:

(1) 遗传因素:医学研究表明,血压的遗传因素是很强的,直系亲属(尤其是父母及亲生子女之间)血压有明显相关,不同种族和民族之间血压也有一定的群体差异。但遗传了高血压的体质不代表一定会患高血压,保持良好的生活方式能有效控制血压、稳定血压。

(2) 摄入过多盐:高盐饮食是引起高血压的重要原因之一。盐的摄入并不会直接影响血压,但是高盐饮食能影响肾功能。肾脏对调节血压水平起着一定的作用,所以肾脏问题经常导致舒张压和收缩压同时升高很多。

(3) 饮酒过量:有资料表明,每日饮酒30毫升,患高血压的概率为50%;每日饮酒60

毫升，患高血压的概率为100%。

（4）肥胖、便秘：肥胖和便秘也很容易引起高血压，尤其是"内脏肥胖"的危害更大，且隐蔽性较强，长期不吃早餐或早餐不规律是导致"内脏肥胖"的重要原因。

（5）肝脏疾病：人体全身70%的运转功能都是由肝脏来主控与协助完成的，很多慢性疾病都是因为肝功能时常而直接或间接造成的，包括高血压。

（6）糖尿病：2型糖尿病与高血压关系密切，近40%的2型糖尿病患者同时患有高血压，而在高血压患者中，则有5%~10%的患者同时患有2型糖尿病。两者是既独立又密切相关的疾病。

（7）肾脏病变、内分泌紊乱：体内多种内分泌激素、血管活性物质和交感神经系统均可直接调节肾脏对水和钠盐的排泄，或通过调节肾内血流动力学而间接影响钠平衡。各种原因导致的功能性肾单位丧失均可引起持续高血压。

高血压病的危害有多大

高血压对心脏和血管都有一定的影响，血压的升高会使血管弹性减弱，为了保证血液的流动，心脏需更用力收缩，从而引起左心室的肥大、心壁的厚度增加。而对血管的影响表现在：一是破裂，二是粥样硬化引发阻塞。小血管较细薄，易发生破裂情形，大动脉较厚粗，易发生粥样硬化。高血压还会造成血管病变，当血管病变发生，身体各器官组织会跟着出现损伤，脑部、心脏、主动脉、肾脏和眼底是受影响最大的部位。

脑部：高血压往往会造成血管阻塞，当阻塞发生在脑部的时候，就容易导致阻塞性卒中，如脑血栓与脑栓塞等。脑血栓是大脑内部动脉血管壁上出现血凝块，完全堵住血管导致的。脑栓塞的血凝块则来自脑部以外，跟着循环系统流入脑血管，造成阻塞。无论是脑血栓或脑栓塞，都会阻挡氧气与养分通过，很容易造成组织死亡，引发卒中。当破裂效应发生在脑部的时候，会导致出血性卒中，这是比较少见的脑卒中。当破裂的血管主要分布在脑组织内、接近脑部表面血管时，为脑内出血，患者往往会失去意识，或立即在1~2小时发展成半身不遂。当破裂血管位于蛛网膜下腔的脑血管，血液会大量流出累积在蛛网膜下腔，造成蛛网膜下腔出血，患者会剧烈头痛，但是不会立即失去意识或者卒中。

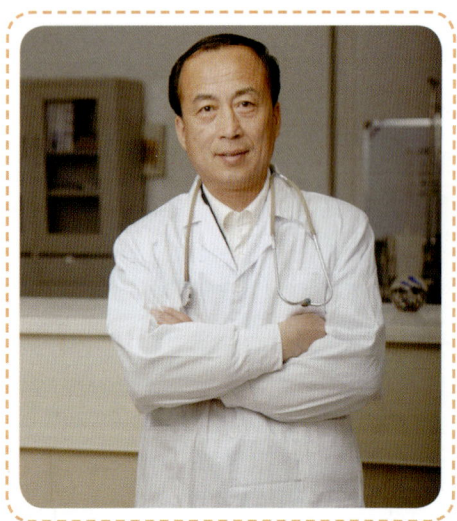

心脏：高血压对血管造成的强大压力，会让血管变硬、管径变窄，不利于血液的输送，为了让血液能顺利送往全身，心脏只好更用力收缩，长期下来，左心室会变肥大。当血管病变发生在

冠状动脉时，会造成缺血性心脏病(狭心症)的发生，如心绞痛、心肌梗死。

主动脉：高血压易促使血管硬化，造成动脉壁的坏死，主动脉剥离就是因为血管内层及中层受不了压力造成血管破裂，血液冲向内、中层进行撕裂，造成血管剥离的现象。发生时会产生剧烈的疼痛，疼痛部位和发生部位有关。

肾脏：当肾脏内的微血管承受不住过高的血压就会发生破裂，会影响器官组织运作，降低肾脏的功能，若不加以控制，可能会导致肾衰竭。此外，血管的病变也会造成肾脏功能不全、胃硬化等。

眼底：高血压对眼睛所造成的并发症，来自于血管病变。当视网膜上的血管系统发生病变，无法提供足够的养分让眼睛维持正常功能，眼底并发症因此产生，如眼动脉硬化、痉挛、眼底出血或渗出液、视乳突水肿等。

如何早期发现高血压

高血压在疾病的前期和中期，症状往往不明显，不容易被人们发现，而一旦出现心脑血管并发症，则可严重威胁生命，影响生活质量。

高血压在发病早期，症状不明显，一般表现为头晕头痛、疲劳心悸、耳鸣眼花、健忘失眠、注意力不集中、四肢发麻等。症状呈轻度持续性，在紧张或劳累后加重，不一定与血压水平有关，且多数症状可自行缓解。也可出现视力模糊、鼻出血等较重症状，并有1/5患者无症状，仅在测血压时或发生心、脑、肾等并发症时才被发现。

由此可见，高血压潜在的危害非常大。因此人们应根据高血压的症状特点，做到定期测量血压、早发现、早治疗，在降低血压的同时防止并发症的发生，这样才能提高自身的生活质量。

高血压如何进行分类

我国2011年高血压防治指南对于血压水平的分类和定义是这样阐述的：

收缩压＜120毫米汞柱，且舒张压＜80毫米汞柱，称为正常血压；收缩压为120～139毫米汞柱，和/或舒张压为80～89毫米汞柱，称为正常高值；收缩压≥140毫米汞柱，和/或舒张压≥90毫米汞柱，可以诊断为高血压。

其中，收缩压≥140毫米汞柱，但是舒张压＜90毫米汞柱的，称为单纯收缩期高血压；收缩压为140～159毫米汞柱，和/或舒张压为90～99毫米汞柱，为1级高血压，也称为轻度高血压；收缩压为160～179毫米汞柱，和/或舒张压为100～109毫米汞柱，为2级高血压，也称为中度高血压；收缩压≥180毫米汞柱，和/或舒张压≥110毫米汞柱，为3级高血压，也称为重度高血压。

高血压患者的饮食总则

科学饮食是控制高血压的一项重要内容。那么高血压患者如何做到饮食的科学性呢?本节将从高血压患者的饮食黄金原则、能降血压的特效营养素、平时容易忽视的饮食细节、走出常见饮食误区、不容易引起血压升高的饮食小窍门以及适合高血压患者的四季饮食等六个方面进行介绍。

高血压患者饮食黄金原则

良好的饮食原则有利于高血压患者降低和控制血压水平。因此高血压患者应该掌握和遵守这些饮食黄金原则。

减少食盐量

流行病学调查证明,食盐摄入量与高血压病的发病呈正相关,食盐销售量大的地区高血压病的发病率显著升高。有证据表明,如果能限制盐的摄入量,不仅可以使降压药物的剂量减少,还可以提高降压药物的疗效,大大减少降压药物的药品费用和不良反应。高血压的早期或轻度高血压患者,单纯限盐就有可能使血压恢复正常。所以,不论是从预防高血压的角度,还是治疗高血压,限盐都是有益的。

一般主张,凡是轻度高血压或者高血压病家族史的,其食盐摄入量最好控制在每日5克以下,对血压较高或合并心力衰竭者摄盐量更应严格限制,每日用盐量以一两克为宜。

适量摄入蛋白质

近年来的研究表明,适量摄入优质蛋白质,可以降低高血压的发病率。高血压患者每日摄入蛋白质的量以每公斤体重1克为宜。每周吃两三次鱼类蛋白质,可改善血管弹性和通透性,增加尿钠排出,从而降低血压。但是高血压合并肾功能不全时,应当限制蛋白质的摄入。

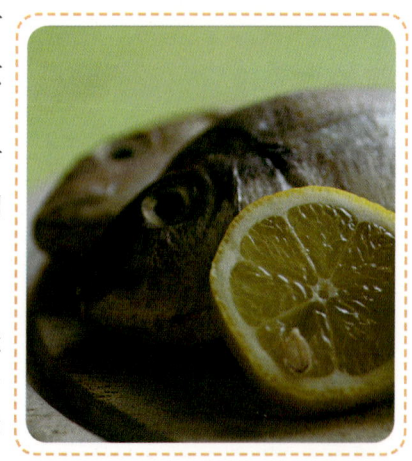

增加含钾食物的摄入

医学科学家在动物实验和临床观察中发现,钾能对抗钠所产生的不利影响,也就是说,多食含钾高的食物有利于降低血压。流行病学证实,高血压病与钾排泄呈反比,与尿钠/钾比呈正比。所以,高血压患者,尤其对盐敏感者,更应注意补充钾,这对于防治高血压病十分有益。衡量食物的降压作用,不仅要看其钾的含量,更要看其钾/钠比值(即K因子)的大小,含钾越高、且其K因子越大的食物，其降压作用就越好。一般讲，K因子≥10的食物，对高血压病有较好的防治作用，而一般植物性食物的K因子含量均在20以上。

保证钙的充足

钙摄入充分时，可增加尿钠排泄，减轻钠对血压的不利影响，有利于降低血压。钙还可以降低细胞膜通透性，促进血管平滑肌松弛，并能够对抗高钠所致的尿钾排泄增加，起到保钾作用。有流行病学调查结果表明，通过增加膳食钙的摄入，可使患者血压趋于下降。因此，及早注意饮食中钙的供应和吸收，对防治高血压是有益的。

目前，我国城乡居民普遍存在膳食钙不足的问题，每日从膳食中摄入的钙为400～600毫克。而世界卫生组织建议，每日补钙应在800毫克以上，老年人应在1000毫克以上。

适当多食新鲜蔬菜、水果

新鲜蔬菜和水果含有大量的维生素C及膳食纤维，有利于改善血液循环和心肌功能，还能使体内多余的胆固醇排出体外，从而有效地防止动脉硬化的发生。另外，新鲜蔬菜和水果含有人体所需要的各种电解质和一些利尿成分，能帮助身体排除多余的水分和盐分，有利于降低血压。

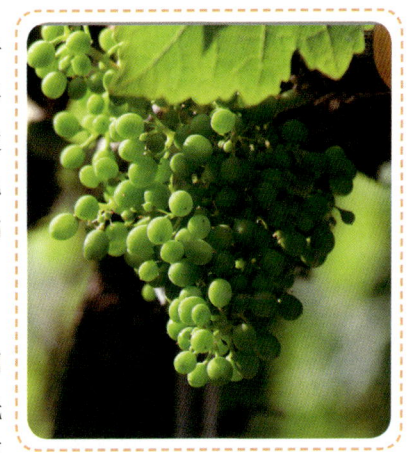

控制脂肪的摄入量

有研究表明，饱和脂肪酸和胆固醇与血压呈正相关。身体肥胖者肾脏的排钠能力比较低，从而会降低对血压的控制。动物性脂肪含饱和脂肪酸高，可升高胆固醇，易导致血栓形成，使高血压脑卒中的发病率增加；而植物性油脂含不饱和脂肪酸较高，能延长血小板凝集时间，抑制血栓形成，降低血压，预防脑卒中。但所有脂肪摄入过多均可导致肥胖，因此，高血压患者一定要控制脂肪的摄入量。

高血压患者食物脂肪的热量比应控制在25%左右，最高不应超过30%。应严格限制肥肉、蛋黄、奶油、鱼子等含高脂肪和高胆固醇的食物，尤其应少食动物油和油炸食品。食用油宜多选食植物油，其他食物也宜选用低饱和脂肪酸、低胆固醇的食物，如蔬菜、水果、全谷食物、鱼、禽、瘦肉及低脂奶等。

限制饮酒

大量研究表明，长期饮酒过量（每日摄入超过30克酒精即为饮酒过量）可增加患高血压和卒中的危险，尤其是在天气寒冷的季节，由于人体血管收缩、血压升高、血液黏稠度增加，过量喝酒往往会导致血压大量升高，如果本身就是高血压则升高更加明显，加上高血压患者本身血管弹性小、顺应性差，容易发生出血性脑卒中。因此，对不饮酒者不提倡用少量饮酒来预防心脑血管病。而饮酒者，一定要适度，不要酗酒，男性每日饮酒的酒精含量不应超过20～30克，女性不应超过15～20克。

酒精摄入量计算公式：摄入的酒精量（克）=饮酒量（克）*含酒精浓度（%）*0.8（酒精密度）

饮食有节

高血压患者如果能合理调节饮食规律、改善饮食结构，可降低危险因素水平，进而使血压水平下降。高血压患者应做到一日三餐饮食定时定量，不可过饥过饱，不暴饮暴食。

高血压患者每天的食谱可做一下安排：碳水化合物200~350克（主要指主食），新鲜蔬菜400~500克，水果100克，植物油20~25克，牛奶250克，高蛋白食物3份（每份指：瘦肉50克，或鸡蛋1个，或豆腐100克，或鸡、鸭50克，或鱼虾50克。其中鸡蛋每周3~5个即可）。高血压患者在晚餐中不宜大量食用肉类、蛋类等含胆固醇较高的食物。

科学饮水

合理补充水分，对于高血压患者来说尤其重要。因为水分摄入过少会导致血容量不足、血液浓缩，血液黏稠度增高，容易诱发脑血栓的形成。但喝水也不是越多越好。喝水过多，尤其是同时摄入过多的盐分，会造成水钠潴留，加重心脏、肾脏的负担，反而使血压升高。

高血压患者科学的饮水方法应该是：每天早晨喝一杯温水，可以补充一夜的水分蒸发，预防血栓的形成，还能预防便秘；晚上睡觉前喝一点水，能稀释血液，预防夜间血栓的形成。高血压患者要少量多次饮水，每次不要超过200克，每天饮水量以1200~1500克为宜。

另外，水的硬度还与高血压的发生有密切关系。研究证明，硬水中含有较多的钙、镁离子，它们是参与血管平滑肌细胞收缩功能的重要调节物质，因此高血压患者要尽量饮用硬水，如泉水、深井水、天然矿泉水等。

能降血压的特效营养素

高血压病的发生及发展，与营养素的不足有一定的关联。合理地补充营养素，有利于高血压患者降低和控制血压水平。因此高血压患者应该积极的补充这些营养素。

烟酸

降血压原理： 烟酸能扩张血管，降低体内胆固醇和三酰甘油含量，促进血压循环，从而起到降低血压的作用。

推荐摄入量： 每天宜摄入13~14毫克。

食物来源： 烟酸广泛存在于动物肝脏、肾脏、瘦肉、鱼子、酵母、麦芽、全麦制品、花生、无花果等

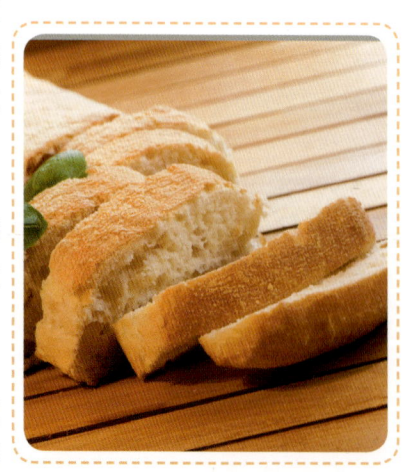

食物中。

补给须知：烟酸是少数存在于食物中相对稳定的维生素，可利用色氨酸自行合成，但体内如缺乏维生素B_1、维生素B_2和维生素B_6，则不能造出烟酸。所以，要保证B族维生素的供给。

维生素C

降血压原理：维生素C能促进人体合成氮氧化物，而氮氧化物具有扩张血管的作用，从而有助于降低血压。

推荐摄入量：每天宜摄入100毫克。

食物来源：维生素C一般在蔬菜水果中含量较丰富，如柑橘类水果、番茄、辣椒、小萝卜、瓜类、鲜绿叶菜、鲜枣、猕猴桃、刺梨等。

补给须知：维生素C在酸性环境中较稳定，如果能够和酸性食物同吃，或炒菜时放些醋，就可以提高其利用率。

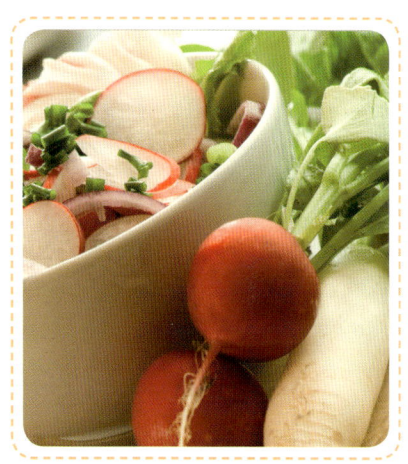

ω-3脂肪酸

降血压原理：ω-3脂肪酸可以提升体内一氧化氮的水平，能更好地舒张血管平滑肌，使血液流通顺畅，从而降低血压。

推荐摄入量：每天宜摄入600~1 000毫克。

食物来源：ω-3脂肪酸在深海高脂鱼中含量较高，如凤尾鱼、三文鱼、鲱鱼、鲭鱼、沙丁鱼、鲟鱼、胡鳟鱼和金枪鱼、核桃、亚麻及亚麻籽油中含量也很丰富。

补给须知：烹调ω-3脂肪酸的食物时不宜采用烧烤、油炸、红烧等烹调方式，以免破坏ω-3脂肪酸，降低食物的营养价值。最好采用清蒸的方法烹饪。

钾

降血压原理：钾可抑制钠从肾小管的吸收，促进钠从尿液中排泄，同时钾还可以对抗钠升高血压的不利影响，对血管的损伤有防护作用，有助于减少降压药的用量。

推荐摄入量：每天宜摄入2 000毫克。

食物来源：口蘑、紫菜、黄花菜、桂圆、银耳、香菇等食物中含钾非常高。此外，水果和蔬菜中钾含量也较丰富，比如叶菜类、番茄、土豆、柑橘类水果、香蕉等，谷物、小麦胚芽、坚果中也含有钾。

补给须知：夏季天气炎热，出汗多，钾会随汗水排出，体内容易缺钾，应适量多吃些富含钾的食物。

钙

降血压原理：人体如摄入充分的钙，能增加尿钠排泄，减轻钠对血压的不利影响，有利于降低血压。

推荐摄入量：每天宜摄入800毫克。

食物来源：含钙丰富的食物有奶及奶制品、豆类及豆制品、芝麻酱、绿色蔬菜类、海带、鱼虾等。

补给须知：食用含钙丰富的食物时，不宜同时食用含草酸较多的菠菜、苋菜等蔬菜，以免影响钙的吸收，若同时食用，要将菠菜、苋菜等先焯水，再进一步烹制。

镁

降血压原理：镁能稳定血管平滑肌细胞膜的钙通道，激活钙泵，泵入钾离子，限制钠内流，还能减少应激诱导的去甲肾上腺素的释放，从而起到降低血压的作用。

推荐摄入量：每天宜摄入350毫克。

食物来源：镁在坚果类、乳制品、海鲜、黑豆、香蕉、绿叶蔬菜、小麦胚芽等食物中含量都很丰富。其中绿叶蔬菜是镁的最佳来源。

补给须知：在吃富含镁的食物时，要避免同时吃富含脂肪的食物，否则会干扰人体对镁的吸收。

锌

降血压原理：研究发现，人体内锌镉的比值降低时血压会上升，增加锌的摄入量能防止镉增高而诱发高血压。

推荐摄入量：女性每天宜摄入11.5毫克，男性每天宜摄入15毫克。

食物来源：锌主要存在于海产品、动物内脏中，如牡蛎、鲱鱼、虾皮、紫菜、猪肝等，瘦肉、鱼粉、芝麻、花生、豆类等也含有丰富的锌。

补给须知：在吃含锌的食物时，应同时吃些富含维生素A的食物，如胡萝卜等，以促进锌的吸收。

膳食纤维

降血压原理：膳食纤维具有调整糖类和脂类代谢的作用，能结合胆酸，避免其合成为胆固醇沉积在血管壁，导致血压上升。同时膳食纤维还能促进钠的排出，降低血压。

推荐摄入量：每天宜摄入25~35克。

食物来源：膳食纤维一般在蔬菜、水果以及全谷类、未加工的麸质、全麦制品、海藻类、豆类、根茎菜类等食物中。

补给须知：膳食纤维不宜摄入过多，否则会引起腹痛、腹泻等不适，还可能造成钙、铁、锌等重要矿物质和一些维生素的流失。

容易忽视的饮食细节

对多数高血压患者来说,饮食细节是一个比较容易忽视的方面。为了能够更加有效地控制自身血压,我们必须掌握这方面的知识。

注意限制含"隐形钠"的食物

虽然人们注意控制菜肴等副食的用盐量,但对于一些"隐形"含钠的食物却容易忽视。因此,除盐之外,高血压患者还要注意限制以下"隐形钠"食物的摄入:

(1)1汤匙(10克)的酱油含有700~800毫克的钠,最好选用低钠或少钠的酱油。

(2)由于发酵面食里都放碱,而食用碱的主要成分是碳酸氢钠或碳酸钠,会增加机体对钠盐的摄入。需要严格忌盐的高血压患者忌用发酵法制作的面食作主食。

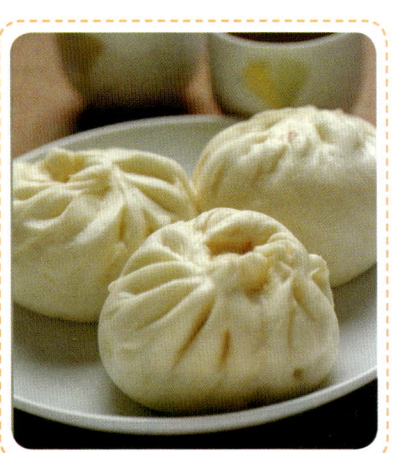

(3)含"隐形钠"较高的食物有皮蛋、板鸭、鲱鱼、红肠、火腿、豆腐脑、香干、豆腐干、橄榄、泡菜等食物。圆白菜做成泡菜之后,其中的钠可从十几毫克增加近100倍之多。

早餐进食流质

高血压患者早餐空腹先喝点流质食物很有益。因为经过一夜的时间,人体消耗不少体液,血容量也相对减少,早晨适当补充一些液体,可稀释血液,增加血容量,改善血液循环,有利于心血管的自稳态调节。

晚餐有讲究

高血压患者的晚餐有很多讲究。首先,时间最好安排在晚上6点左右,尽量不要超过晚上8点。一般来讲,8点之后最好不要再吃东西了,可以适量饮水。晚餐吃得太晚,不久之后就要上床睡觉,无形中增加了患尿道结石的风险。

其次,晚餐不宜过饱,以七八分饱为宜,感觉不饿即可。晚餐吃得太饱会长胖,还会造成胃肠负担加重,影响睡眠,长期下去容易引起神经衰弱等疾病。

最后,高血压患者晚餐宜少吃鸡、鸭、鱼、肉、蛋等荤食,以免增加体内胆固醇含量,诱发动脉硬化和冠心病。

高血压患者的节日饮食

有些人在节日期间过度兴奋、激动,会刺激交感神经末梢和肾上腺髓质的分泌,加上饮食不节,容易导致血压升高,高血压患者的节日饮食尤其要注意遵守以下原则:

(1)每天应该吃500克新鲜蔬菜及水果,适量多吃些富含钾的绿叶蔬菜、水果。

(2)尽量不吃肝、脑、心等动物内脏;少量饮酒或不饮酒。

（3）饮食清淡，减少烹调用盐量，尽量少吃酱菜等盐腌食品，尽量少用或不用糖果点心、甜饮料、油炸食品等高热量食品。

（4）少食多餐，细嚼慢咽，而且不宜过饱，以七八分饱为宜。

（5）每天摄入250～350克主食，而且要粗、细粮搭配食用。

（6）每天进食三四份含蛋白质的食物，每份豆腐100克，或鱼虾50克，或鸡鸭50克，或瘦肉50克，或每周进食鸡蛋3～5个，其中以豆类和鱼虾的蛋白质为好。也可用酸奶或两倍的豆浆来代替。

走出常见饮食误区

饮食误区主要介绍高血压患者日常生活中存在的错误饮食观念，告诉他们常见的饮食误区有哪些、这些饮食误区会给自身带来怎样的影响、如何才能正视这些饮食误区或矫正这些误区。

误区一：植物油多吃没关系

很多高血压患者都知道控制血压要减少脂肪，少吃动物油，而对植物油不加以控制。这种认识是错误的。

植物油对人体虽然是有益的，但是过多吃并没有什么好处。因为食入过多，自然产生热量也多，每2克脂肪可产生9千卡热量。热量多了，体内脂肪分解就少了，体重便会逐渐增加。此外，多吃植物油并不能使血中原有胆固醇降低，却可使胆结石的患病率比吃普通饮食者高2倍，因此，植物油多吃也是无益的。高血压患者每天烹调所用的植物油以不超过25克为宜。

误区二：无需限制糖的摄入

研究表明，如果长期摄入高糖食物，高浓度状态下的血糖就会因机体利用不完，经肝脏转化为脂类物质，引起血脂水平相应升高。尤其是血清低密度脂蛋白和极低密度脂蛋白水平的升高，可促进血管壁的脂质沉积，造成血管壁损害及硬化程度加重，一方面可使高血压合并冠心病的发病率增高，另一方面可因小动脉硬化程度加重，小动脉口径变得狭窄，增大外周阻力而使血压升高，并阻碍降压药物的发挥，由此可导致血压的持续性升高，对患者的健康维护十分不利。

此外，长期摄入高糖食物，波动的血糖可影响胶原纤维的降解，引起心肌细胞内的胶原纤维积累，促使心肌肥厚的程度加重，进一步减退心室舒缩功能，成为高血压合并心肌肥厚的危险因素之一。

综上所述，高血压患者同样需要重视糖的摄入问题，特别是存在体重超重和肥胖的高血压患者，即使没

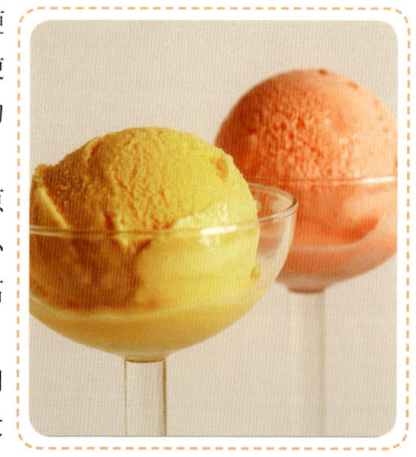

有糖尿病也要适当限制糖的过多摄入。

误区三：绿茶能降压，多饮无妨

一项医学研究发现，喝绿茶可以减少高血压发生的机会。每天喝绿茶120克以上，持续超过1年，发生高血压的概率就比不喝茶的人减少四成以上。这项研究使有些高血压患者误以为喝绿茶可以降低血压，多多益善。其实，这种观念是错误的。

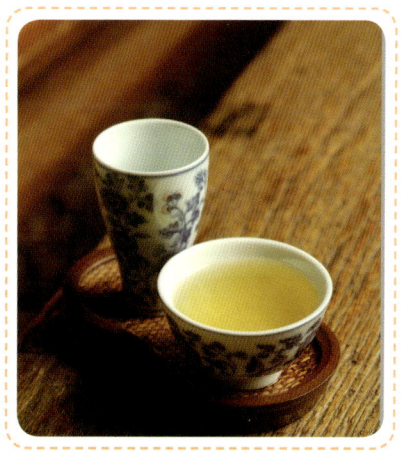

高血压患者饮茶必须适量，而且忌饮浓茶。因为浓茶（首次泡茶每克用沸水量少于50克的为浓茶）中所含的茶碱量高，还可以引起大脑兴奋、不安、失眠、心悸等不适，从而使血压上升。另外，绿茶约含10%的鞣酸，不但能与铁质结合，还能与食物中的蛋白质结合生成一种不易消化吸收的鞣酸蛋白，导致便秘症的产生，易引发血压升高。绿茶最好以80~85℃的温开水随泡随饮，不要冲泡过度或放置过久，且每次不宜过浓。服用降压药的高血压患者，最好在服药两三个小时后再喝茶，以免影响药效。

高血压患者慎吃食物

高热量和高钠的肉蛋类

高血压患者可以通过肉类食物获取丰富的蛋白质，但是，很多肥肉和动物肝脏不仅含有较多的脂肪，还含有很高的胆固醇。过多食用这些食物，不仅会导致脂肪堆积，引起肥胖，不利于高血压患者控制病情，还可导致胆固醇在动脉壁上沉积，使管腔狭窄、血流受阻而造成血压升高，增大心脏的负荷，甚至导致动脉粥样硬化、冠心病等。肥猪肉、猪蹄、猪肝、猪大肠、猪腰、猪脑、猪肚、牛髓、牛肝、羊肝、羊髓、鸡肝、鸡爪、烤鸭、鸭蛋、鹅蛋等均是高脂肪、高热量、高胆固醇食物，高血压患者要尽量少吃或不吃；腊肉、腊肠、香肠、午餐肉、熏肉、火腿、咸鸭蛋、松花蛋等在制作过程中加入了很多盐，钠含量极高，还可能产生致癌的亚硝胺，大量摄入可引起血压升高，对高血压患者控制病情极为不利。

高胆固醇水产类

一般来说，水产品的胆固醇含量很低，其饱和脂肪酸含量也较低，但虾头、虾皮、蟹黄、蟹膏、鱼子等含胆固醇量较高，在食用时最好去掉。如蟹黄中的胆固醇含量非常高，可使血清胆固醇水平升高，过量的胆固醇堆积在血管内皮下，还可形成脂斑，甚至引发动脉粥样硬化等；虾皮属于高胆固醇食物，每100克中含有428毫克胆固醇，食用后对患者控制血压极为不利；鱼子的热量和胆固醇含量很高，不但可使血清胆固醇水平升高，而且低密度胆固醇在血管内皮的堆积还可诱发动脉粥样硬化、冠心病等心血管并发症。此外，鲍鱼的胆固醇含量及含钠量极高，食用后易造成血压升高，引发心脑血管并发症，并发有高血压病的高血脂患者尤其要注意。以上这些食物，高血压患者应尽量不吃。

高热量、高钠的零食饮料及调味料

高血压和高血脂患者要控制饮食，高钠和高热量的食物不宜食用，如苏打饼干、薯片、方便面等食物，它们含较高钠盐，还可能含有潜在致癌物质——丙烯酰胺；巧克力是典型的增肥食物，高糖、高油、高热量，高血压和高血脂患者都不宜食用。而冰淇淋等冷饮进入胃肠后会突然刺激胃，使血管收缩，血压升高，加重病情，并容易引发脑出血。不要试图用咖啡来提神，咖啡的热量和脂肪含量均较高，咖啡豆里的咖啡白脂等物质可导致血清总胆固醇、低密度脂蛋白胆固醇以及三酰甘油水平升高，从而使血脂过高。而且咖啡中含有咖啡因，一般而言，单是咖啡因就能使血压上升5~15毫米汞柱，尤其是在情绪紧张时，压力加上咖啡因的作用会让血压成倍地升高。喝一杯咖啡之后，血压升高的时间可长达12小时，所以高血压和高血脂患者应远离咖啡。此外，牛油、猪油、黄油等含大量脂肪，热量极高，食用宜适量。

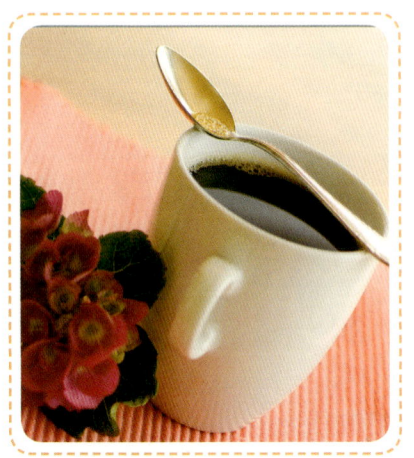

一些重口味的调味料，如辣椒、芥末、咖喱粉等，不仅热量高，还辛辣刺激，容易使血压升高、心跳加快，加重高血压和高血脂病情；豆瓣酱、榨菜、鱼露等，过多食用可使血压升高，加重心脏负担，甚至引发心力衰竭；白砂糖热量很高，而且几乎没有其他营养成分，多食容易使人肥胖，不利于高血脂患者的体重控制。

■ 不容易引起血压升高的饮食小窍门

清晨一杯水，健康自跟随

科学研究和实践证明，老年人及心血管疾病患者每天早晨喝1杯温开水，并且做到持之以恒，有利尿、帮助排便、排毒的作用，同时还有助于预防高血压、动脉硬化。目前认为，动脉硬化的发生与食盐中的钠离子在血管壁上的沉积有关。若在早晨起床后马上喝杯温开水，可把前一天晚餐吃进体内的氯化钠很快排出体外。平时饮水多、爱喝茶的人，高血压、动脉硬化等病的发病率就低；反之，早晨吃干食，又无喝水习惯的人，到了老年，高血压、动脉硬化等病的发病率就会相对增高。

早餐要吃好吃对

早餐不但要吃，还要吃好吃对。国外营养学家认为，除了淀粉类食物，早餐还要有足够数量的蛋白质和脂肪,做到摄入与支出平衡,只有这样才能确保健康。

同时还应注意以下三个方面:首先,起床后不要马上吃早餐,中老年人的胃功能相对较弱,所以,起床后到用餐时间之间,应有一段时间让胃部做充分的准备。其次,早餐不要吃得太饱,高血压多发生于中年人和肥胖者,早餐吃七分饱可以减轻肠胃的负担,使体重保持在理想范围以内,这对控制血压和血脂以及改善患者的自觉症状很有好处,而且食物进入胃中就会使血压上升,如果吃得过饱,血压更会快速升高。习惯吃七分饱还可使降压剂充分发挥效果。最后,饭后不宜马上运动,饭后15~20分钟即使静止不动,心脏的负担也等于平常走路时的负担,有些人甚至会在饭后出现疼痛现象(饭后狭心症)。匆匆忙忙吃完早餐、慌慌张张出门的人,无疑是在为自己制造高血压,所以说,饭后休息30分钟是最理想的。

制作低盐美味食品有技巧

高血压患者饮食要清淡,教你几个控制食盐用量的技巧:

(1)葱、姜、蒜经油爆香后会产生诱人的油香味,可以增加食物的香味和可口性。

(2)青椒、西红柿、洋葱、香菇等食物本身具有独特的风味,和味道清淡的食物一起烹调可以起到调味的作用。

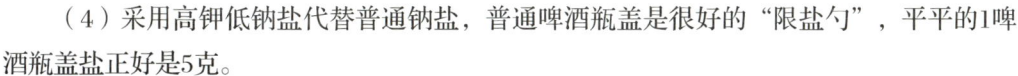

(3)利用白醋、苹果汁、柠檬汁等各种酸味调料来调味,可以增加食物的甜酸味道,相对减少对咸味的需求。

(4)采用高钾低钠盐代替普通钠盐,普通啤酒瓶盖是很好的"限盐勺",平平的1啤酒瓶盖盐正好是5克。

选择优质蛋白

鱼类、大豆及其制品(豆浆、豆腐、豆腐皮等)是高血压患者最佳的蛋白质来源。鱼肉中含有丰富的蛋氨酸和牛磺酸,可以促进尿液中钠的排出,抑制钠盐对血压的影响,从而起到调节血压的作用。大豆中含有植物蛋白质,可以降低血浆胆固醇浓度,防止高血压的发生和发展,对心血管病有很好的防治作用。

让食物一"钙"不漏

如何让钙的吸收和利用更加充分,教你几个技巧:

(1)烹调荤菜时常用醋,在酸性环境中,鱼骨、排骨中的钙更易溶出,而且钙与蛋白质在一起,最容易被吸收。

(2)烹饪时,用小火长时间焖煮,可使钙溶出得更完全。

(3)绿色蔬菜先焯一下,就可除去草酸,避免钙的流失。

（4）大米和白面中含有很多植酸，影响钙的吸收，因此，可将面粉发酵，或把大米先在温水中浸泡一下，可以去除部分植酸。

（5）豆腐可与海鱼一起炖，海鱼含有维生素D，可促进豆腐中钙的吸收，使钙的生物利用率大大提高。

（6）奶类及奶制品不仅含钙丰富，而且也富含其他矿物质和维生素，尤其是维生素D，可以促进钙的吸收和利用。

吃鱼多多，健康多多

通常，我们进食的肉类如猪、羊肉都含有较高的胆固醇和饱和脂肪酸，这两种成分与动脉硬化直接相关。而鱼类食物则含有较多的不饱和脂肪酸，以鱼肉代替畜肉就可以降低食物中的总脂肪及饱和脂肪酸的摄入，不但有利于控制血脂水平，而且对降低血压也有明显的益处。

饭后小憩，血压不起

饭后胃肠道充血，大脑相对供血不足，宜小憩一会助血压平稳。虽说"饭后百步走，能活九十九"，但是高血压患者不应饭后立即活动，早餐后，胃肠道充血，大脑相对供血不足，如果立即活动，血压会受影响，饭后可稍坐10分钟左右，再做其他活动。午饭后，高血压患者也应小睡半小时左右。如无条件，可坐着打个盹儿，有助血压平稳。

适宜的烹调方式

食物的烹调方式很多，它们在饮食健康和口味上各有千秋，下面介绍5种适宜高血压患者的食物烹调方式。

（1）煮：这种烹调方式对糖类及蛋白质能起到部分水解作用，对脂肪的影响不大，但会使水溶性维生素如维生素B_1、维生素C以及矿物质如磷、钙等溶于水中。

（2）蒸：这种烹调方式对营养成分的影响和煮相似，但矿物质不会因蒸而受到损失。

（3）炖：这种烹调方式可使水溶性维生素，如维生素B_1、维生素B_2、维生素B_6、维生素B_{12}、叶酸、维生素C以及矿物质如磷、钙、镁等融入汤中，但一部分维生素会受到破坏。

（4）焖：焖熟的菜肴酥烂、汁浓、味重、易于消化。

（5）熘：因这种烹调方式在原料上裹上了一层糊，从而减少了营养素的损失。

■ 适合高血压患者的四季饮食

中医学理论体系中，有"天人合一"的观点，即人生存在大自然中，其生命活动必须顺应自然界的各种变化。春风、夏暑、秋燥、冬寒四季时序的各种变化，随时影响着人类生物钟的运转，所以高血压患者必须了解各个季节的饮食。

高血压患者的春季饮食

高血压患者春季饮食宜"省酸增甘，以养脾气"。多食银耳、山药、木耳、薏米，以清肝养脾；少吃或不吃生冷食物。春季干燥，更需补充维生素，如春季可以食用菠菜，其中含有大量的抗氧化剂，可抗衰老，防止记忆力减退。春季老年高血压患者还可喝一些保健花粥，如桃花粥、槐花粥，经常饮用，能软化血管，防治动脉硬化。

高血压患者的夏季饮食

（1）控制膳食中的脂肪及过多的谷类主食。

（2）将膳食中的盐（包括所有食物中的钠折合成盐）减少到每日1.3~3克。

（3）增加含钾、钙丰富的新鲜蔬菜、水果及豆制品。

（4）增加鱼类、禽类等富含优质蛋白质且脂肪含量较低的动物性食物。

（5）每天饮250毫升牛奶，每周吃鸡蛋3~5个。

高血压患者的秋季饮食

（1）切忌盲目进补。高血压患者要结合自身特点以清补平补为主，选择一些既有降压功效，又含丰富营养的食物，如银耳、山药、莲子、燕麦、百合等，有助于增强体质。

（2）忌过量进食。在秋季饮食中，要注意适量，不能因为好吃、爱吃而大吃大喝。

（3）避免过食油腻。饮食中可以适当多选用高蛋白、低脂肪的禽类、鱼虾类和大豆类制品，其不饱和脂肪酸和大豆磷脂既可养生又可降压。

（4）吃瓜果蔬菜的讲究。宜常吃山楂、柚子、苹果、香蕉、猕猴桃、梨、柑橘、柿子、菠萝及西葫芦、胡萝卜、番茄、茄子、冬瓜、萝卜、土豆、藕、洋葱、绿叶蔬菜、海带、紫菜、香菇、木耳等富含钾离子的蔬果，可调节血压，同时还能生津润燥、益气补中。

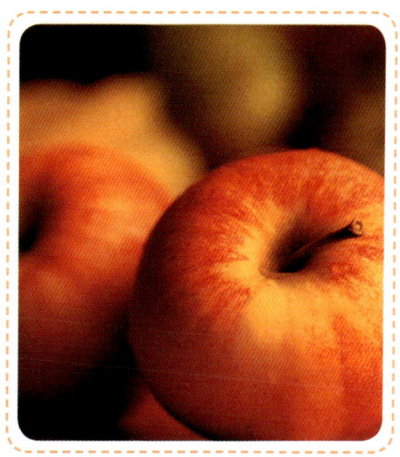

（5）多食黑木耳。秋季高血压患者容易血黏度高，最好常吃黑木耳，黑木耳有降低血黏度、降低血脂的功效，常吃血压不黏稠，不易患脑血栓，也不易患冠心病。

高血压患者冬季进补需慎重

（1）有头昏头晕、口干心烦、面红耳鸣、腰酸、脉细数等症的高血压患者，应属虚热体质，宜选用鳖甲、冬虫夏草、龟板、西洋参、枸杞、牛膝等补阴药，也可服用龟鳖丸，既有益于降低血压，缓解头晕、目眩、耳鸣等症状，又能增强体质，促进康复。

（2）高血压患者随意服用人参、鹿茸等具有温热、升散特性的补气壮阳药，不仅对降血压无益，反而会加重病情。

（3）气虚的高血压患者切勿服用药力过猛的补气壮阳之品，而应以补阴为基础，采用药性平和的补气方剂进行缓补。

（4）若常感胸闷、苔腻不化的高血压患者，应慎用补药。最好在医生指导下，先服用具有健脾化湿及祛痰等功效的中药调理，待上述症状缓解或基本消失后，再酌情选服补药。

高血压特殊人群的饮食调养

高血压特殊人群主要包括老年高血压患者、妊娠高血压患者和儿童高血压患者。由于他们所处的生理阶段不同,所以,对于他们的饮食安排,既要有良好的降压效果,又要适合他们自身的生理需要。

老年高血压患者的饮食调养

高血压是老年常见疾病之一。随着人均寿命的延长,老年高血压患者也相继增多。老年高血压是导致冠心病和脑血管病的主要危险因素,因此,老年高血压患者的饮食调养至关重要。

(1)限制钠盐。老年高血压患者对饮食中的盐比其他人群更敏感,每天摄入5克以下是必要的,严重时应控制在3克以下;用盐腌制的食物如酱菜、腐乳、咸鱼、腊肉、腊肠等不宜食用。

(2)调整饮食结构。老年高血压患者要控制脂肪摄入量,烹调食物尽量选择植物油,少用动物油。老年人忌吃得过饱,否则不利于消化;忌吃辛辣、刺激、油腻的食物及高胆固醇食物,如肥肉、各种动物性油、动物内脏、鱼子等。老年人应多吃水果和蔬菜,尤其是深色蔬菜,其中含丰富的钾盐,可阻止血压升高,有利于对血压的控制;适当食用海带、紫菜、海产鱼类等也有好处。

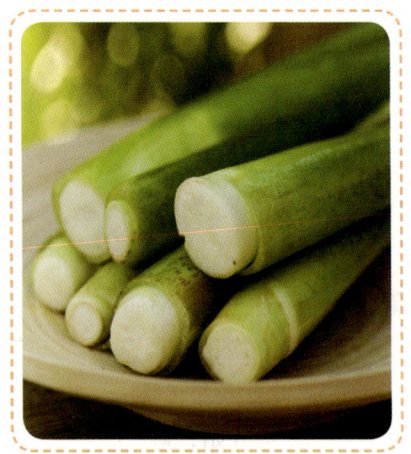

(3)戒烟,节制饮酒,适量饮茶。戒烟可有效预防多种并发疾病;过度饮酒会增加脑卒中的危险;大量饮酒者,可能在突然戒酒后出现血压升高,故戒酒不宜突然停止,以逐步减量为宜;适量清淡饮茶对老年高血压患者有益无害。

妊娠高血压患者的饮食调养

妊娠高血压患者的膳食调理主要是围绕着有利于消肿、降压、增加蛋白质和通便等原则来展开。

(1)控制食盐的用量。妊娠高血压患者菜肴要清淡,食盐每天限制在2克左右。如果患者水肿严重,尿量过少,可采用无盐饮食,除了烹调时不加食盐外,各种含盐食物,如咸菜、酱豆腐、火腿、咸肉、腊肠、咸面包都不宜食用;海味食品如海带、海蜇等,也应尽量少吃或不吃。

（2）控制水分摄入。每天饮水量不超过1 000毫升，包括茶水、汤汁等。

（3）补充优质蛋白质。妊娠高血压患者要按照每日每千克体重摄入2～3克的原则来补充蛋白质。最好能多选择一些优质的动物蛋白质，如乳类、瘦肉类、鱼虾类等。蛋黄中胆固醇含量高，孕妇每天吃1个便可。

（4）多食用蔬菜和水果。蔬菜和水果中含有丰富的膳食纤维和维生素，如西红柿、橘子、鲜枣等中含有较多的维生素C。不仅可以润肠通便，还能提高患者免疫力。

（5）适当吃具有利尿作用的食物。如冬瓜、西瓜、葫芦、茄子、茭白、玉米、赤小豆、绿豆和鲫鱼等。

（6）限制食用会刺激肾脏、增加肾脏负担的食物。孕妇不宜饮用含有酒精的各种饮料，菜肴中也不要用含酒精的调味品；不宜食用辛辣的调味品，以及含挥发油、辣素、草酸多的各种蔬菜，如菠菜、韭菜、芹菜、大蒜、蒜苗、香椿芽、洋葱等；过浓的鸡汤、肉汤、鱼汤，经代谢后可产生过多的尿酸，加重肾脏的负担，因此也不宜吃。

（7）避免食用高胆固醇食物。如果患者在怀孕前就有高血压史，为防止出现血脂异常，还应避免食用高胆固醇食物，如鱼子、鱿鱼、脑髓、肥肉和动物内脏等。

儿童高血压患者的饮食调养

预防高血压应从儿童期做起，预防的目的是减少高血压发病率，降低血压以减少或避免脏器受累，提高生活质量。预防应采用综合措施，对血压偏高的儿童、有高血压家族史者及肥胖儿应做重点预防对象，定期测量血压。

（1）饮食上要在保证儿童正常生长发育需要的基础上，控制能量摄入，避免超重。应从婴幼儿时期开始，避免喂哺过量牛奶以防总热量摄入过多。日常饮食避免高脂肪、高胆固醇饮食，适当增加不饱和脂肪酸的摄入。

（2）避免沾染吸烟、饮酒等不良习惯。

（3）鼓励低盐饮食。每天食盐摄入量限制在2～2.5克。

（4）保证摄入足够的优质蛋白质。

（5）增加钾、钙、镁、锌等矿物质的摄入量。蔬菜和水果是钾最好的食物来源，儿童高血压患者要常吃。钙的摄入量保证在800～1 500毫克；每天每千克体重应补充镁8毫克；每天应补充锌50～200毫克。

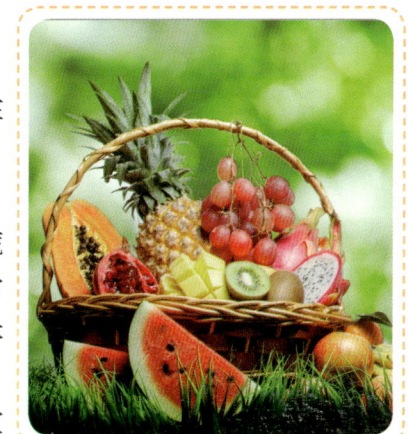

（6）多吃蔬菜和水果，补充多种营养素。不宜吃油炸类（薯条、薯片、炸鸡翅等）、辛辣刺激的食物，及高热量食物如冰激凌、奶油蛋糕等。

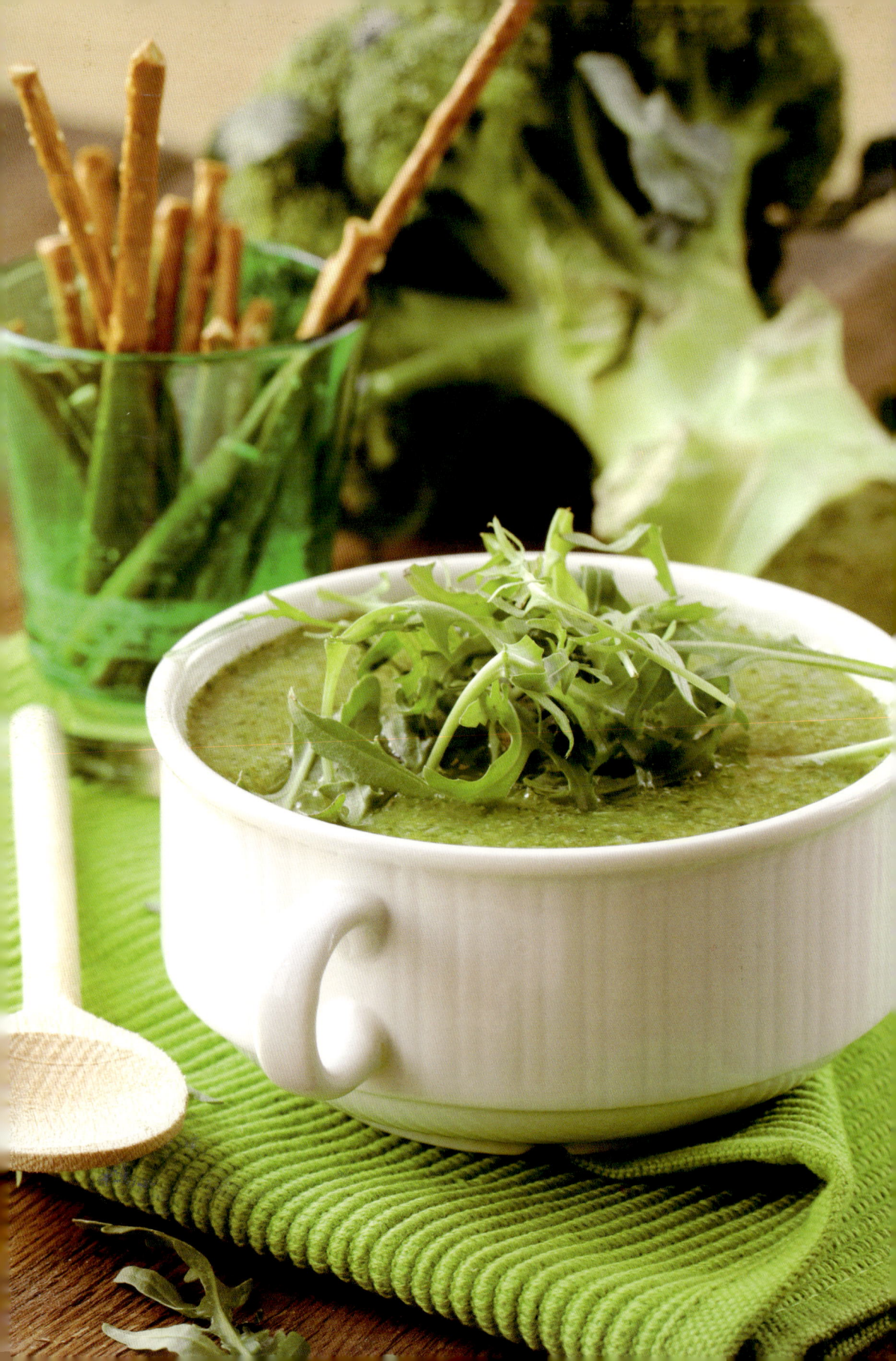

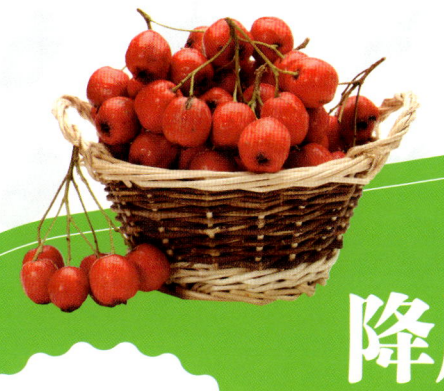

Part 2

降压吃什么？怎么吃？

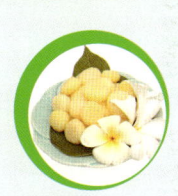
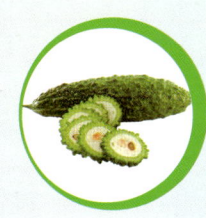
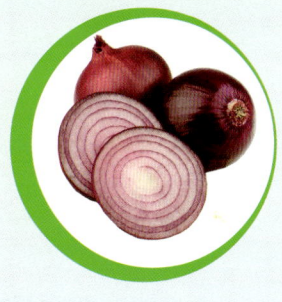

  俗语说："药补不如食补。"很多高血压其实是生活方式病，其中饮食结构的不合理是造成高血压的重要原因，因此，饮食对于防治高血压有着至关重要的作用。适当地调节饮食结构，采用合理的饮食方法来降低对盐、胆固醇与脂肪的过多摄取，能有效降低血压，达到防治高血压的目的。

  本章挑选了60种对高血压患者有益的食物和中药材，介绍了每种食物的降压原理，并提供了适于高血压患者食用的菜例作为参考。控制总热量的摄入对高血压患者来说至关重要，因此，为了方便高血压患者计算能量摄入，每道菜例后都标注了总热量及营养素的含量供读者参考，但根据具体材料的选择和烹调过程，其数值可能有所波动。每道菜例均附有二维码，通过扫描二维码，您能直观地看到烹调方法，轻松选择适合自己的食物。

芹菜
增强血管弹性，降压

- 热量············20千卡
- 蛋白质···········1.4克
- 脂肪·············0.2克
- 碳水化合物········1.8克

【降压关键营养素】维生素P
【推荐食用量】每日70克　　【最佳食用季节】夏末秋初

降压原理

芹菜含有丰富的维生素P，可以增强血管壁的弹性、韧度和致密性，降低毛细血管通透性，对抗肾上腺素的升压作用，可降低血压、血脂，常食还能预防冠心病、动脉粥样硬化等病的发生。

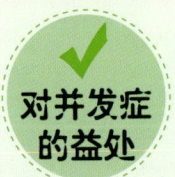

对并发症的益处

芹菜含有丰富的膳食纤维，能防止餐后血糖上升过快，还能促进胃肠蠕动，预防便秘。

芹菜中所含的芹菜碱和甘露醇等活性成分有降低血糖、血脂的作用，可预防高血压性糖尿病、高脂血症。

食用建议

高血压患者、动脉硬化患者、缺铁性贫血者及经期妇女可经常食用芹菜；但脾胃虚寒者、肠滑不固者、血压偏低者慎食。

芹菜叶中所含的胡萝卜素和维生素C比较多，因此食用时不要把能吃的嫩叶扔掉。

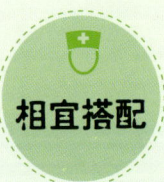

相宜搭配

✓ 芹菜+坚果
芹菜适宜和坚果搭配在一起食用，坚果可以补充芹菜欠缺的脂肪，同时由于芹菜富含膳食纤维，又能抑制摄入过量油脂，避免加重肠胃负担。

✓ 芹菜+西红柿
芹菜含有丰富的膳食纤维，有明显降压作用，西红柿健胃消食，对高血压、高血脂患者尤为适用。

调理食谱：芹菜烧马蹄 — 清热利尿、降压降脂

- 原料：芹菜梗90克，马蹄肉120克
- 调料：盐2克，生抽3毫升，水淀粉、食用油各适量
- 制作：

①将洗净的芹菜梗切成小段；洗净的马蹄肉切成片；锅中注入适量清水烧开，加入少许食用油，倒入切好的马蹄肉，放入芹菜段拌匀，再煮至食材断生后捞出，沥干水分，待用。

②用油起锅，倒入焯好的食材，用大火翻炒片刻，加入少许盐，淋入适量生抽调味，再倒入少许水淀粉，翻炒至食材熟软、入味，关火后盛出即成。

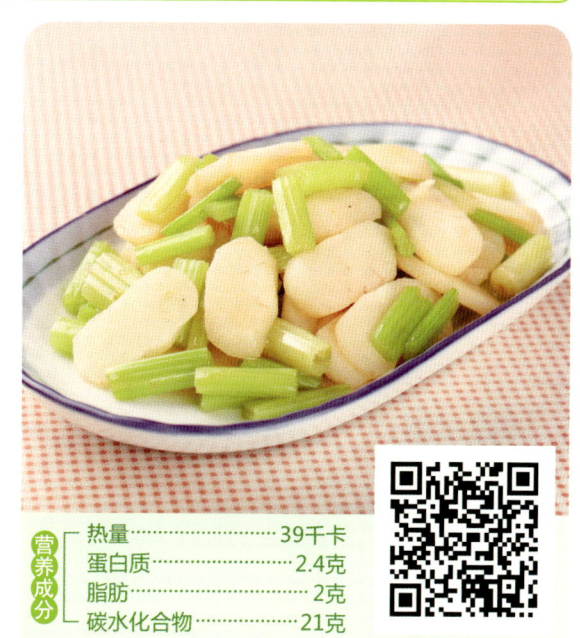

营养成分：
- 热量……39千卡
- 蛋白质……2.4克
- 脂肪……2克
- 碳水化合物……21克

调理食谱：鲜虾木耳芹菜粥 — 健脾养胃、清热降压

- 原料：水发大米100克，芹菜梗50克，虾仁45克，水发木耳35克，姜片少许
- 调料：盐3克，鸡粉2克，水淀粉、芝麻油各适量
- 制作：

①将洗净的虾仁去除虾线；洗好的芹菜梗切成粒；洗净的木耳切小块。

②把虾仁装入碗中，加入少许盐、水淀粉拌匀，静置约10分钟，至虾仁入味。

③砂锅中注入适量清水烧开，倒入洗好的大米拌匀，煮沸后用小火煮约30分钟；撒上姜片，放入虾仁，倒入木耳，用小火续煮约5分钟；倒入芹菜，加入盐、鸡粉调味，再放入少许芝麻油，拌煮片刻即成。

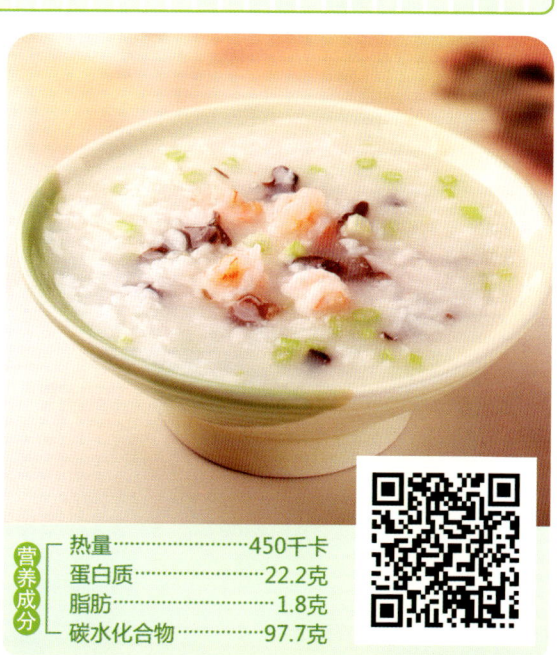

营养成分：
- 热量……450千卡
- 蛋白质……22.2克
- 脂肪……1.8克
- 碳水化合物……97.7克

视频互动祛病书　降压怎么吃

苦瓜
促进钠的排泄，降压

热量	19千卡
蛋白质	1克
脂肪	0.1克
碳水化合物	4.9克

【降压关键营养素】钾、苦瓜素
【推荐食用量】每日50～100克　　　【最佳食用季节】夏季

降压原理

苦瓜中富含钾，具有较好的利尿作用，能够促进钠盐的排泄，从而达到降血压的效果；苦瓜中所含有的热量很低，其所含的苦瓜素还能减少脂肪在肠道内的吸收，具有减肥功效，非常适合肥胖型高血压患者食用。

对并发症的益处

苦瓜中富含维生素C，可以维持血管、韧带等组织的弹性，具有预防维生素C缺乏症、保护细胞膜、防止动脉粥样硬化、保护心脏等作用；苦瓜还可抑制小肠对葡萄糖的吸收，促进胰岛素的分泌，从而稳定血糖，对高血压并发糖尿病很有益处。

食用建议

孕妇要慎食苦瓜，因为苦瓜中含有奎宁，会刺激子宫收缩，还有可能引起流产。

苦瓜性寒凉，多食容易伤及脾胃，所以脾胃虚寒的人更要尽量少吃苦瓜。

相宜搭配

✓ **苦瓜+胡萝卜**
苦瓜和胡萝卜均含有降糖功能成分，两者同炖汤或炒食，有促进肾上腺素的合成、降压降糖、降脂强心的作用。

✓ **苦瓜+玉米**
苦瓜清热解毒，玉米可有效补充叶黄素和玉米黄质，有助于改善视力、预防白内障和视网膜病变的发生和发展。两者同食有补肝明目的功效。

蜜汁苦瓜 —— 清肝明目、降压降糖

- **原料**：苦瓜130克，蜂蜜40毫升

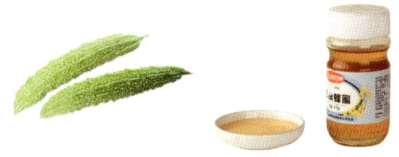

- **调料**：凉拌醋适量
- **制作**：
  1. 将洗净的苦瓜去除瓜瓤，用斜刀切成片，备用。
  2. 锅中注入清水烧开，倒入苦瓜煮约1分钟，捞出沥干。
  3. 将苦瓜装入碗中，倒入蜂蜜，淋入适量凉拌醋，搅拌至食材入味，盛入盘中摆盘即成。

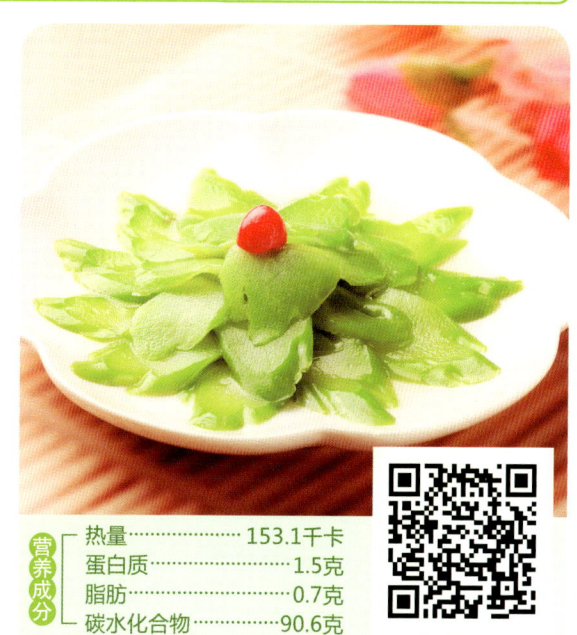

营养成分：
- 热量……153.1千卡
- 蛋白质……1.5克
- 脂肪……0.7克
- 碳水化合物……90.6克

苦瓜黑椒炒虾球 —— 降脂减肥、平肝降压

- **原料**：苦瓜200克，虾仁100克，泡小米椒30克，黑胡椒粉、姜片、蒜末、葱段各少许
- **调料**：盐3克，鸡粉2克，食粉少许，料酒5毫升，生抽6毫升，水淀粉、食用油各适量
- **制作**：
  1. 洗净的苦瓜切片；洗好的虾仁去除虾线，加盐、鸡粉、水淀粉、食用油腌渍。
  2. 沸水锅中加食粉，放入苦瓜片、虾仁汆水。
  3. 用油起锅，倒入黑胡椒粉、姜片、蒜末、葱段爆香，放泡小米椒、虾仁、料酒、苦瓜片炒透；转小火，加鸡粉、盐、生抽、水淀粉翻炒，盛出即成。

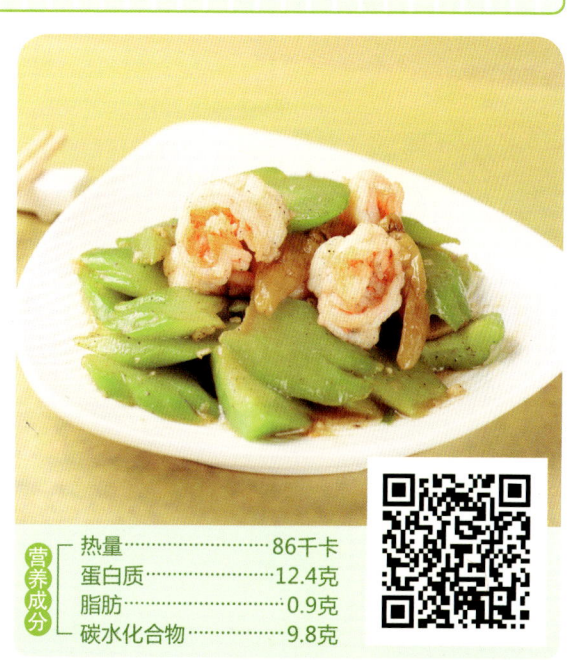

营养成分：
- 热量……86千卡
- 蛋白质……12.4克
- 脂肪……0.9克
- 碳水化合物……9.8克

视频互动祛病书 降压怎么吃

洋葱
激活蛋白活性，降压

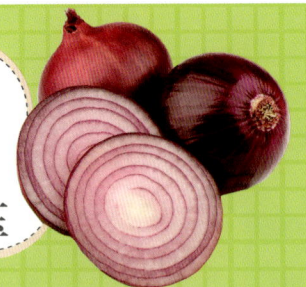

- 热量·······39千卡
- 蛋白质·····1.1克
- 脂肪·······0.2克
- 碳水化合物···9克

【降压关键营养素】前列腺素A
【推荐食用量】每日50克　　【最佳食用季节】春、夏季

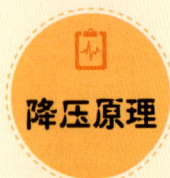
降压原理

洋葱中的前列腺素A能激活血溶纤维蛋白活性成分，降低人体外周血管和心脏冠状动脉的阻力，对抗体内儿茶酚胺等升高血压的物质，并能促进引起血压升高的钠盐等物质的排泄，具有降低血压和预防血栓形成的作用。

对并发症的益处

常食洋葱可以降低血管脆性，从而预防心血管疾病等并发症。洋葱几乎不含脂肪，而且其含有的三烯丙基二硫化物及硫氨基酸有良好的降血脂作用，高血脂患者经常吃洋葱，体内的胆固醇、三酰甘油和脂蛋白水平都会明显下降。

食用建议

洋葱性味辛温，对于有皮肤瘙痒性疾病、患有眼疾以及胃病、肺胃发炎者宜少吃洋葱。

洋葱不宜煮得太久，否则其中的许多有效成分会被破坏，所以炒、凉拌是保留营养成分的最好吃法。

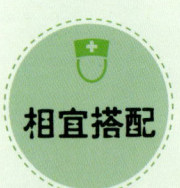
相宜搭配

✓ **洋葱+西红柿**
两者同食，具有减肥、健脾开胃的功效，对预防前列腺疾病、高血压等有较好的食疗效果。

✓ **洋葱+牛肉**
洋葱不含脂肪，其所含挥发油能有效减低胆固醇，而牛肉富含蛋白质，能有效提高免疫力，两者同食，对降低血压、血脂有积极作用。

调理食谱 西红柿炒洋葱 —— 清热利尿、降脂降压

- 原料：西红柿100克，洋葱40克，蒜末、葱段各少许
- 调料：盐2克，鸡粉、水淀粉、食用油各适量
- 制作：

①将洗净的西红柿切小块；去皮洗净的洋葱切成小片。

②用油起锅，倒入蒜末爆香，放入洋葱片快炒，倒入西红柿翻炒片刻，加入少许盐、鸡粉调味，倒入少许水淀粉，快速翻炒至食材熟软、入味。

③关火后盛出炒好的食材，装入盘中，撒上葱段即成。

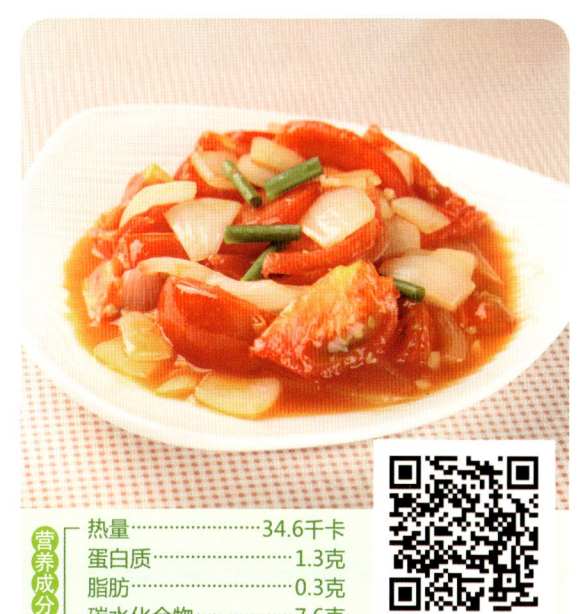

营养成分
- 热量……34.6千卡
- 蛋白质……1.3克
- 脂肪……0.3克
- 碳水化合物……7.6克

调理食谱 洋葱拌腐竹 —— 开胃健脾、清热降压

- 原料：洋葱50克，水发腐竹200克，红椒15克，葱花少许
- 调料：盐3克，鸡粉2克，生抽4毫升，芝麻油2毫升，辣椒油3毫升，食用油适量
- 制作：

①将洗净的洋葱切成丝；洗好的红椒去籽，切成丝。

②热锅注油，烧至四成热，放入洋葱、红椒，炸出香味，捞出待用。

③锅底留油，注入适量清水烧开，放入适量盐，倒入腐竹段煮1分钟，捞出装入碗中，放入洋葱、红椒、葱花，加入适量盐、鸡粉、生抽、芝麻油、辣椒油拌匀调味即成。

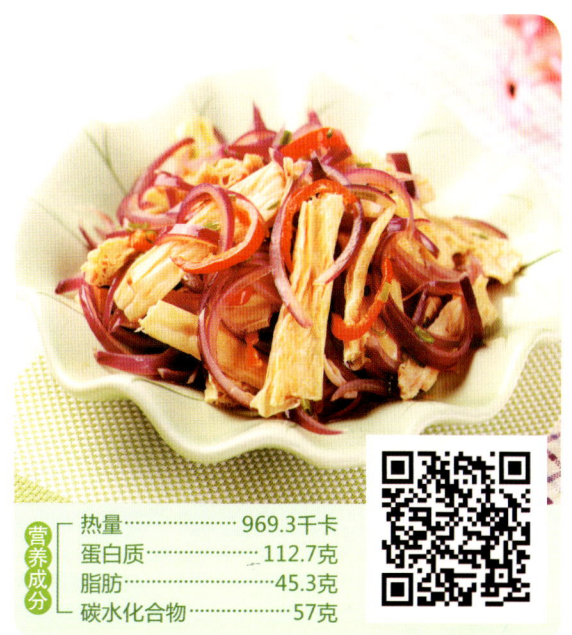

营养成分
- 热量……969.3千卡
- 蛋白质……112.7克
- 脂肪……45.3克
- 碳水化合物……57克

茼蒿
调节激素作用，降压

热量	21千卡
蛋白质	1.9克
脂肪	0.3克
碳水化合物	3.9克

【降压关键营养素】 钙、钾
【推荐食用量】 每日40～60克
【最佳食用季节】 春、夏季

降压原理

茼蒿含有较丰富的钙和钾，能促进体内钠的排泄，降低及稳定血压，钙还可调节激素对血管的作用、调节交感神经系统活性，从而降低血压。茼蒿中还含有多种生物活性物质和维生素，有明显的降血压和杀菌消炎作用。

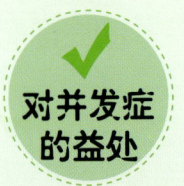
对并发症的益处

茼蒿中的膳食纤维含量比较高，可刺激肠道蠕动，通便利肠。茼蒿可帮助降低胆固醇、血脂，减慢全身动脉粥样硬化的发展，预防冠心病和多种心脑血管疾病。茼蒿还有助于降低血压，调节肌肉和心脏的功能，预防高血压性心脏病的发生。

食用建议

茼蒿辛香滑利，腹泻者不宜多吃。阳气虚衰者吃茼蒿可安心气、养脾胃、利肠胃，但阴虚火旺的人大量吃茼蒿，反而会助火，有可能加重心烦、便秘等症状，因此不宜多吃。

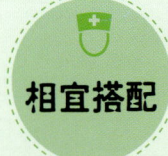
相宜搭配

✓ **茼蒿+香菇**
菌菇类食物具有调节人体免疫功能的作用，与茼蒿搭配食用，既能稳定血压，又可改善代谢、提高身体的抗病能力。

✓ **茼蒿+豆腐**
豆腐富含蛋白质，能提高机体免疫力，增强抗病能力，而茼蒿富含维生素，能增强抗氧化能力，两者同食能有效减少高血压并发症的发生率。

调理食谱 茼蒿炒豆干 —— 降低胆固醇、降脂降压

●原料：茼蒿200克，豆干180克，彩椒50克，蒜末少许

●调料：盐2克，料酒8毫升，水淀粉5毫升，生抽、食用油各适量

●制作：

①把豆干切成条；洗净的彩椒切成条；洗好的茼蒿切成段。

②热锅注油，烧至四成热，倒入豆干，滑油片刻，捞出待用。

③锅底留油，放入蒜末、彩椒翻炒，放入茼蒿段、豆干，炒至茼蒿七成熟，加入适量盐、生抽，淋入料酒，炒匀调味，淋入少许水淀粉炒匀即成。

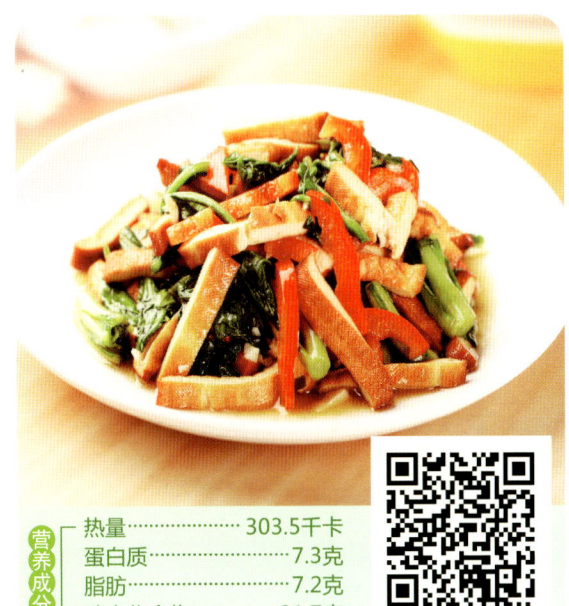

营养成分
- 热量 …… 303.5千卡
- 蛋白质 …… 7.3克
- 脂肪 …… 7.2克
- 碳水化合物 …… 31.7克

调理食谱 茼蒿排骨粥 —— 补肝益肾、强心降压

●原料：茼蒿80克，芹菜50克，排骨100克，水发大米150克

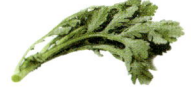 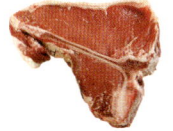

●调料：盐2克，鸡粉2克，胡椒粉少许

●制作：

①洗净的芹菜切粒；洗好的茼蒿切碎。

②砂锅中注入适量清水烧开，放入洗净的大米，烧开后用小火炖15分钟，放入洗净的排骨，用小火再炖30分钟。

③加入盐、鸡粉，撒入胡椒粉，搅匀调味，放入茼蒿搅匀，关火后盛出即成。

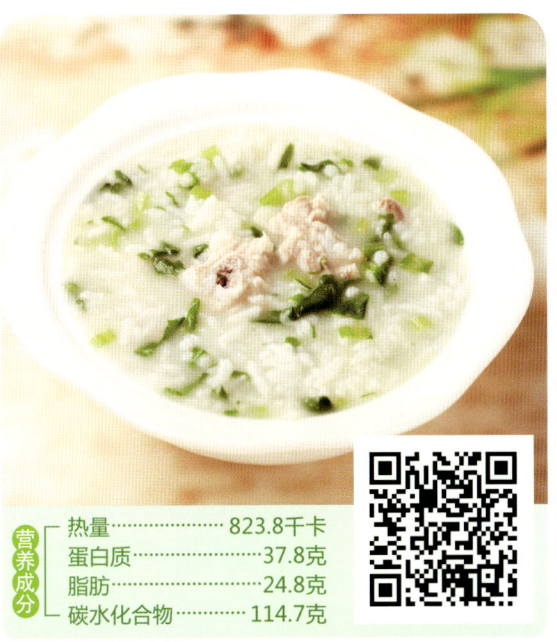

营养成分
- 热量 …… 823.8千卡
- 蛋白质 …… 37.8克
- 脂肪 …… 24.8克
- 碳水化合物 …… 114.7克

菠菜

促进钠的排泄，降压

热量	24千卡
蛋白质	2.6克
脂肪	0.3克
碳水化合物	4.5克

【降压关键营养素】钾、镁
【推荐食用量】每日80～100克　　【最佳食用季节】春、夏季

降压原理

菠菜富含钾，能限制钠内流，减少应激诱导的去甲肾上腺素的释放，从而起到降压的作用；菠菜中的镁含量也很高，能稳定血管平滑肌细胞膜的钙通道，排出钙离子，泵入钾离子，一定程度上加强了菠菜的降压作用。

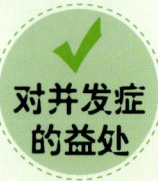

对并发症的益处

菠菜对糖尿病性高血压有预防和辅助治疗作用，有助于维持血糖稳定；菠菜中含有丰富的维生素和膳食纤维，能够控制胆固醇的吸收，并降低血脂含量，从而预防高血压并发高脂血症。

食用建议

菠菜性属寒凉，脾虚便溏者不可多吃；肾炎患者、肾结石患者不宜食用菠菜。

菠菜含有草酸，食后影响人体对钙的吸收，因此，食用此种菠菜时宜先焯煮，以减少草酸含量。

相宜搭配

✓ **猪血+菠菜**
菠菜中富含膳食纤维和铁元素以及多种维生素，猪血提供蛋白质和氨基酸，两者搭配食用既营养全面，又能润肠通便、补血。

✓ **菠菜+胡萝卜**
菠菜富含矿物质，有清热降压的效果，而胡萝卜富含维生素A，对眼睛有极好的保护作用，两者同食，对缓解高血压引起的眼部疾病有积极作用。

Part 2 降压吃什么？怎么吃？

调理食谱 胡萝卜炒菠菜 —— 清肝明目、降压降脂

●原料：菠菜180克，胡萝卜90克，蒜末少许

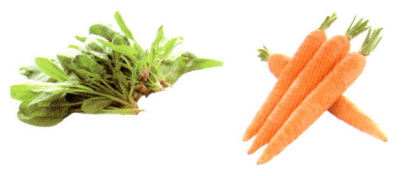

●调料：盐3克，鸡粉2克，食用油适量
●制作：
①洗净去皮的胡萝卜切丝，余水；洗好的菠菜切去根部，切段。
②用油起锅，放入蒜末爆香，倒入菠菜炒匀，放入胡萝卜丝加入盐、鸡粉调味，盛出即成。

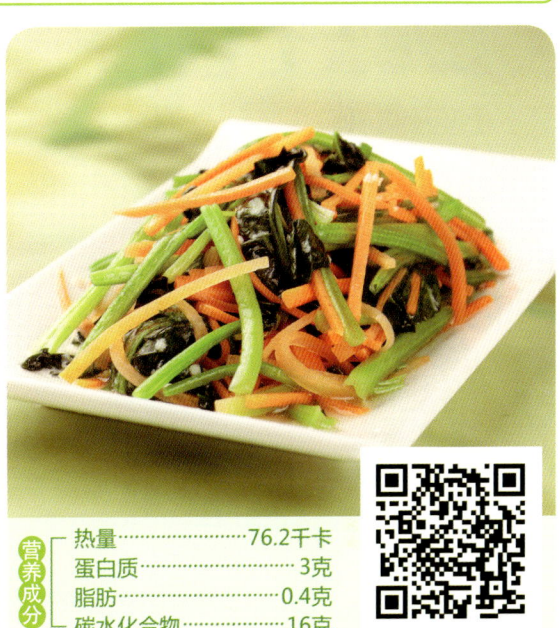

营养成分
- 热量 …… 76.2千卡
- 蛋白质 …… 3克
- 脂肪 …… 0.4克
- 碳水化合物 …… 16克

调理食谱 菠菜鱼丸汤 —— 清热解毒、润肠通便

●原料：菠菜180克，鱼丸200克，姜片、葱花各少许
●调料：盐2克，鸡粉2克，料酒8毫升，食用油适量
●制作：
①鱼丸对半切开，切上网格花刀；择洗干净的菠菜切去根部，切成段，备用。
②用油起锅，放入姜片爆香，倒入鱼丸快速翻炒，淋入料酒炒匀，注入适量清水煮沸。
③盖上盖，煮2分钟，放入菠菜煮至熟，放入适量盐、鸡粉调味，盛出撒上葱花即成。

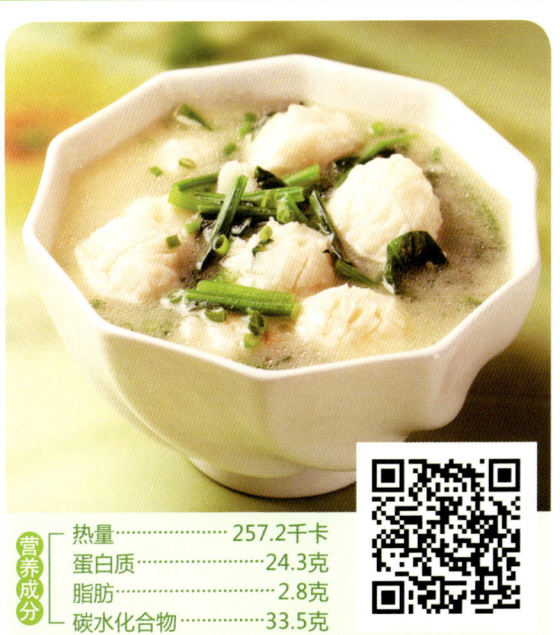

营养成分
- 热量 …… 257.2千卡
- 蛋白质 …… 24.3克
- 脂肪 …… 2.8克
- 碳水化合物 …… 33.5克

豌豆苗

预防便秘、控制血压

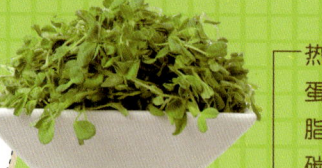

热量	34千卡
蛋白质	4克
脂肪	0.8克
碳水化合物	4.6克

【降压关键营养素】 钾、膳食纤维
【推荐食用量】 每日100克
【最佳食用季节】 春季

降压原理

豌豆苗富含钾和膳食纤维，钾能促进钠盐的排泄，膳食纤维能促进胃肠蠕动，减少肠道中钠的吸收，有降压作用。豌豆苗含钙质、多种维生素，且含有一定量的蛋白质，营养丰富、热量较低，有利于降脂减肥，非常适合肥胖型高血压患者食用。

对并发症的益处

豌豆苗富含维生素C和能分解体内亚硝胺的酶，可以分解亚硝胺，具有抗癌防癌的作用。豌豆苗与一般蔬菜有所不同，所含的钙质、B族维生素、维生素C等物质，具有抗菌消炎、增强新陈代谢的功能。

食用建议

豌豆苗一般煮汤食用，在上汤里煮的时候不宜太长，否则煮熟会丧失豆苗的营养成分，口感也会变差，而且豌豆苗放入汤中的时候最好不要盖盖子，容易把豆苗闷得变黄。

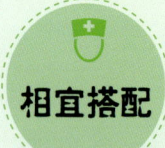

相宜搭配

✓ 豌豆苗+芹菜
豌豆苗和芹菜中都富含膳食纤维，两者同食能够润肠，促进胃肠蠕动，预防和缓解便秘现象，从而减少因便秘而导致血压升高的概率。

✓ 豆苗+猪肉
豌豆苗清热降压，猪肉滋阴润燥，还富含蛋白质，能增强免疫力，两者同食，对高血压并发糖尿病患者有食疗作用。

Part 2 降压吃什么？怎么吃？

调理食谱：凉拌豌豆苗 —— 润肠通便、降压降脂

● 原料：豌豆苗200克，彩椒40克，枸杞10克，蒜末少许

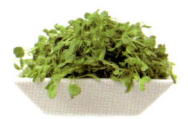
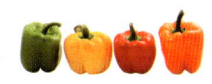

● 调料：盐2克，鸡粉2克，芝麻油2毫升，食用油适量

● 制作：
① 洗好的彩椒切成丝，备用。
② 洗净的枸杞和豌豆苗汆水。
③ 将汆过水的食材装入碗中，放入蒜末，加入彩椒丝，放入适量盐、鸡粉，淋入少许芝麻油拌匀，装入盘中即成。

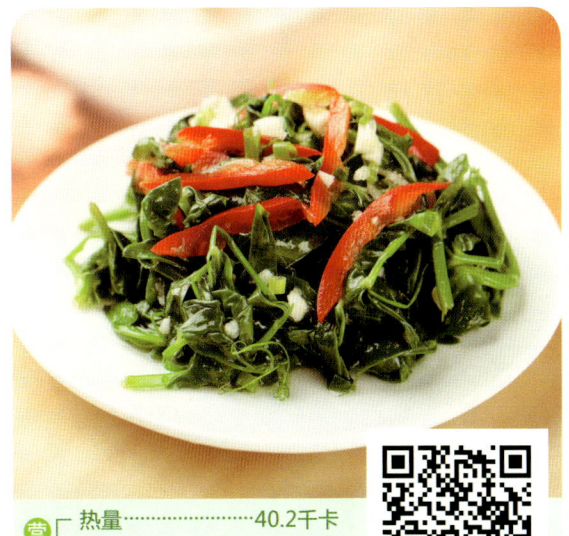

营养成分：
- 热量 ………… 40.2千卡
- 蛋白质 ……… 10.7克
- 脂肪 ………… 1.9克
- 碳水化合物 … 18.2克

调理食谱：豌豆苗花甲汤 —— 滋阴润燥、利尿消肿

● 原料：豌豆苗180克，蛤蜊350克，姜丝、葱花各少许

● 调料：盐2克，鸡粉2克，胡椒粉、食用油各适量

● 制作：
① 锅中注入清水烧开，倒入洗净的蛤蜊，煮至壳张开，捞出装入碗中，清洗干净，备用。
② 锅中注入清水烧开，放入姜丝，倒入少许食用油，倒入蛤蜊，加入适量盐、鸡粉、胡椒粉，煮3分钟；倒入洗好的豌豆苗，煮至全部食材熟透。
③ 放入葱花拌匀，关火后盛出即成。

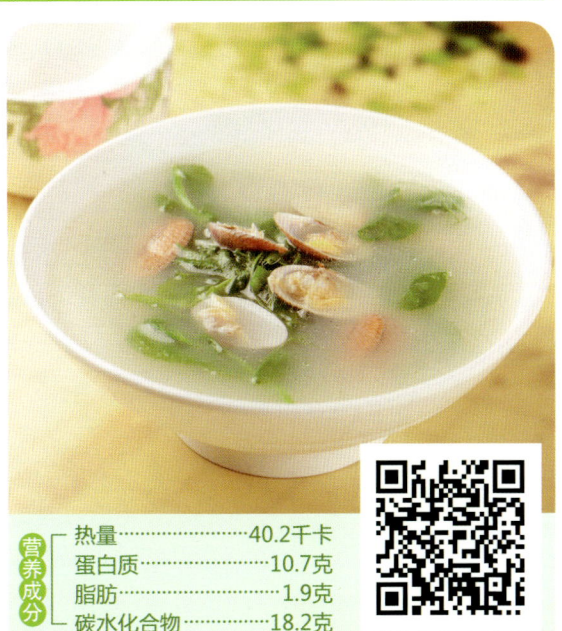

营养成分：
- 热量 ………… 40.2千卡
- 蛋白质 ……… 10.7克
- 脂肪 ………… 1.9克
- 碳水化合物 … 18.2克

紫甘蓝
调节电解质平衡

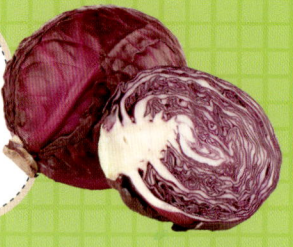

- 热量·················19千卡
- 蛋白质···············1.2克
- 脂肪·················0.2克
- 碳水化合物···········2.2克

【降压关键营养素】钾、镁、维生素
【推荐食用量】每日100克
【最佳食用季节】春、夏季

降压原理

紫甘蓝中含有丰富的矿物质钾、镁、铁等，可以帮助调节电解质平衡，从而稳定并降低血压。紫甘蓝中丰富的维生素能够保护身体免受自由基的损伤，并能有助于细胞的更新，增强免疫，降低胆固醇，预防高血压等心脑血管疾病的发生。

对并发症的益处

紫甘蓝中含有丰富的铬元素，铬有提高胰岛素活性的作用，对血糖和血脂都有良好的调节作用，因此能防治高血压并发糖尿病和高脂血症。紫甘蓝中的铁元素，能够提高血液中氧气的含量，有助于机体对脂肪的燃烧，对于肥胖型高血压患者减肥大有裨益。

食用建议

紫甘蓝易受病虫害和微生物侵袭，如果清洗不干净，很可能引发腹泻等不适。烹调紫甘蓝时，若想保留其原本艳丽的紫红色，可在加热操作前加少许白醋。紫甘蓝可以煮、炒、腌渍或做泡菜等，最好的食用方法是凉拌，不仅口感清爽，营养也不会流失。

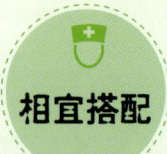

相宜搭配

✓ 紫甘蓝+西红柿
包菜可增进食欲，西红柿可健胃消食、生津止渴，两者搭配食用可开胃、益气生津，对食欲不振、身体疲乏、心烦口渴等症有不错的食疗效果。

✓ 紫甘蓝+豆腐
经常食用紫甘蓝能够增强人的活力，如果配上豆腐、千张丝等，增强免疫力效果更好，有很好的舒缓压力、抗疲劳的作用。

调理食谱 丝瓜百合炒紫甘蓝 —— 滋阴润燥、降压降脂

- 原料：丝瓜200克，紫甘蓝90克，白玉菇70克，鲜百合50克，彩椒块40克，蒜末、葱段各少许
- 调料：盐3克，鸡粉2克，生抽6毫升，水淀粉、食用油各适量
- 制作：

①洗净的白玉菇去根，切段；洗好去皮的丝瓜切块；洗净的紫甘蓝切块。
②紫甘蓝、丝瓜、白玉菇汆水。
③用油起锅，放蒜末、葱段爆香，倒入洗净的百合、彩椒块、紫甘蓝、丝瓜和白玉菇，炒至全部食材熟软，加盐、鸡粉、生抽、水淀粉炒匀，盛出即成。

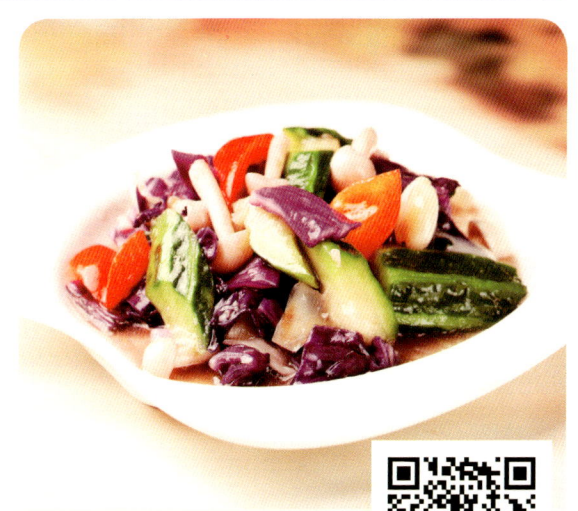

营养成分
- 热量……257.5千卡
- 蛋白质……7.3克
- 脂肪……10.8克
- 碳水化合物……43.2克

调理食谱 紫甘蓝萝卜丝饼 —— 健脾和胃、解毒通便

- 原料：紫甘蓝90克，白萝卜100克，鸡蛋1个，面粉120克，葱花少许
- 调料：盐3克，鸡粉2克，食用油适量
- 制作：

①将洗净去皮的白萝卜切丝；洗好的紫甘蓝切丝。
②锅中注入适量清水烧开，放入少许盐，倒入白萝卜、紫甘蓝，煮至八成熟，捞出沥干，装入碗中，放入葱花，打入鸡蛋，放入适量盐、鸡粉，抓匀；加入面粉，搅成糊状。
③煎锅中注入适量食用油烧热，放入面糊，摊成饼状，煎成两面焦黄色，取出切成小块，装入盘中即成。

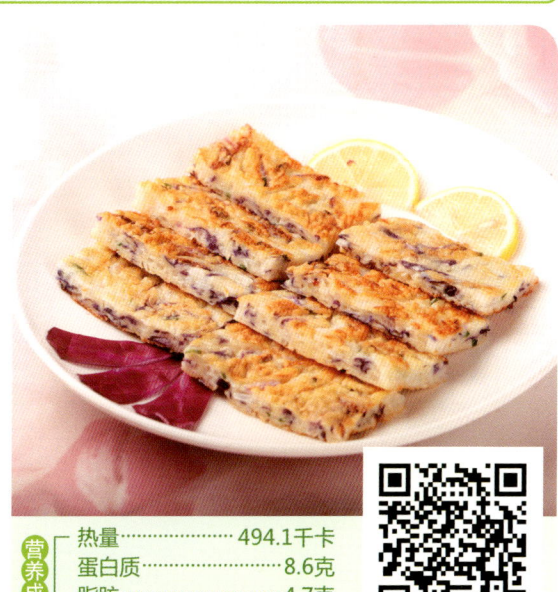

营养成分
- 热量……494.1千卡
- 蛋白质……8.6克
- 脂肪……4.7克
- 碳水化合物……108克

马齿苋

扩张血管，降低血压

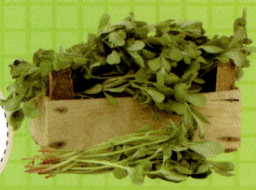

热量	27千卡
蛋白质	0.5克
脂肪	2.3克
碳水化合物	3.9克

【降压关键营养素】钾
【推荐食用量】每日100克　　　　【最佳食用季节】夏、秋季

降压原理

马齿苋含有丰富的钾，有良好的利水消肿作用，从而促进钠盐的排泄，降低血压。钾离子还可直接作用于血管壁上，使血管扩张，从而起到降低血压的作用。

对并发症的益处

马齿苋在帮助降低血压的同时，还加速体内尿酸等代谢废物的排泄，减轻心、肝、肾等多脏器的负担，避免因动脉压持续升高所导致的心脏负担增加、左心房代偿性肥厚而形成高血压性心脏病，还可以预防冠心病的发生。

食用建议

马齿苋是寒性食物，吃时应该拌些蒜泥，再加上醋和姜，能去其寒性。可以取马齿苋较嫩的茎叶部分，做成蒜蓉马齿苋，或搭配具有降压、降脂效果的洋葱炒食，也可以和绿豆、冬瓜等降压食材一同做汤。

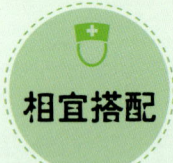

相宜搭配

✓ **马齿苋+瘦肉**
马齿苋清热解毒，促进体内废物的排泄，瘦肉富含蛋白质，能增强机体免疫力，两者同食，能降低血压，还能减轻肝脏负担。

✓ **马齿苋+冬瓜**
两者均有较好的利尿作用，能促进钠盐排泄，减轻肾脏的负担，降低血压。

调理食谱 马齿苋炒黄豆芽 — 利水消肿、降压降脂

- 原料：马齿苋100克，黄豆芽100克，彩椒50克
- 调料：盐2克，鸡粉2克，水淀粉4毫升，食用油适量
- 制作：
① 将备好的彩椒洗净，切条，备用。
② 锅中注入适量清水烧开，放入少许食用油，倒入洗净的黄豆芽、彩椒，煮至断生，捞出沥干。
③ 用油起锅，倒入洗好的马齿苋，放入黄豆芽、彩椒翻炒，加入少许盐、鸡粉调味，倒入适量水淀粉炒匀，关火后盛出即成。

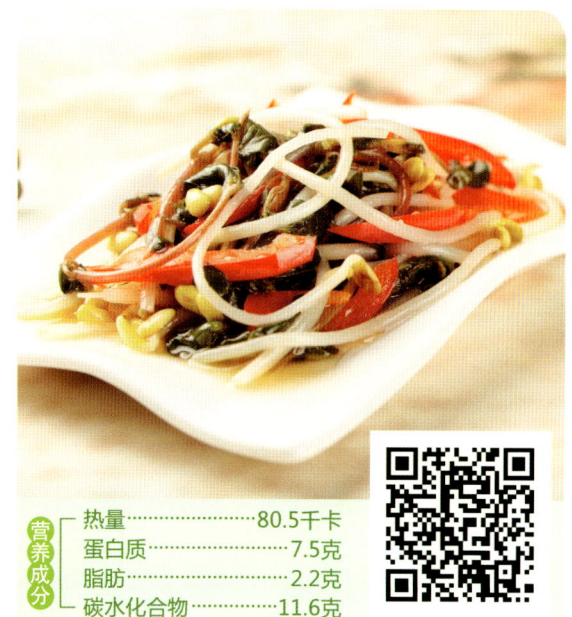

营养成分
- 热量……80.5千卡
- 蛋白质……7.5克
- 脂肪……2.2克
- 碳水化合物……11.6克

调理食谱 凉拌马齿苋 — 清热排毒、利尿降压

- 原料：马齿苋300克，蒜末15克

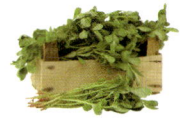 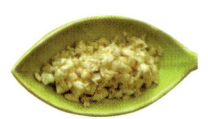

- 调料：盐3克，鸡粉2克，生抽3毫升，芝麻油、食用油各适量
- 制作：
① 锅中加入适量清水，用大火烧开，加入少许食用油，加入适量盐，放入洗净的马齿苋，煮约1分钟至熟，捞出，备用。
② 把马齿苋倒入碗中，加入蒜末、盐、鸡粉、生抽、芝麻油，用筷子拌匀调味，装盘即成。

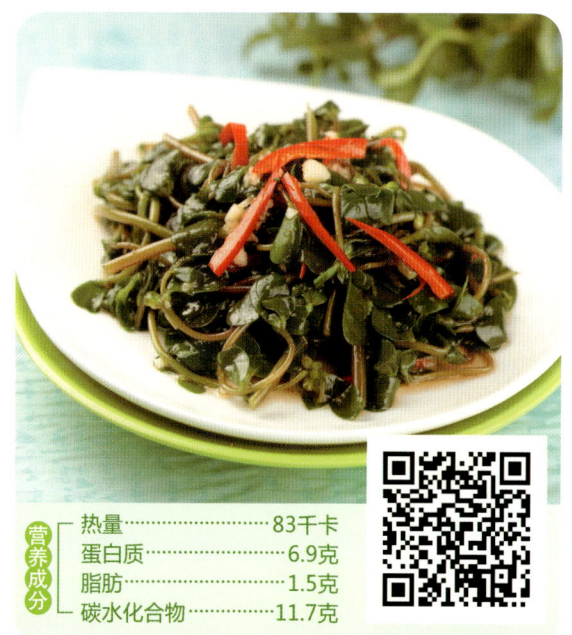

营养成分
- 热量……83千卡
- 蛋白质……6.9克
- 脂肪……1.5克
- 碳水化合物……11.7克

黄花菜

降低血清胆固醇含量

热量	199千卡
蛋白质	19.4克
脂肪	1.4克
碳水化合物	34.9克

【降压关键营养素】膳食纤维、维生素
【推荐食用量】每日50克　　　　【最佳食用季节】夏季

降压原理

黄花菜中富含膳食纤维和多种维生素，能够显著降低人体内的血清胆固醇含量，经常食用有利于高血压患者的康复，可作为高血压患者的保健蔬菜。

对并发症的益处

黄花菜含有丰富的卵磷脂，有健脑、抗衰老功效，对增强和改善大脑功能有重要作用，同时能清除动脉内的沉积物，对注意力不集中、记忆力减退、脑动脉阻塞等症状有特殊疗效，故人们称之为"健脑菜"。

食用建议

新鲜黄花菜中含有秋水仙碱，可造成胃肠道中毒症状，故不能生食，须加工晒干，吃之前先用开水焯一下，再用凉水浸泡2小时以上，食用时火力要大，彻底加热，每次食量不宜过多。
黄花菜是近于湿热的食物，肠损伤、胃肠不和的人少吃。

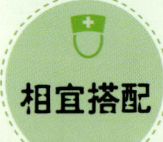
相宜搭配

✓ 黄花菜+木耳
黄花菜含有冬碱等成分，具有止血、消炎、利尿、健胃、安神等功效，与黑木耳搭配食用，有补益肝肾、养心安神的功效。

✓ 黄花菜+瘦肉
黄花菜性平、味甘、微苦，归肝、脾、肾经，有清热利尿、解毒消肿、养血平肝、利水通乳等功效，搭配清热润燥的瘦肉食用，有利于清热降压。

西芹黄花菜炒肉丝

润肠排毒、清热降压

- **原料**：西芹80克，水发黄花菜80克，彩椒60克，瘦肉200克，蒜末、葱段各少许
- **调料**：盐3克，鸡粉3克，生抽5毫升，水淀粉5毫升，食用油适量
- **制作**：

①食材洗净，泡好的黄花菜去花蒂，彩椒、瘦肉、西芹切丝。
②肉丝装碗中，加盐、鸡粉、水淀粉、玉米油，拌匀腌渍；黄花菜汆水。
③锅中注油烧热，放入蒜末爆香，倒入肉丝翻炒至肉丝变色，放入西芹、黄花菜、彩椒炒匀，加盐、鸡粉炒匀，淋入生抽翻炒片刻，放入葱段，炒至断生装盘即成。

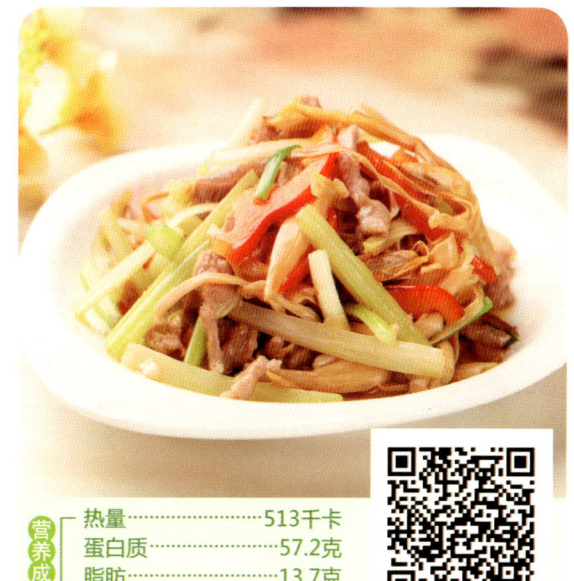

营养成分
- 热量————513千卡
- 蛋白质————57.2克
- 脂肪————13.7克
- 碳水化合物————38克

黄花菜拌海带丝

养血平肝、解毒清热

- **原料**：水发黄花菜100克，水发海带80克，彩椒50克，蒜末、葱花各少许
- **调料**：盐3克，鸡粉2克，生抽4毫升，白醋5毫升，陈醋8毫升，芝麻油少许
- **制作**：

①将洗净的彩椒切成粗丝；洗净的海带切成细丝。
②锅中注入适量清水烧开，淋上少许白醋，倒入海带丝，拌匀，再倒入洗净的黄花菜，加入少许盐，略微搅拌，放入彩椒丝，大火续煮至食材熟透后捞出。
③把焯煮熟的食材装入碗中，撒上蒜末、葱花，加盐、鸡粉、生抽、芝麻油、陈醋，搅拌入味，装入盘中即成。

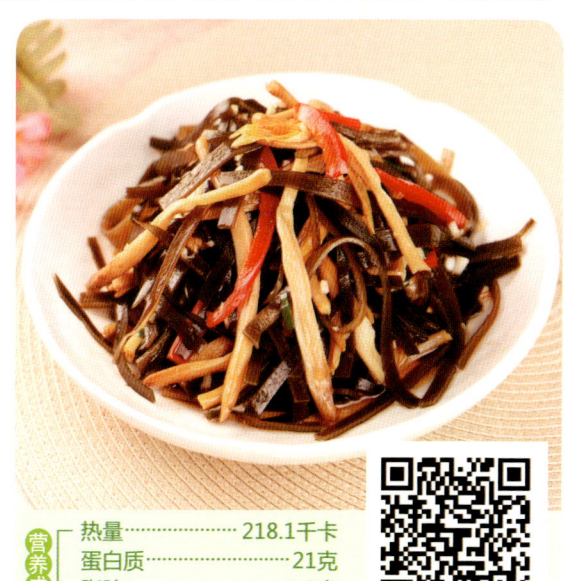

营养成分
- 热量————218.1千卡
- 蛋白质————21克
- 脂肪————1.6克
- 碳水化合物————39.8克

视频互动祛病书　　降压怎么吃

茭白
促进钠的排泄，降压

- 热量·················23千卡
- 蛋白质··············1.2克
- 脂肪·················0.2克
- 碳水化合物········5.9克

【降压关键营养素】钾
【推荐食用量】每日50克　　【最佳食用季节】春、夏季

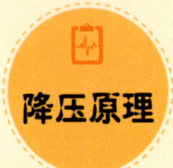
降压原理

　　茭白中含有丰富的钾，不仅可以排出体内多余的钠，也可以预防高血压患者因为长期服用降压药所引起的血钾偏低，从而促进高血压患者平稳降压。

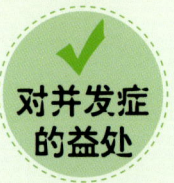
对并发症的益处

　　茭白中的膳食纤维可帮助清除体内多余的脂肪和胆固醇、控制血脂，对高脂血症、动脉粥样硬化等症有预防效果。茭白是低热量、低脂肪食物，并有利水祛湿作用，常食可减肥降脂，对高血压合并高血脂、肥胖症的患者大有好处，糖尿病患者也可经常食用。

食用建议

　　质量好的茭白，体形匀称、色泽洁白、质地脆嫩、果肉结实而柔糯。茭白水分极高，最好即买即食。若需保存，可以用纸包住，再用保鲜膜包裹，放入冰箱保存。
　　肾脏疾病、尿路结石或尿中草酸盐类结晶较多者忌食茭白。

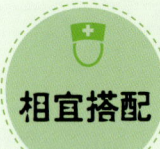
相宜搭配

✓ 茭白+鸡蛋
　　两者均有减肥美容、使皮肤润滑细腻的功效，两者搭配食用可美容养颜。

✓ 茭白+白菜
　　两者搭配有清热利尿、除烦止渴的效果，有助于高血压患者调节代谢、改善情绪、控制血压。

调理食谱：莴笋炒茭白 — 除烦止渴、清热降压

- 原料：莴笋200克，茭白100克，蟹味菇100克，彩椒50克
- 调料：盐3克，鸡粉2克，蚝油5克，料酒4毫升，水淀粉、食用油各适量
- 制作：
① 洗净的蟹味菇去除根部；洗好的茭白切成片；洗净的彩椒切小块；洗好去皮的莴笋切片。
② 茭白片、彩椒块、莴笋片和切好的蟹味菇分别汆水后捞出。
③ 用油起锅，倒入焯过水的食材快速炒匀，淋入少许料酒，加入少许盐、鸡粉、蚝油、水淀粉翻炒至食材熟透，盛出装盘即成。

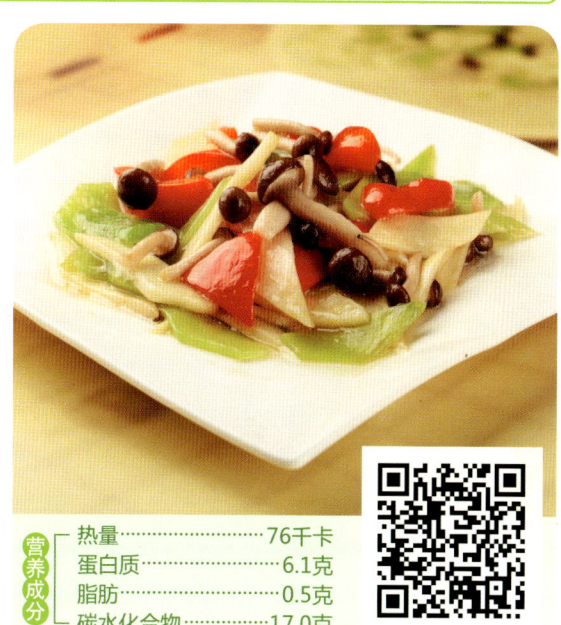

营养成分：
- 热量……76千卡
- 蛋白质……6.1克
- 脂肪……0.5克
- 碳水化合物……17.0克

调理食谱：茭白鸡丁 — 增强免疫力、补血益气

- 原料：鸡胸肉250克，茭白100克，黄瓜100克，胡萝卜90克，圆椒50克，蒜末、姜片、葱段各少许
- 调料：盐3克，鸡粉3克，水淀粉9毫升，料酒8毫升，食用油适量
- 制作：
① 洗净去皮的胡萝卜、黄瓜、圆椒、茭白切成丁；洗好的鸡胸肉切丁，放盐、鸡粉、水淀粉、食用油，拌匀腌渍。
② 胡萝卜、茭白、鸡丁分别汆水。
③ 用油起锅，放入姜片、蒜末、葱段爆香，倒入鸡肉丁翻炒，淋入料酒，倒入黄瓜丁、胡萝卜、茭白、圆椒翻炒，加入适量盐、鸡粉调味，淋入适量水淀粉，炒匀盛出即成。

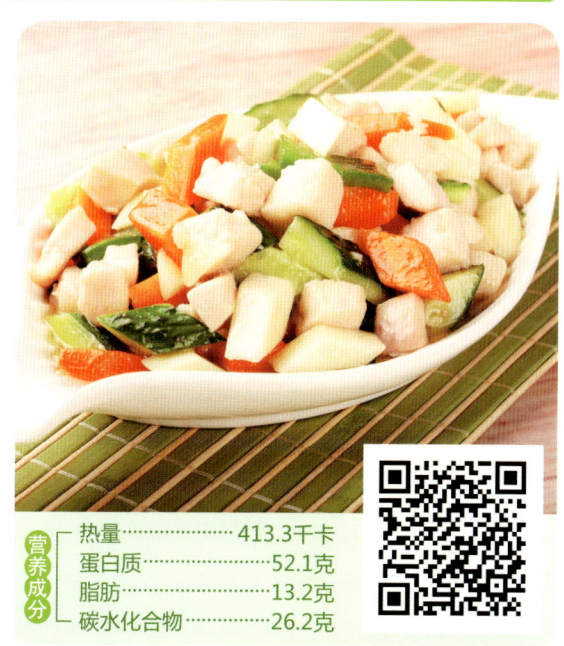

营养成分：
- 热量……413.3千卡
- 蛋白质……52.1克
- 脂肪……13.2克
- 碳水化合物……26.2克

白萝卜
维持血管弹性，降压

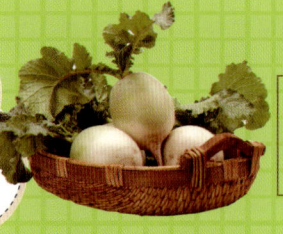

- 热量……………21千卡
- 蛋白质…………0.9克
- 脂肪……………0.1克
- 碳水化合物……5克

【降压关键营养素】芥子油、维生素C、维生素E
【推荐食用量】每日150克　　　　【最佳食用季节】冬、春季

降压原理

白萝卜中的芥子油可促进胃肠道蠕动，加速代谢废物的排出，可预防因便秘造成的血压升高。白萝卜富含维生素C和维生素E，有很强的抗氧化作用，能防止自由基侵害体内动脉血管细胞，有助于保护血管弹性、稳定血压。

对并发症的益处

白萝卜能促进新陈代谢、增强食欲、帮助消化，对食积腹胀、消渴、痢疾、头痛、排尿不利等症有食疗作用。白萝卜含有多种芥子苷，有很好的抗癌活性，可预防胰腺癌、直肠癌、乳腺癌、前列腺癌等多种癌症。

食用建议

食用白萝卜时不建议去皮，虽然白萝卜皮虽比较辛辣，但维生素和有效成分大部分集中在这里，营养价值很高，应尽量保留食用。白萝卜性凉，阴盛偏寒体质、脾胃虚寒及患有胃及十二指肠溃疡、慢性胃炎、先兆流产、子宫脱垂等症的人不可多吃白萝卜。

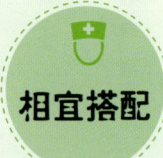

相宜搭配

✓ 白萝卜+牛肉
牛肉富含蛋白质，白萝卜中的淀粉酶及多种消化酶可以使蛋白质得到更好的吸收和利用。

✓ 白萝卜+银耳
白萝卜可帮助消化，止咳化痰，银耳可润肺生津，两者同食可润肺止咳、滋阴养胃。

调理食谱 萝卜炖牛肉 — 健脾养胃、降压降脂

- 原料：胡萝卜120克，白萝卜230克，牛肉270克，姜片少许
- 调料：盐2克，老抽2毫升，生抽6毫升，水淀粉6毫升
- 制作：

①将洗净去皮的白萝卜、胡萝卜切成块；洗好的牛肉切块，备用。
②锅中注入适量清水烧热，放入牛肉、姜片，加入老抽、生抽、盐，煮开后用中小火煮30分钟，倒入白萝卜、胡萝卜，用中小火煮15分钟。
③倒入适量水淀粉，翻炒至食材熟软入味，盛出即成。

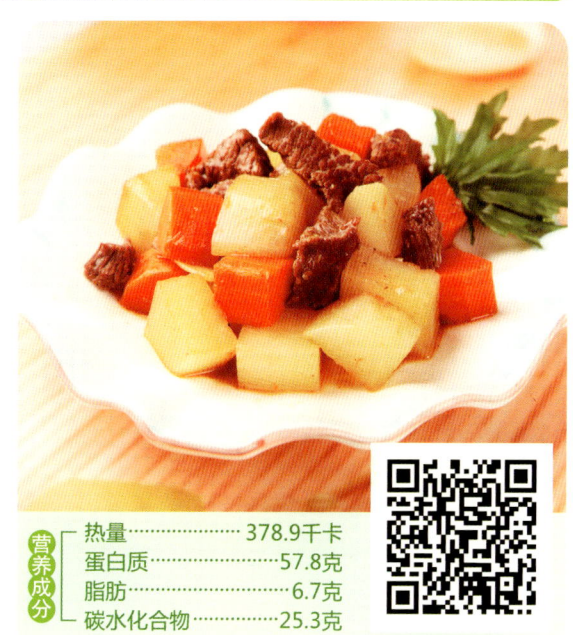

营养成分
- 热量…………378.9千卡
- 蛋白质…………57.8克
- 脂肪…………6.7克
- 碳水化合物…………25.3克

调理食谱 萝卜排骨汤 — 滋阴润肺、降脂减肥

- 原料：排骨段400克，白萝卜300克，红枣35克，姜片少许
- 调料：盐、鸡粉各2克，料酒7毫升
- 制作：

①将洗净去皮的白萝卜切块，备用。
②锅中注入适量清水烧开，倒入洗净的排骨段，淋入少许料酒，煮约半分钟，氽去血渍，捞出沥干。
③砂锅中注入适量清水烧开，倒入排骨段、姜片、洗净的红枣，淋入少许料酒提味，煮沸后转小火炖煮约30分钟，倒入白萝卜，用小火续煮约15分钟，至食材熟透，加入少许盐、鸡粉调味即成。

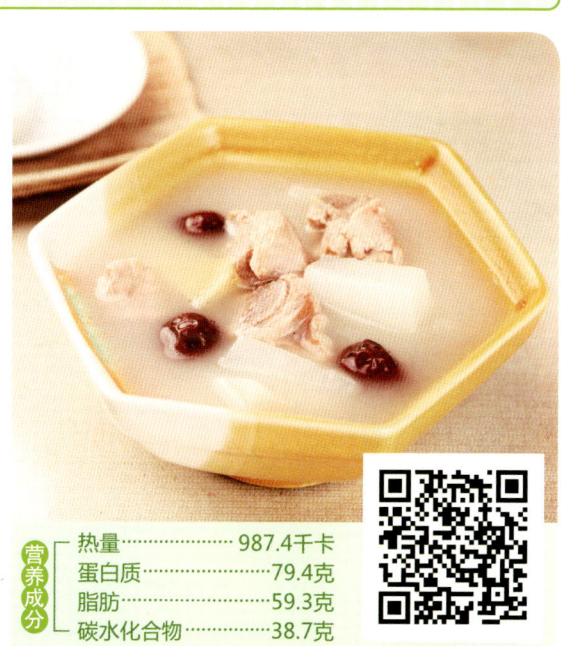

营养成分
- 热量…………987.4千卡
- 蛋白质…………79.4克
- 脂肪…………59.3克
- 碳水化合物…………38.7克

视频互动祛病书　　降压怎么吃

马蹄
促进水盐代谢

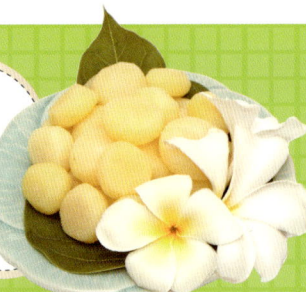

- 热量·············59千卡
- 蛋白质············1.2克
- 脂肪·············0.2克
- 碳水化合物··········14克

【降压关键营养素】膳食纤维、荸荠英
【推荐食用量】每日100克　　【最佳食用季节】夏、秋季

降压原理

马蹄富含膳食纤维，能促进肠胃蠕动，降低血脂，能防治动脉粥样硬化；马蹄还具有清热解毒、降血脂、利尿等作用，通过促进水盐代谢，降低血压。马蹄中含荸荠英等活性成分，具有抑菌、降血压等保健效果，尤其适合痰湿较重的高血压患者食用。

对并发症的益处

马蹄可提高机体免疫力，降低高血压并发高血脂、心血管疾病等并发症发生的风险。马蹄还具有清热解毒、凉血生津、化湿祛痰、消食除胀的功效，对黄疸、痢疾、小儿麻痹、便秘等症有食疗效果。

食用建议

马蹄性寒凉，所以脾胃虚寒、血虚、血瘀者及经期女子不宜常吃马蹄。

马蹄的表皮聚集有大量的有害物质，还可能被姜片吸虫等寄生虫的卵所污染，所以马蹄不宜带皮吃。

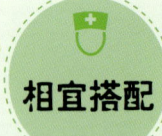

相宜搭配

✓ 马蹄+苦瓜
马蹄与苦瓜搭配，能清热生津、改善情绪，有助于稳定血压、预防高血压患者发生脑出血等心脑血管意外。

✓ 马蹄+黑木耳
黑木耳有补气血、滋阴补肾的功效，马蹄有健脾和胃、消食的功效，两者搭配食用可补气强身、益胃消食。

茄汁马蹄烧口蘑 —— 生津止渴、清热降压

- **原料**：口蘑100克，马蹄100克，西红柿95克，蒜末、葱段各少许
- **调料**：番茄汁10克，水淀粉5毫升，盐、鸡粉、食用油各适量
- **制作**：
① 洗净的口蘑切成片；洗净去皮的马蹄切成片；洗好的西红柿切成小块。
② 锅中倒入适量清水烧开，淋入适量食用油，放入口蘑、马蹄，煮1分钟，捞出沥干，备用。
③ 用油起锅，放入蒜末、葱段爆香，倒入西红柿，翻炒片刻；放入焯过水的食材炒匀，加入适量盐、鸡粉、番茄汁，炒匀调味，倒入适量水淀粉炒匀即成。

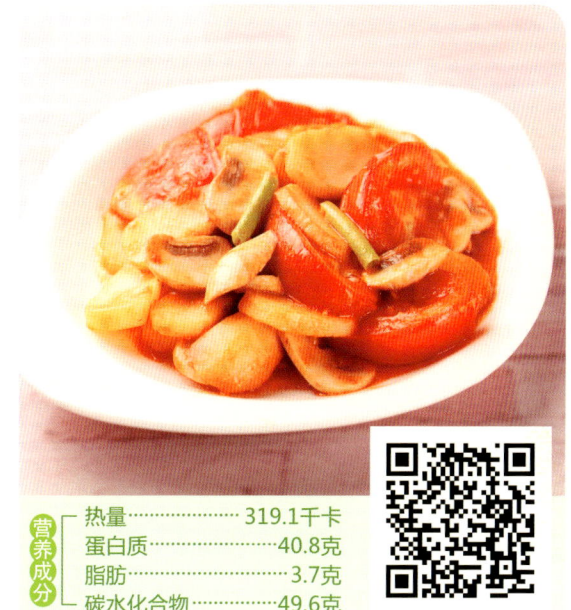

营养成分
- 热量————319.1千卡
- 蛋白质————40.8克
- 脂肪————3.7克
- 碳水化合物————49.6克

马蹄炒荷兰豆 —— 解毒消肿、利尿降压

- **原料**：马蹄肉90克，荷兰豆75克，红椒15克，姜片、蒜末、葱段各少许
- **调料**：盐3克，鸡粉2克，料酒4毫升，水淀粉、食用油各适量
- **制作**：
① 将马蹄肉切成片；洗好的红椒对半切开，去籽，切成小块。
② 锅中注水烧开，放玉米油、盐。倒入择好洗净的荷兰豆，搅匀，煮半分钟，再放入马蹄肉、红椒，搅匀，再煮半分钟后捞出所有。
③ 用油起锅，放入姜片、蒜末、葱段爆香，倒入焯好的食材，翻炒均匀，淋入料酒，炒香，加入适量盐、鸡粉炒匀，倒水淀粉快速炒匀，装盘即成。

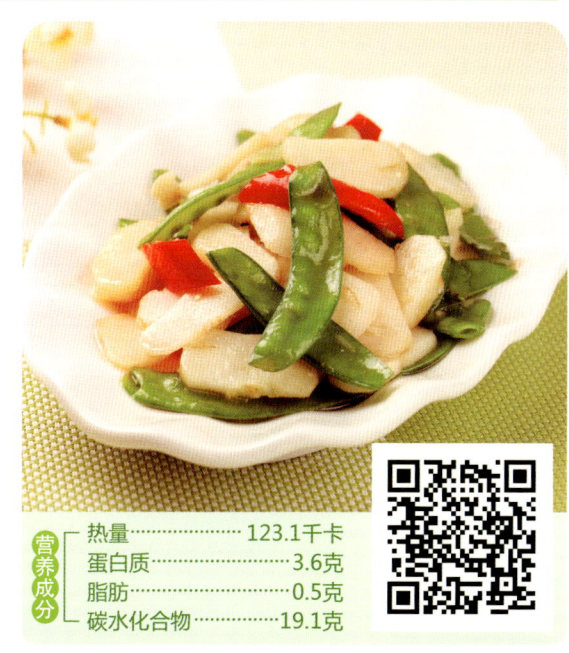

营养成分
- 热量————123.1千卡
- 蛋白质————3.6克
- 脂肪————0.5克
- 碳水化合物————19.1克

莲藕
降脂减肥、利尿降压

热量	70千卡
蛋白质	1.9克
脂肪	0.2克
碳水化合物	16.4克

【降压关键营养素】黏液蛋白、膳食纤维、钾
【推荐食用量】每日150克左右　　【最佳食用季节】夏末、秋初

降压原理

莲藕中的钾元素具有很好的利尿作用，能够促进钠和尿酸盐的排出，从而达到降低血压的功效，同时，经常食用莲藕对于预防高血压并发痛风有积极作用。

对并发症的益处

莲藕富含膳食纤维，能润肠通便，减少肠道对胆固醇的吸收，降低血脂、血压，从而防治动脉粥样硬化，降低冠心病、脑血管疾病的发生率。

食用建议

莲藕根据其横切面的孔的数量可分七孔藕和九孔藕，七孔的藕淀粉含量较高，水分少，糯而不脆，适宜用来做汤；九孔藕水分含量高，脆嫩汁多，用来凉拌或清炒最为合适。
莲藕性寒，脾胃消化功能低下、大便溏泄者及产妇不宜食用。

相宜搭配

✓ 莲藕+猪瘦肉
莲藕清热凉血、健脾开胃，猪瘦肉滋阴润燥、补虚养血，两者搭配食用可滋阴血、健脾胃。

✓ 莲藕+羊肉
莲藕有益血生肌的功效，羊肉有生津润肺的功效，莲藕的凉性可减缓羊肉的燥热，羊肉的热性又降低莲藕的凉性，因此两者非常适合煮汤食用，能有效营养互补、润肺补血。

调理食谱 素炒藕片 — 清热生津、养阴润燥

- ●原料：莲藕150克，彩椒100克，水发木耳45克，葱花少许
- ●调料：盐3克，鸡粉4克，蚝油10克，料酒10毫升，水淀粉5毫升，食用油适量
- ●制作：

①洗好的彩椒切成小块；洗净去皮的莲藕切成片；发好的木耳切成小块。

②锅中注水烧开，加入少许盐、鸡粉、食用油，倒入莲藕片煮沸，放入木耳、倒入彩椒块略煮，捞出沥干。

③用油起锅，倒入焯过水的食材翻炒，放入蚝油、盐、鸡粉、料酒、水淀粉，翻炒匀，关火后盛出，撒上葱花即成。

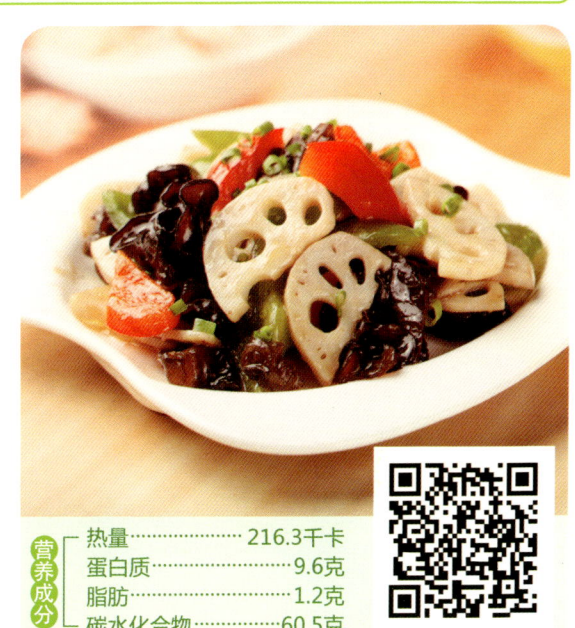

营养成分
- 热量……………216.3千卡
- 蛋白质……………9.6克
- 脂肪……………1.2克
- 碳水化合物……………60.5克

调理食谱 花生莲藕绿豆汤 — 解毒消肿、润肺止咳

- ●原料：莲藕150克，水发花生60克，水发绿豆70克

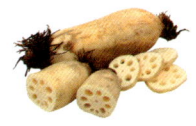 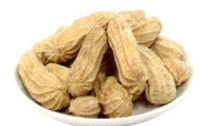

- ●调料：冰糖25克
- ●制作：

①将洗净去皮的莲藕对半切开，再切成薄片，备用。

②砂锅中注入适量清水烧开，放入洗好的绿豆、花生，用小火煲煮约30分钟，倒入切好的莲藕，再用小火续煮15分钟至食材熟透，放入冰糖，拌煮至溶化，盛出即成。

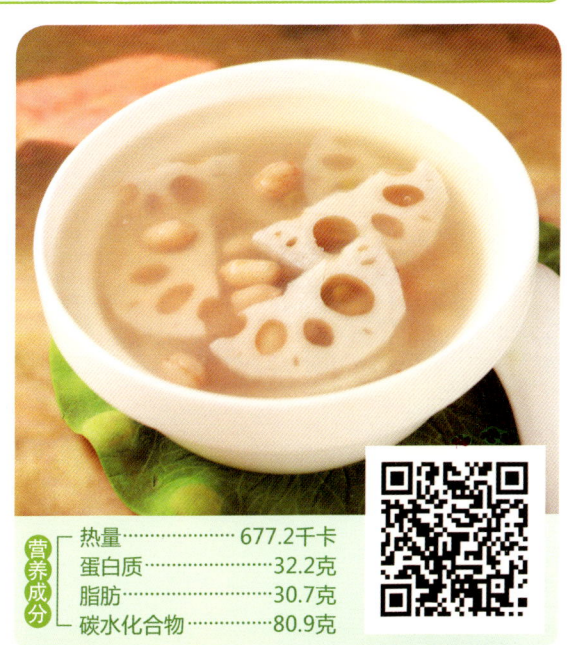

营养成分
- 热量……………677.2千卡
- 蛋白质……………32.2克
- 脂肪……………30.7克
- 碳水化合物……………80.9克

牛蒡

促进钠的排泄，降压

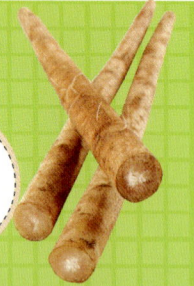

- 热量·····72千卡
- 蛋白质·····2.1克
- 脂肪·····0.1克
- 碳水化合物·····17.4克

【降压关键营养素】膳食纤维、牛蒡苷
【推荐食用量】每日150克　　【最佳食用季节】秋季

降压原理

牛蒡富含膳食纤维，能促进胃肠蠕动，防治便秘，预防因便秘而引起血压升高；膳食纤维还可吸附肠道内多余的钠，并使其随粪便排出体外，从而达到降压的目的。牛蒡果实中含有的牛蒡苷，有扩张血管、降低血压、抗菌的作用。

对并发症的益处

牛蒡的营养可与人参媲美。常吃牛蒡能促进血液循环、润肠通便，从而降低血胆固醇含量、促进代谢废物的排泄，能保护血管柔韧性、防止血压升高，减少动脉粥样硬化的发生，预防高血压性心脏病、冠心病以及脑血管意外的发生。

食用建议

牛蒡去皮切丝后会氧化，为了避免变色，切好的牛蒡可立刻放入添加白醋的清水中浸泡。

高血压患者食用牛蒡时，不宜烹调得过咸，否则不但起不到降血压的保健目的，反而会因摄入过多的钠加重高血压病情。

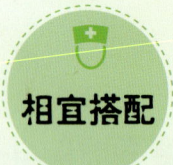

相宜搭配

✓ **牛蒡+香菇**
牛蒡能润肠通便，香菇能提高人体免疫力，两者同食能强身健体、抗衰老。

✓ **牛蒡+胡萝卜**
牛蒡补益肝肾、清热润燥，胡萝卜富含维生素A，对保护眼睛很有好处，两者同食能预防高血压患者并发眼部疾病。

牛蒡三丝

润肠通便、清热降压

- 原料：牛蒡100克，胡萝卜120克，青椒45克，蒜末、葱段各少许
- 调料：盐3克，鸡粉2克，水淀粉、食用油各适量
- 制作：
  ① 将洗净去皮的胡萝卜、牛蒡切成丝；洗净的青椒去籽，切成丝。
  ② 锅中注入适量清水，用大火烧开，加入少许盐，放入胡萝卜丝、牛蒡丝稍煮，捞出待用。
  ③ 用油起锅，放入葱段、蒜末爆香，倒入青椒丝和焯煮过的食材，炒匀、炒香，加入鸡粉、盐，炒匀调味，倒入适量水淀粉勾芡，关火后盛出即成。

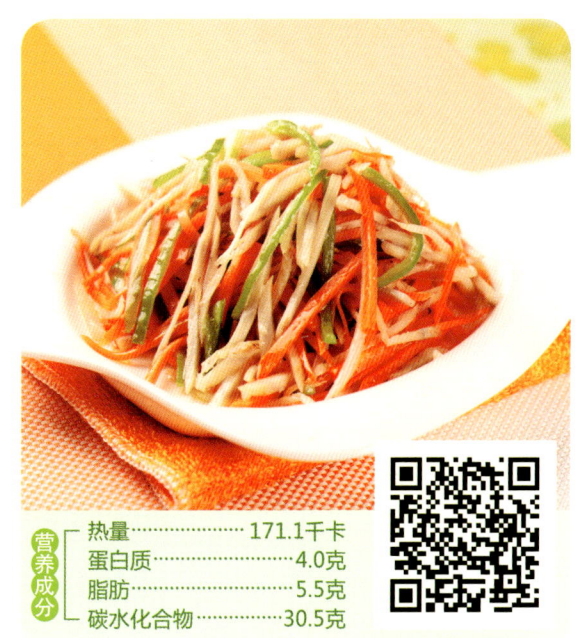

营养成分
- 热量……171.1千卡
- 蛋白质……4.0克
- 脂肪……5.5克
- 碳水化合物……30.5克

胡萝卜玉米牛蒡汤

补肝益肾、益气补血

- 原料：胡萝卜90克，玉米棒150克，牛蒡140克

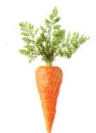 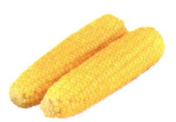

- 调料：盐、鸡粉各2克
- 制作：
  ① 将洗净去皮的胡萝卜切块；洗好的玉米棒切块；洗净去皮的牛蒡切滚刀块。
  ② 砂锅中注入适量清水烧开，倒入牛蒡、胡萝卜、玉米棒，煮沸后用小火煮约30分钟，加盐、鸡粉调味，续煮至食材入味，关火后盛出即成。

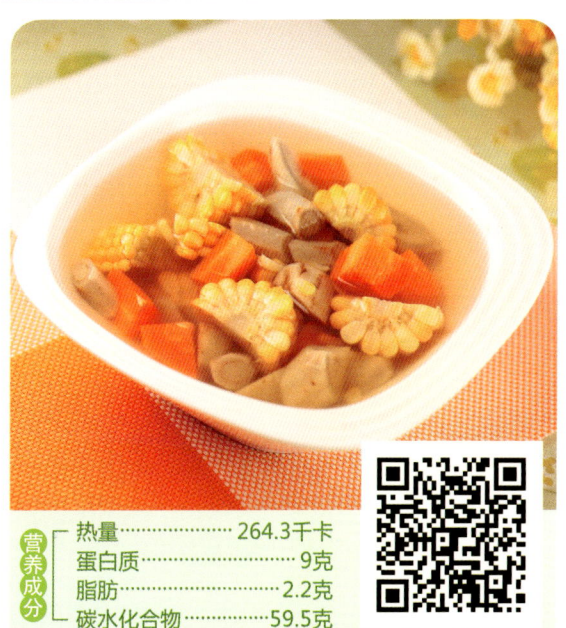

营养成分
- 热量……264.3千卡
- 蛋白质……9克
- 脂肪……2.2克
- 碳水化合物……59.5克

视频互动祛病书　降压怎么吃

山药
抗氧化、增强免疫力

热量	56千卡
蛋白质	1.9克
脂肪	0.2克
碳水化合物	12.4克

【降压关键营养素】钾、维生素
【推荐食用量】每日150克　　　　【最佳食用季节】秋、冬季

降压原理

山药含有丰富的钾元素及维生素，钾有利尿作用，能促进钠盐的排泄，从而降低血压；而维生素能够抗氧化，增强人体免疫力，增强体质，从而减轻高血压患者不适症状。

对并发症的益处

山药所含脂肪极少，且山药中的黏蛋白能预防心血管系统的脂肪沉积，防止动脉硬化，经常食用可缓解高血压并发痛风症状和预防心血管疾病。山药所含黏蛋白还可降低血胆固醇，预防血管内脂质沉积，有利于预防动脉粥样硬化的发生。

食用建议

山药具有一定收敛作用，感冒患者、大便燥结者及肠胃积滞者不宜食用，消化性溃疡和肝硬化患者，应选用蒸炖等烹饪方法，忌爆炒和醋熘。山药中的薯蓣皂苷可以合成激素，如睾丸激素和雌激素，因此，男性前列腺癌患者和女性乳腺癌患者都不宜食用。

相宜搭配

✓ 山药+红枣
山药有健脾补肺、益胃补肾的功效，红枣有益气补血的功效，两者搭配食用可健脾和胃、补血养颜。

✓ 山药+鸭肉
山药含有淀粉酶、多酚氧化酶等物质，有利于脾胃消化吸收功能；鸭肉有滋五脏之阴、养胃生津、清热健脾的功效。两者炖汤食用有健脾养胃、固肾的功效。

调理食谱 山药肚片 — 健脾养胃、清热降压

- **原料**：山药300克，熟猪肚200克，青椒、红椒各40克，姜片、蒜末、葱段少许
- **调料**：盐、鸡粉各2克，料酒4毫升，生抽5毫升，水淀粉、食用油各适量
- **制作**：
  ① 将洗净去皮的山药切片；洗好的青椒、红椒切小块；熟猪肚切片。
  ② 山药片、青椒、红椒分别余水，捞出沥干，备用。
  ③ 用油起锅，放入姜片、蒜末、葱段爆香，倒入食材，炒匀、炒透，淋入少许料酒炒香，加生抽、盐、鸡粉调味，倒入水淀粉，大火翻炒至食材熟软、入味，盛出装盘即成。

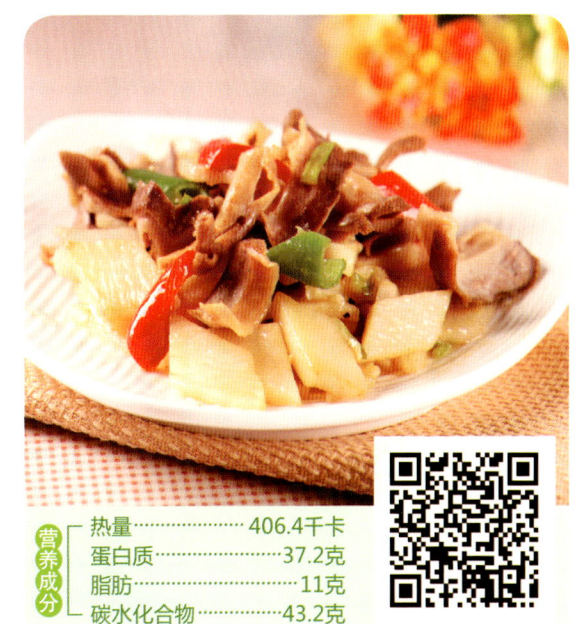

营养成分
- 热量 …… 406.4千卡
- 蛋白质 …… 37.2克
- 脂肪 …… 11克
- 碳水化合物 …… 43.2克

调理食谱 紫薯山药豆浆 — 益气养血、降压降脂

- **原料**：山药20克，紫薯15克，水发黄豆50克
- **制作**：
  ① 洗净去皮的山药切成滚刀块；洗好的紫薯对半切开，再切块；将已浸泡8小时的黄豆洗净，倒入滤网，沥干水分。
  ② 将备好的紫薯、山药、黄豆倒入豆浆机中，注入适量清水至水位线，盖上豆浆机机头，选择"五谷"程序，再选择"开始"键，开始打浆。
  ③ 待豆浆机运转约15分钟，即成豆浆，把煮好的豆浆倒入滤网中，滤取豆浆，倒入杯中即可。

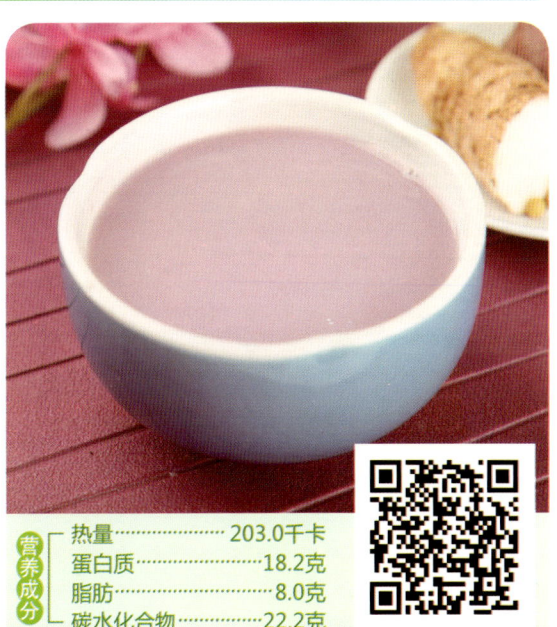

营养成分
- 热量 …… 203.0千卡
- 蛋白质 …… 18.2克
- 脂肪 …… 8.0克
- 碳水化合物 …… 22.2克

视频互动祛病书 降压怎么吃

黄瓜
降脂减肥、降低血压

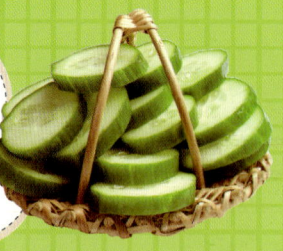

热量·············15千卡
蛋白质···········0.8克
脂肪·············0.2克
碳水化合物·······2.9克

【降压关键营养素】维生素C、钾
【推荐食用量】每日100克　　　【最佳食用季节】夏、秋季

降压原理

黄瓜含有丰富的维生素C、钾元素及大量水分,能促进钠盐的排泄,有利于降低血压。黄瓜的含水量很高,食用后容易让人产生饱腹感,所以吃黄瓜有助于减少主食的摄入量,并稀释胃内容物,从而有利于肥胖型高血压患者降脂减肥。

对并发症的益处

黄瓜中含有的丙醇二酸可抑制糖类转化为脂肪,有效降低胆固醇,降低血脂,预防动脉粥样硬化,从而降低血压,减少心脏病、脑血管疾病的发生。黄瓜是一种碱性食物,嘌呤含量较低,并有利于尿酸的排出,对防治高血压并发痛风非常有利。

食用建议

选购黄瓜应以色泽亮丽、外表有刺状凸起、新鲜、水分充足者为佳。保存黄瓜要先将它表面的水分擦干,再放入密封保鲜袋中,封好袋口后冷藏即可。

脾胃虚弱、胃寒、腹痛腹泻、肺寒咳嗽者忌食黄瓜。

相宜搭配

✓ **黄瓜+鱿鱼**
黄瓜和鱿鱼两者均可增强人体免疫力,两者搭配食用效果更明显,可用煮、炒方式来烹饪。

✓ **黄瓜+大蒜**
黄瓜不仅热量低,还能抑制糖类物质转化为脂肪,和大蒜一起食用,可以有效降低胆固醇,对糖尿病患者也有帮助。

调理食谱 黄瓜炒牛肉 —— 降低胆固醇、降脂减肥

- 原料：黄瓜150克，牛肉90克，红椒20克，姜片、蒜末、葱段各少许
- 调料：盐3克，鸡粉2克，料酒、生抽各5毫升，食粉、水淀粉、食用油各适量
- 制作：

①将洗净的黄瓜切块；洗好的红椒切块；洗净的牛肉切片，放食粉、生抽、盐、水淀粉、食用油抓匀，腌渍。

②油锅烧至四成热，放入牛肉片，滑油至变色，捞出待用。锅底留油，放入姜片、蒜末、葱段，爆香，倒入红椒、黄瓜、牛肉片拌炒，淋入料酒，加入适量盐、鸡粉、生抽，炒匀调味。

③倒入适量水淀粉勾芡，盛出即成。

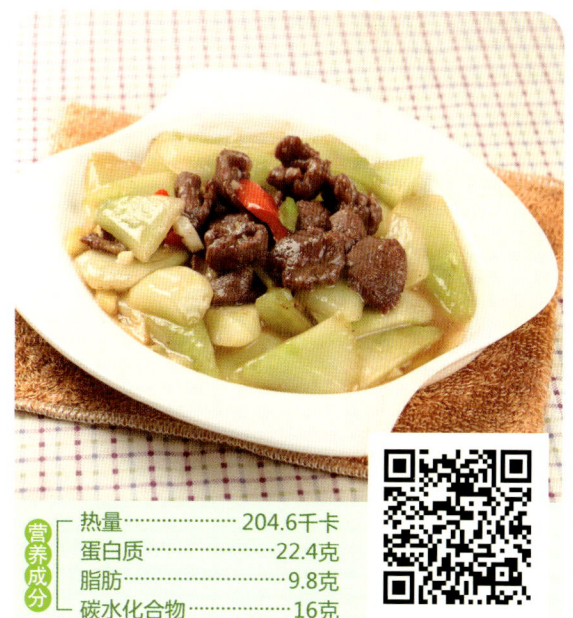

营养成分
- 热量………204.6千卡
- 蛋白质………22.4克
- 脂肪………9.8克
- 碳水化合物………16克

调理食谱 黄瓜拌海蜇 —— 清热利尿、解毒降压

- 原料：水发海蜇90克，黄瓜100克，彩椒50克，蒜末、葱花各少许
- 调料：白糖4克，盐少许，陈醋6毫升，芝麻油2毫升，食用油适量
- 制作：

①将洗好的彩椒、黄瓜、海蜇分别切条，备用。

②锅中注入适量清水烧开，放入海蜇，煮2分钟至其断生，再放入彩椒略煮，捞出沥干。

③把黄瓜倒入碗中，放入海蜇、彩椒、蒜末、葱花，加入适量陈醋、盐、白糖、芝麻油拌匀，装入盘中即成。

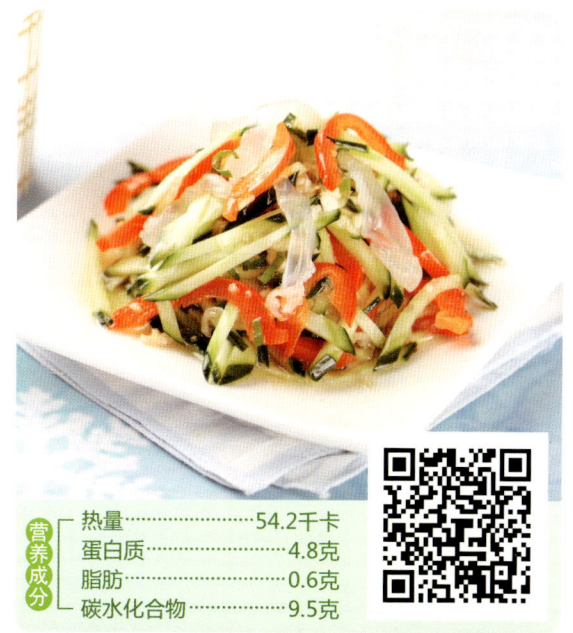

营养成分
- 热量………54.2千卡
- 蛋白质………4.8克
- 脂肪………0.6克
- 碳水化合物………9.5克

丝瓜
利尿消肿、降糖降压

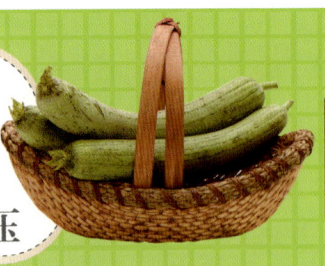

热量	20千卡
蛋白质	1克
脂肪	0.2克
碳水化合物	4.2克

【降压关键营养素】钾、木聚糖
【推荐食用量】每日150克
【最佳食用季节】夏、秋季

降压原理

丝瓜属于低热量、高钾低钠的食品，有极强的利尿作用，能够促进钠盐的排泄，从而起到降血压的作用，对肥胖型高血压患者极其有利。

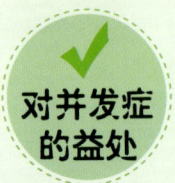

对并发症的益处

丝瓜中的黄酮类化合物可改善冠状动脉供血，降低血液中胆固醇、三酰甘油的含量，减少动脉粥样硬化斑块的形成。丝瓜中的木聚糖能增加消化道内容物的体积，延缓食物中碳水化合物的摄取，降低餐后血糖升高的速度，有利于并发糖尿病患者控制餐后血糖。

食用建议

在选购时注意发软或产生黑色条纹的丝瓜不宜购买。

丝瓜性凉，多食易致泄泻，脾胃虚寒者严重腹泻时不宜食用；阳痿者也不宜多食丝瓜，尤其不宜多食丝瓜皮，以免引起滑精。脾虚者及孕妇慎服丝瓜籽。

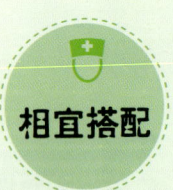

相宜搭配

✓ 丝瓜+黑木耳
两者搭配食用有健胃消食、凉血解毒、降低血尿酸的功能，对于痰浊阻滞型痛风，以及热病伤津、暑热心烦等有一定的疗效。

✓ 丝瓜+毛豆
毛豆所含的植物性蛋白有降低胆固醇的功效；丝瓜热量很低，有利于减肥，还可增强人体免疫力。两者同食降脂减肥效果更好，对肥胖的痛风患者有利。

调理食谱 洋葱丝瓜炒虾球 —— 清热凉血、降压降脂

●原料：洋葱70克，丝瓜120克，彩椒40克，虾仁65克，姜片、蒜末各少许

●调料：盐3克，鸡粉3克，生抽5毫升，料酒10毫升，水淀粉8毫升，食用油适量

●制作：
① 洗净的丝瓜、洋葱去皮，切块；洗好的彩椒切块；洗好的虾仁挑去虾线，加盐、鸡粉、水淀粉腌渍。
② 丝瓜、洋葱、彩椒分别汆水。
③ 用油起锅，放蒜末、姜片爆香，倒入虾仁翻炒，淋入料酒提鲜，倒入洋葱、彩椒、丝瓜炒匀，加盐、鸡粉、生抽调味，倒入少许水淀粉炒匀，盛出即成。

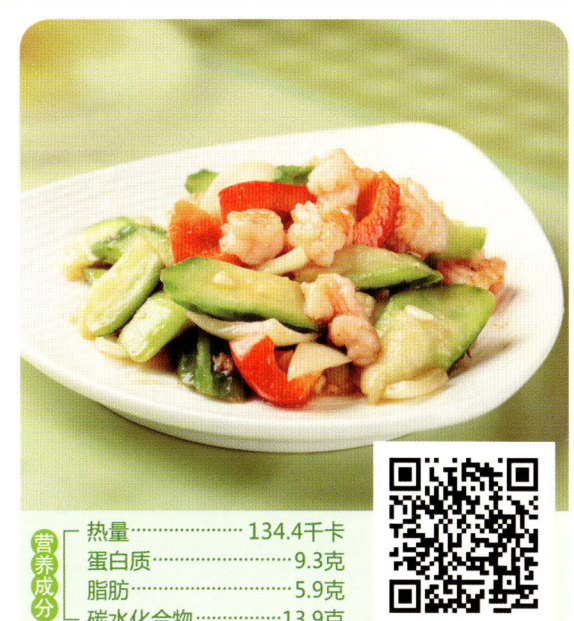

营养成分
- 热量 ············ 134.4千卡
- 蛋白质 ·········· 9.3克
- 脂肪 ············ 5.9克
- 碳水化合物 ······ 13.9克

调理食谱 肉末蒸丝瓜 —— 降低胆固醇、降压降糖

●原料：肉末80克，丝瓜150克，葱花少许

●调料：盐、鸡粉、老抽各少许，生抽、料酒各2毫升，水淀粉、食用油各适量

●制作：
① 将洗净去皮的丝瓜切成棋子状的小段，备用。
② 用油起锅，倒入肉末翻炒至变色，淋入料酒、生抽、老抽，加鸡粉、盐调味，倒入水淀粉炒匀，制成酱料待用。
③ 取一个蒸盘，摆放好丝瓜段，放上酱料铺匀，放入蒸锅，用大火蒸约5分钟，关火后取出，趁热撒上葱花，浇上热油即成。

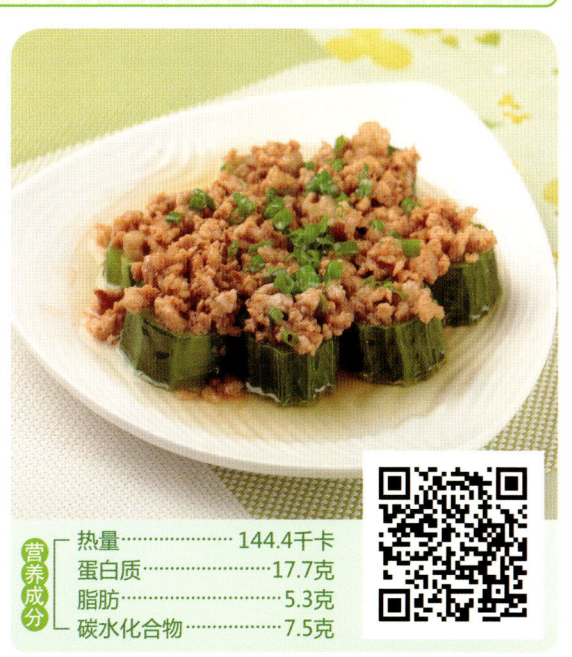

营养成分
- 热量 ············ 144.4千卡
- 蛋白质 ·········· 17.7克
- 脂肪 ············ 5.3克
- 碳水化合物 ······ 7.5克

莴笋
预防血管硬化

- 热量··········14千卡
- 蛋白质··········1克
- 脂肪··········0.1克
- 碳水化合物··········2.8克

【降压关键营养素】钾
【推荐食用量】每日200克
【最佳食用季节】春、夏季

降压原理

莴笋富含钾元素，钾能促进钠的排泄，降低血压；钾还能充当神经传导物质，控制肌肉收缩，调节心跳、血压，预防血管受损硬化，因此可维持良好的血管环境，减少脂质附着的机会，减少动脉粥样硬化的发生。

对并发症的益处

莴笋含丰富的水分和膳食纤维，与主食搭配作为正餐食用时，能减少主食的摄入量。其中的膳食纤维还可延缓小肠对糖和脂类的吸收，有助于控制餐后血糖的升高幅度，并间接地降低血脂含量，对预防高血压并发高脂血症、糖尿病有积极作用。

食用建议

有些人习惯用莴笋制作成酸或辣味的泡菜食用，虽然口感很好，但其中含有大量的钠、亚硝酸盐等成分，而亚硝酸盐在一定条件下会转化为亚硝胺，具有强烈的致癌作用；而过度摄入钠，会导致血压升高，对高血压患者极为不利。

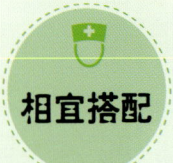
相宜搭配

✓ 莴笋+蒜苗
莴笋清热、利尿降压，和清热解毒的蒜苗搭配食用，对预防高血压有积极作用。

✓ 莴笋+黑木耳
莴笋和搭配食用可降低血糖，适宜糖尿病患者食用。两者可用炒的方式来烹饪。

调理食谱 蚝油莴笋杏鲍菇 —— 清热消肿、利尿降压

- 原料：莴笋145克，杏鲍菇130克，彩椒50克，蒜末、葱段各少许
- 调料：盐3克，鸡粉、白糖各2克，蚝油5克，料酒6毫升，水淀粉、芝麻油、食用油各适量
- 制作：
  ① 将洗净的杏鲍菇切小块；洗好去皮的莴笋切滚刀块；洗净的彩椒切小块。
  ② 杏鲍菇、莴笋、彩椒分别汆水。
  ③ 用油起锅，放入蒜末爆香，倒入焯煮过的食材，快速炒匀，淋入少许料酒，放入蚝油炒匀，加入盐、鸡粉、白糖调味，倒入少许水淀粉勾芡，淋入适量芝麻油，炒至食材熟软，盛出即成。

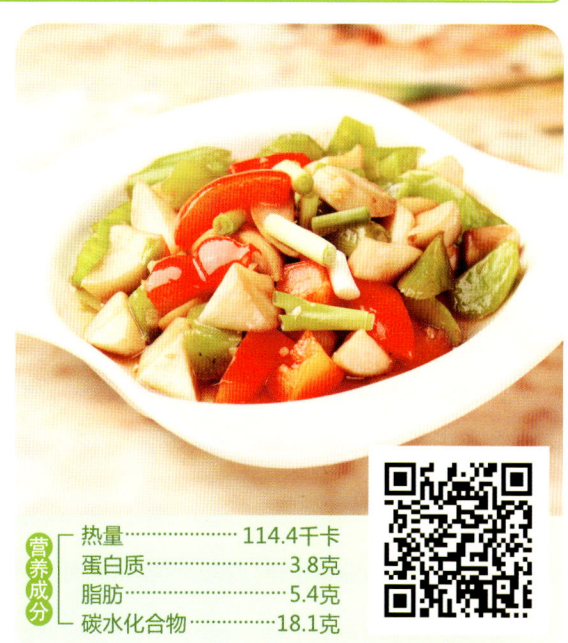

营养成分
- 热量 …… 114.4千卡
- 蛋白质 …… 3.8克
- 脂肪 …… 5.4克
- 碳水化合物 …… 18.1克

调理食谱 蒜苗炒莴笋 —— 排毒养颜、保护血管

- 原料：蒜苗50克，莴笋180克，彩椒50克
- 调料：盐3克，鸡粉2克，生抽、水淀粉、食用油各适量
- 制作：
  ① 将洗净的蒜苗切成段；洗好的彩椒去籽，切丝；将洗净去皮的莴笋切成丝。
  ② 锅中注入适量清水烧开，放入适量食用油、盐，倒入莴笋丝，煮至断生，捞出备用。
  ③ 用油起锅，放入蒜苗炒香，倒入莴笋丝翻炒，再放入彩椒炒匀，加入盐、鸡粉、生抽调味，倒入适量水淀粉炒匀，盛出即成。

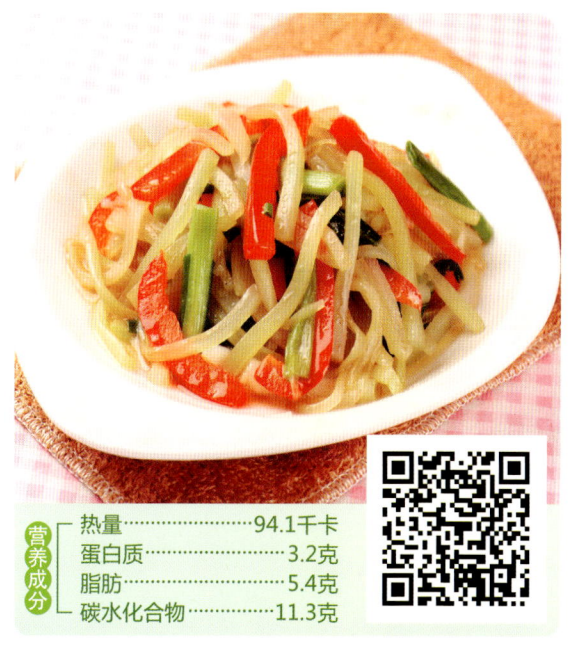

营养成分
- 热量 …… 94.1千卡
- 蛋白质 …… 3.2克
- 脂肪 …… 5.4克
- 碳水化合物 …… 11.3克

西红柿
降压降脂

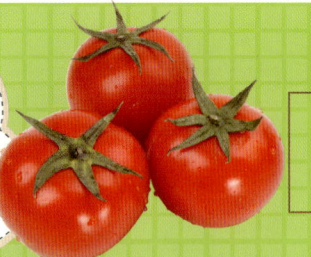

热量	19千卡
蛋白质	0.9克
脂肪	0.2克
碳水化合物	4克

【降压关键营养素】维生素、矿物质
【推荐食用量】每日200克　　【最佳食用季节】夏、秋季

降压原理

西红柿中的维生素C能促进胆固醇代谢，影响高密度脂蛋白含量，可将胆固醇带回胆囊转变成胆酸，经由肠道排出，从而降低总胆固醇含量，进而防止出现动脉粥样硬化，保持血管的健康通畅，达到控制血压的效果；其所含钾能促进钠盐排泄，降低血压。

对并发症的益处

西红柿中含有果胶，可增加粪便的吸水能力、减缓葡萄糖和脂肪的吸收，对脂质代谢异常、高脂血症、脂肪肝、肥胖等并发症有一定效果。

食用建议

西红柿不宜长时间高温加热，因番茄红素遇光、热和氧气容易分解，从而失去保健作用。

不宜空腹吃西红柿，不宜食用未成熟的青色西红柿。

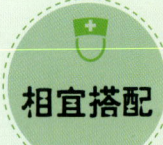

相宜搭配

✓ **西红柿+苹果**
西红柿美容养颜、抗氧化、防衰老，苹果低热量、健脾养胃，两者搭配有利于增加饱腹感，降脂减肥，适合痛风并发肥胖症、糖尿病患者食用。

✓ **西红柿+豆腐**
西红柿具有生津止渴、健胃消食的作用，与生津润燥、清热解毒的豆腐搭配食用，效果更好。

> Part 2　降压吃什么？怎么吃？

调理食谱　西红柿炒包菜 —— 益气养胃、生津润燥

- **原料**：西红柿120克，包菜200克，彩椒60克，蒜末、葱段各少许
- **调料**：番茄酱10克，盐4克，鸡粉、白糖各2克，水淀粉4毫升，食用油适量
- **制作**：

①洗好的彩椒切小块；洗净的西红柿切瓣；洗好的包菜切小块。

②锅中注入适量清水烧开，倒入适量食用油、盐，加入包菜，煮至断生，捞出待用。

③用油起锅，倒入蒜末、葱段爆香，放入西红柿、彩椒、包菜，翻炒片刻；放入番茄酱、盐、鸡粉、白糖调味，淋入适量水淀粉炒匀，盛出即成。

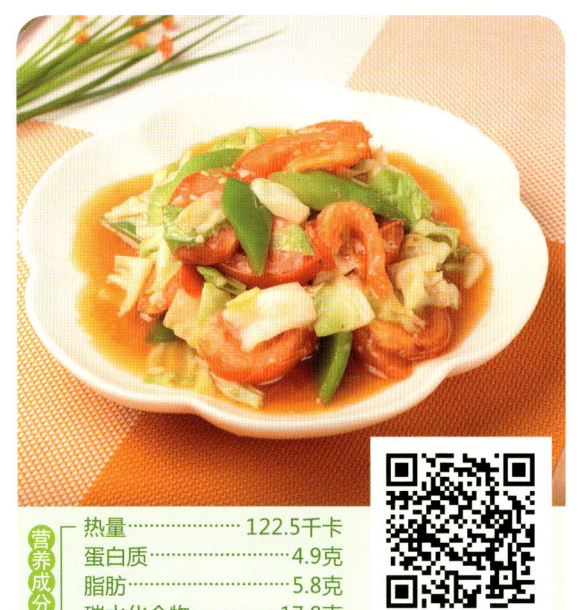

营养成分
- 热量————122.5千卡
- 蛋白质————4.9克
- 脂肪————5.8克
- 碳水化合物————17.8克

调理食谱　西红柿洋葱汤 —— 清热解毒、利尿降压

- **原料**：西红柿150克，洋葱100克

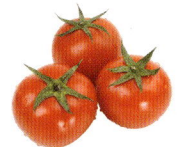 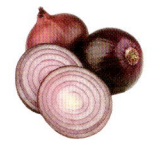

- **调料**：盐2克，番茄酱15克，鸡粉、食用油各适量
- **制作**：

①去皮洗净的洋葱切成丝；洗好的西红柿切成小块，备用。

②锅中注油烧热，放入洋葱丝炒匀，倒入西红柿翻炒，注水烧开，煮2分钟，加入适量鸡粉、盐、番茄酱调味。

③关火后盛入碗中即成。

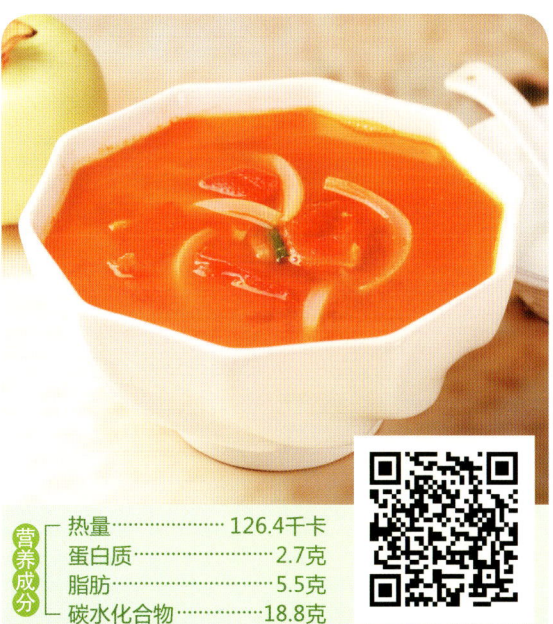

营养成分
- 热量————126.4千卡
- 蛋白质————2.7克
- 脂肪————5.5克
- 碳水化合物————18.8克

南瓜
稳定血压

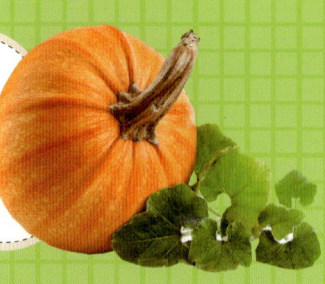

- 热量 ············ 22千卡
- 蛋白质 ············ 0.7克
- 脂肪 ············ 0.1克
- 碳水化合物 ········ 5.3克

【降压关键营养素】果胶、钙、钾
【推荐食用量】每日100克
【最佳食用季节】夏、秋季

降压原理

南瓜中的果胶能和肠道内多余的胆固醇结合，使胆固醇吸收减少，浓度下降，减少动脉粥样硬化的生成，维持血管弹性，从而稳定血压并防止病情进一步发展。南瓜属于高钙、高钾、低钠的蔬菜，有利于高血压患者稳定血压及预防骨质疏松。

对并发症的益处

南瓜能润肺化痰、驱虫解毒、润肠通便，预防结肠癌的发生，对高血压及肝脏的一些病变也有预防作用。南瓜多糖是一种非特异性免疫增强剂，能提高机体免疫功能，促进细胞因子生成，通过活化补体等途径对免疫系统发挥多方面的调节功能。

食用建议

南瓜可去籽切块蒸熟食用，也可搭配各种粮豆类煮成南瓜粥。但蒸制的南瓜中维生素等营养保存最完整，又不需添加盐、糖等调味品，口感很好，是适于高血压患者日常调理或减肥瘦身的主食。

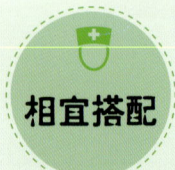

相宜搭配

✓ 南瓜+牛肉
南瓜和牛肉两者均有补益脾胃、保肝益肾的功效，两者多用炒或炖汤，适宜糖尿病并发肾功能不全者食用。

✓ 南瓜+绿豆
两者煮粥食用，能清热解毒、消暑止渴、利尿消肿，对稳定血压、稳定情绪有一定效果。

调理食谱 蓝莓南瓜 —— 健脾养胃、利尿消肿

● 原料：蓝莓酱40克，南瓜400克

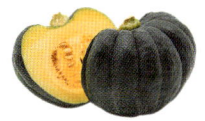

● 制作：
① 将备好的南瓜洗净，去皮，切上花刀，再切成厚片，放入盘中，摆放整齐；将备好的蓝莓酱抹在南瓜片上。
② 把加工好的南瓜片放入烧开的蒸锅中，用大火蒸5分钟，至食材熟透。
③ 把蒸好的蓝莓南瓜取出即成。

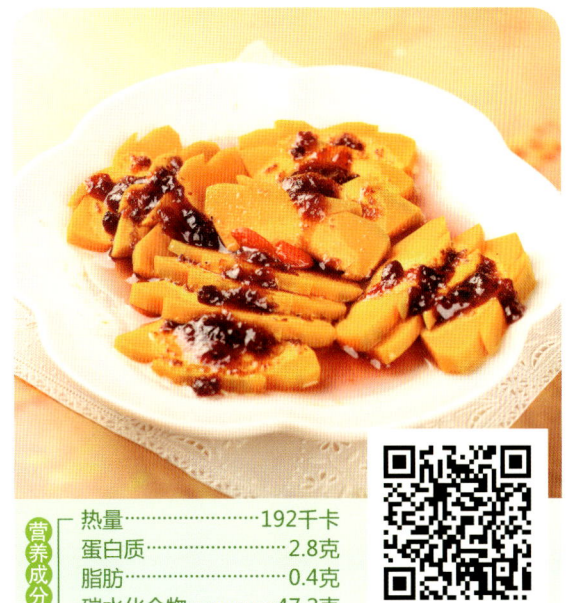

营养成分
- 热量 ———— 192千卡
- 蛋白质 ———— 2.8克
- 脂肪 ———— 0.4克
- 碳水化合物 ———— 47.2克

调理食谱 山药南瓜羹 —— 补脾健胃、清热降压

● 原料：南瓜300克，山药120克

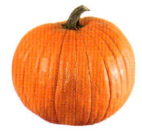 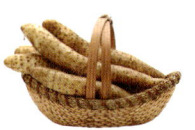

● 调料：盐2克，鸡粉2克，食用油适量
● 制作：
① 洗净去皮的南瓜、山药切成片，装入盘中，放入烧开的蒸锅中，用大火蒸10分钟至熟透，取出，晾凉备用。
② 将山药、南瓜压烂，剁成泥状。
③ 锅中注入适量清水烧开，放入适量食用油、鸡粉、盐，倒入南瓜泥和山药泥煮沸，盛出即成。

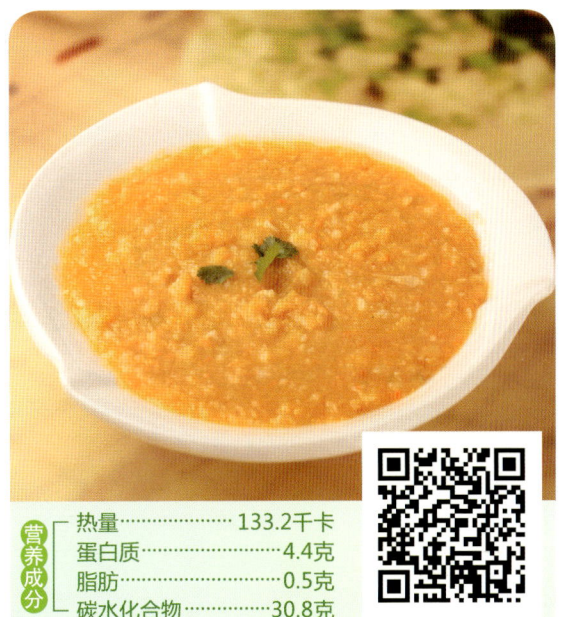

营养成分
- 热量 ———— 133.2千卡
- 蛋白质 ———— 4.4克
- 脂肪 ———— 0.5克
- 碳水化合物 ———— 30.8克

冬瓜

降压、降糖、降脂

热量	11千卡
蛋白质	0.4克
脂肪	0.2克
碳水化合物	2.6克

【降压关键营养素】钾、膳食纤维
【推荐食用量】每日100克　　【最佳食用季节】秋、冬季

降压原理

冬瓜富含钾，可利尿消肿，促进钠的排泄，对水盐代谢异常导致的高血压有辅助治疗效果。冬瓜富含膳食纤维，可以促进血糖和脂质代谢，降低低密度脂蛋白的含量和血糖，减少高血脂和高血糖对血管的损伤，保持血管弹性，预防高血压的发生和发展。

对并发症的益处

冬瓜能减少体内血糖转化为脂肪，并促进脂肪的消耗，对预防动脉粥样硬化、冠心病有良好的功效。冬瓜是名副其实的高钾低钠食品，嘌呤含量微乎其微，能利小便、利湿祛风，有促进尿酸排泄的功效，从而预防关节疼痛，对高血压并发痛风患者有益。

食用建议

冬瓜性寒凉，因此脾胃虚弱、久病滑泄、阳虚肢冷者不可多吃。女子月经来潮期间、寒性痛经者忌食。

通常很多人吃冬瓜都会将皮去掉，其实冬瓜皮的营养价值比冬瓜瓤高得多，其富含多糖类物质，有很好的清热、利尿效果。

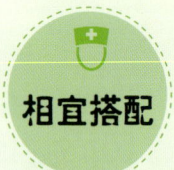
相宜搭配

✓ **冬瓜+海带**
冬瓜含维生素C较多，且钾含量高，适宜痛风并发高血压或高脂血症患者食用，与海带炖汤食用，不仅利尿消肿，还能降低血压。

✓ **冬瓜+鲫鱼**
冬瓜有利水的作用，鲫鱼含有丰富的蛋白质，两者搭配煮汤可以辅助治疗低蛋白水肿和一些不明原因的水肿。

芦笋煨冬瓜 —— 清热利尿、降脂减肥

- **原料**：冬瓜230克，芦笋130克，蒜末、葱花各少许
- **调料**：盐1克，鸡粉1克，水淀粉、芝麻油、食用油各适量
- **制作**：
  ① 洗净的芦笋用斜刀切段；洗好去皮的冬瓜切小块。
  ② 锅中注入适量清水烧开，加入少许食用油，分别倒入冬瓜块、芦笋段，煮至食材断生，捞出沥干。
  ③ 用油起锅，放入蒜末爆香，倒入焯过水的材料炒匀，加入少许盐、鸡粉，倒入少许清水，用大火煨煮约半分钟，倒入少许水淀粉勾芡，淋入少许芝麻油拌炒均匀，盛出即成。

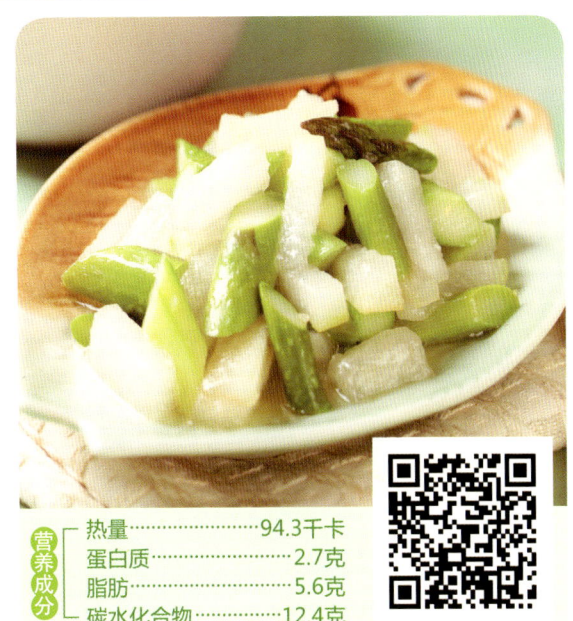

营养成分
- 热量：94.3千卡
- 蛋白质：2.7克
- 脂肪：5.6克
- 碳水化合物：12.4克

牛肉炒冬瓜 —— 健脾养胃、利水消肿

- **原料**：牛肉135克，冬瓜180克，姜片、蒜末、葱段各少许
- **调料**：盐3克，鸡粉3克，料酒3毫升，生抽4毫升，水淀粉、食用油各适量
- **制作**：
  ① 冬瓜去皮，洗净切片；牛肉洗净切片，放生抽、盐、水淀粉、植物油腌渍约10分钟至入味。
  ② 油锅烧至四成热，倒入牛肉片滑油至变色后捞出；用油起锅，放入姜片、蒜末、葱段爆香，倒入冬瓜片翻炒。
  ③ 注入适量清水，翻炒至冬瓜熟软，放入牛肉片，加料酒、生抽、盐调味，盛出即成。

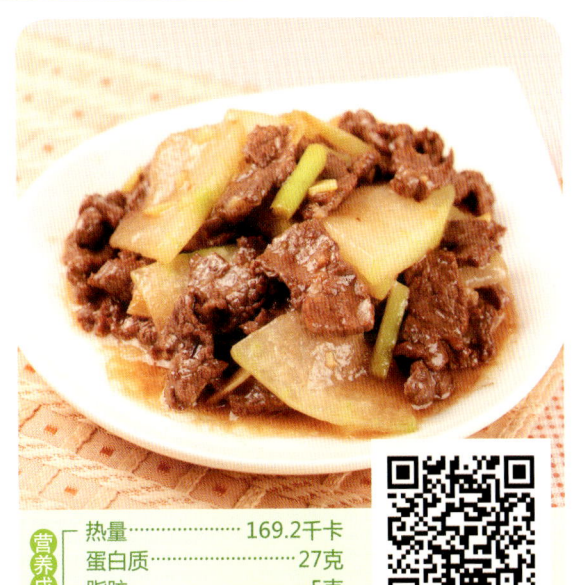

营养成分
- 热量：169.2千卡
- 蛋白质：27克
- 脂肪：5克
- 碳水化合物：5.1克

慈姑
保护血管、降低血压

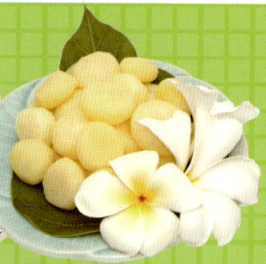

热量	94千卡
蛋白质	4.6克
脂肪	0.2克
碳水化合物	19.9克

【降压关键营养素】 蛋白质、维生素、矿物质
【推荐食用量】 每日50克　　　　**【最佳食用季节】** 春季

降压原理

慈姑中的钙能促进激素分泌、减少脂肪堆积、防止血栓形成的功能，同时可以强化、扩张动脉血管，增加钠的排泄，降低胆固醇总量，起到降血压和降血脂的作用；而钾能充当神经传导物质，控制肌肉收缩、调节心跳、降低血压，预防血管受损硬化。

对并发症的益处

慈姑具有解毒利尿、散热消结、强心润肺之功效，可治疗心悸心慌、水肿、肺热咳嗽、排尿不利等病症。慈姑含维生素B_1、维生素B_2较多，能增强肠胃的蠕动，增进食欲，保持良好的消化功能，可防止便秘导致血压升高。

食用建议

慈姑适合贫血、营养不良性水肿、咳嗽痰中带血、神经炎、习惯性便秘、泌尿系结石、脚气病等病症患者食用。

慈姑虽然营养丰富，但不宜多食，多食则发肠风痔漏，崩中带下等；尤其对孕妇来说更要谨慎食用。

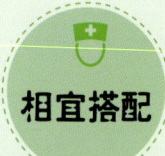

相宜搭配

✓ **慈姑+生姜**
慈姑性寒凉，而生姜性热，两者同食能去慈姑的寒性，有强心润肺、防癌抗癌的功能，对肠胃虚弱的患者比较有利。

✓ **慈姑+瘦肉**
慈姑能保护心肌细胞，而瘦肉滋阴润燥、补虚，两者同食能缓解心悸、心律失常等症状。

慈姑炒藕片 —— 凉血止血、清热降压

- **原料**：慈姑130克，莲藕180克，彩椒50克，蒜末、葱段各少许
- **调料**：蚝油10克，鸡粉2克，盐2克，水淀粉5毫升，食用油适量
- **制作**：

① 洗净的慈姑去蒂，切片；洗好的彩椒切小块；洗净去皮的莲藕切片。

② 锅中注入适量清水烧开，放盐、鸡粉、食用油，倒入莲藕、慈姑和彩椒，煮至断生，捞出待用。

③ 用油起锅，倒入蒜末和葱段爆香，倒入莲藕、慈姑和彩椒炒匀，放蚝油、鸡粉、盐调味，淋入适量水淀粉炒匀，盛出即成。

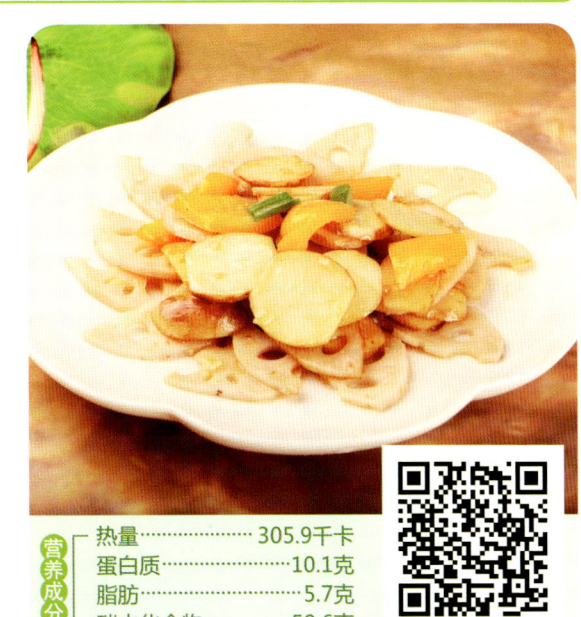

营养成分
- 热量……305.9千卡
- 蛋白质……10.1克
- 脂肪……5.7克
- 碳水化合物……58.6克

慈姑蔬菜汤 —— 利水消肿、平肝降压

- **原料**：慈姑150克，南瓜180克，西红柿100克，大白菜200克，葱花少许
- **调料**：盐2克，鸡粉2克，鸡汁、食用油各适量
- **制作**：

① 洗好的西红柿、大白菜切成小块；洗净去皮的南瓜切成片；洗好的慈姑切去蒂，再切成片。

② 锅中注入适量清水烧开，放入少许食用油、盐、鸡粉，倒入慈姑、南瓜、白菜、西红柿，用中火煮至食材熟透，倒入鸡汁搅拌片刻，使汤汁入味。

③ 关火后盛出，撒上葱花即成。

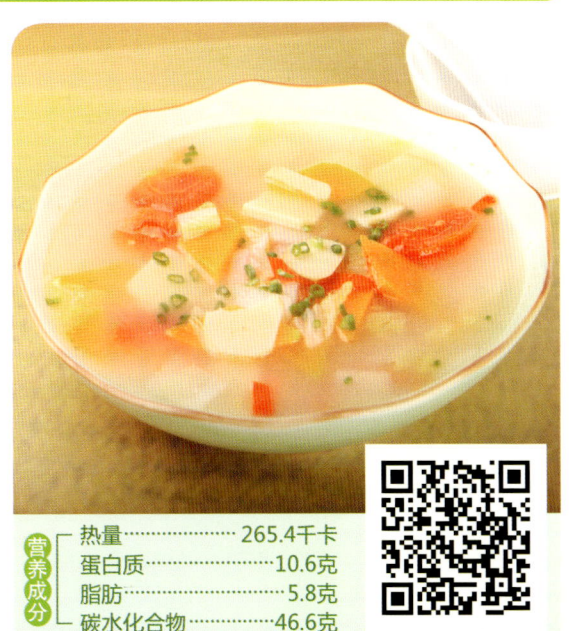

营养成分
- 热量……265.4千卡
- 蛋白质……10.6克
- 脂肪……5.8克
- 碳水化合物……46.6克

黑木耳
促进钠的排泄

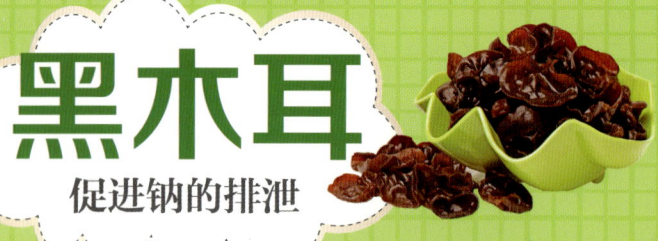

- 热量·············205千卡
- 蛋白质············12.1克
- 脂肪··············1.5克
- 碳水化合物·········62.6克

【降压关键营养素】钾、卵磷脂
【推荐食用量】每日50克左右　　【最佳食用季节】秋季

降压原理

黑木耳含有丰富的钾，有较好的利尿作用，能促进钠盐的排泄，从而降低血压。黑木耳富含的卵磷脂可使体内脂肪呈液体状态，有利于脂肪在体内完全消耗，并防止胆固醇在体内沉积，起到降低血脂、调节血压的作用。

对并发症的益处

黑木耳中所含的多糖成分具有调节血糖的功效，对高血压并发糖尿病患者有很好的食疗作用。黑木耳还可以防止血小板聚集，有助于减少动脉粥样硬化、冠心病等心脑血管疾病的发生。

食用建议

黑木耳需要经过高温烹煮才能提高膳食纤维及黑木耳多糖的溶解度，有助于吸收利用，所以黑木耳一定要煮熟食用。

由于黑木耳具有抗凝血的作用，所以一旦发生脑出血后就要慎用，尤其是在脑出血发病后的前3个月里更要注意。

相宜搭配

✓ 黑木耳+草鱼
黑木耳有活血抗凝的作用，草鱼含有丰富的不饱和脂肪酸，对血液循环有利，两者搭配食用有利于促进血液循环，是心血管病患者的良好食方。

✓ 黑木耳+银耳
黑木耳和银耳中都含有丰富的铁质，两者同食可益气补血，防治缺铁性贫血，还能促进胃肠蠕动，帮助排毒。

调理食谱 胡萝卜炒木耳 —— 清热凉血、润肠通便

- 原料：胡萝卜100克，水发木耳70克，葱段、蒜末各少许
- 调料：盐3克，鸡粉4克，蚝油10克，料酒5毫升，水淀粉7毫升，食用油适量
- 制作：

① 将洗净的木耳切成小块；洗净去皮的胡萝卜切成片。

② 锅中注水烧开，加盐、鸡粉，倒入木耳，淋入少许食用油略煮，再放入胡萝卜片，煮至断生，捞出待用。

③ 用油起锅，放入蒜末爆香，倒入木耳和胡萝卜炒匀，淋入少许料酒提味，放入适量蚝油翻炒，加入少许盐、鸡粉调味，倒入适量水淀粉勾芡，撒上葱段，翻炒至食材入味，盛出即成。

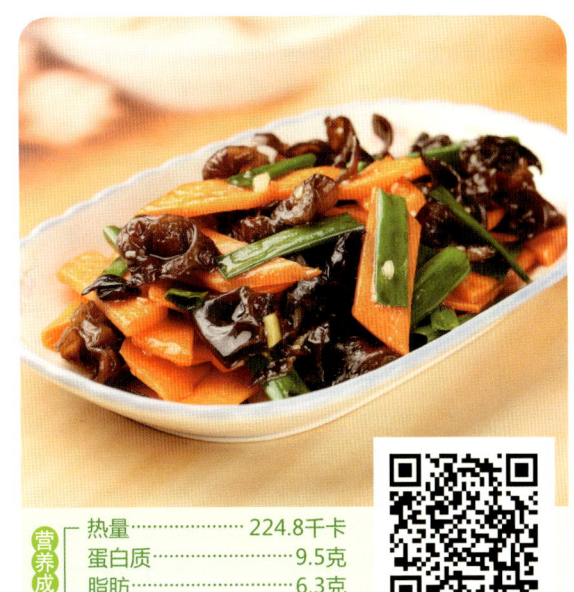

营养成分
- 热量 224.8千卡
- 蛋白质 9.5克
- 脂肪 6.3克
- 碳水化合物 54.7克

调理食谱 韭菜银牙炒木耳 —— 养血润燥、降脂降压

- 原料：韭菜100克，绿豆芽80克，水发木耳45克
- 调料：盐2克，鸡粉2克，料酒3毫升，食用油适量
- 制作：

① 将洗净的木耳切成粗丝，洗好的韭菜切成段。

② 锅中注入适量清水烧开，加入少许盐，倒入木耳丝略煮，捞出待用。

③ 用油起锅，倒入木耳、韭菜段，快速翻炒匀，至韭菜呈深绿色；倒入洗净的绿豆芽翻炒，淋上少许料酒，炒香、炒透，加入适量盐、鸡粉调味，关火后盛出即成。

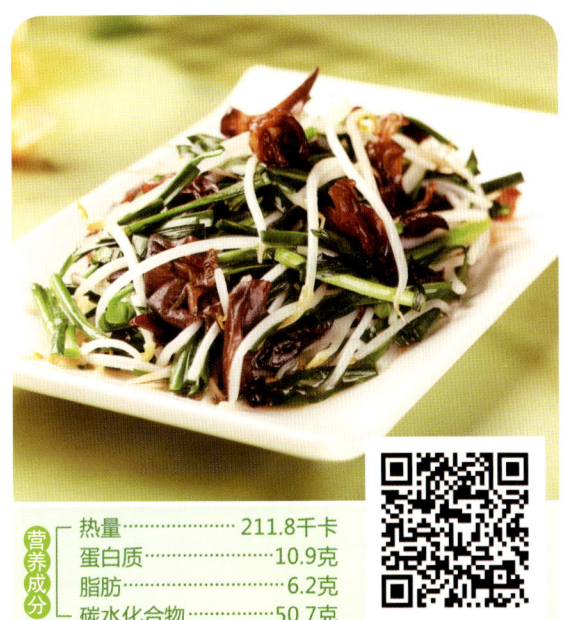

营养成分
- 热量 211.8千卡
- 蛋白质 10.9克
- 脂肪 6.2克
- 碳水化合物 50.7克

视频互动祛病书　降压怎么吃

猴头菇
增强机体抗病能力

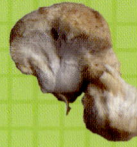

- 热量⋯⋯⋯⋯⋯⋯13千卡
- 蛋白质⋯⋯⋯⋯⋯2.0克
- 脂肪⋯⋯⋯⋯⋯⋯0.2克
- 碳水化合物⋯⋯⋯4.9克

【降压关键营养素】矿物质、维生素、不饱和脂肪酸
【推荐食用量】每日20克　　【最佳食用季节】秋、冬季

降压原理

猴头菇富含矿物质和维生素，能增强机体免疫力，提高抗病能力，对高血压患者预防并发症很有好处。而且猴头菇是一种高蛋白、低脂肪的优良食品，其脂肪多是不饱和脂肪酸，能降低血胆固醇和三酰甘油含量，调节血脂，有利于血液循环，降低血压。

对并发症的益处

猴头菇有增进食欲、增强胃黏膜屏障功能、提高淋巴细胞转化率、提升白细胞等作用，可以提高人体对疾病的免疫能力；在抗癌药物中，猴头菇对皮肤、肌肉癌肿作用明显。此外，猴头菇还是良好的滋补食品，对神经衰弱、消化道溃疡有良好的辅助治疗作用。

食用建议

干猴头菇适宜先用水泡发后再烹制。泡发时先将猴头菇洗净，然后放在冷水中浸泡一会，再加沸水入笼蒸制或入锅焖煮，或者也可以将猴头菇放在热水中浸泡3个小时以上，泡发至猴头菇中没有白色硬芯即可。

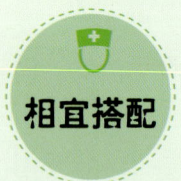

相宜搭配

✓ **猴头菇+瘦肉**
猴头菇健脾补虚，瘦肉养阴润燥，两者合用利五脏、助消化、滋阴润肺、强壮筋骨。

✓ **猴头菇+白术**
猴头菇补血益气、健脾养胃，白术健脾益气、燥湿利水，两者同食，不仅能补益肠胃，还能益气活血、美容养颜。

红烧猴头菇 — 降压降脂、防癌抗癌

● 原料：大白菜200克，水发猴头菇80克，竹笋80克，姜片、葱段各少许

● 调料：盐3克，鸡粉3克，蚝油8克，料酒10毫升，水淀粉5毫升，食用油适量

● 制作：
① 处理好的竹笋切成小块；洗净的猴头菇切块；洗好的大白菜切段，备用。
② 锅中注水烧开，放盐、鸡粉、料酒，倒入竹笋、猴头菇焯煮1分钟，加入大白菜，再煮1分钟，捞出备用。
③ 用油起锅，放入姜片、葱段爆香，倒入食材翻炒，淋入料酒提味，放入蚝油、鸡粉、盐调味，倒入少许清水、水淀粉，快速翻炒均匀，盛出装盘即成。

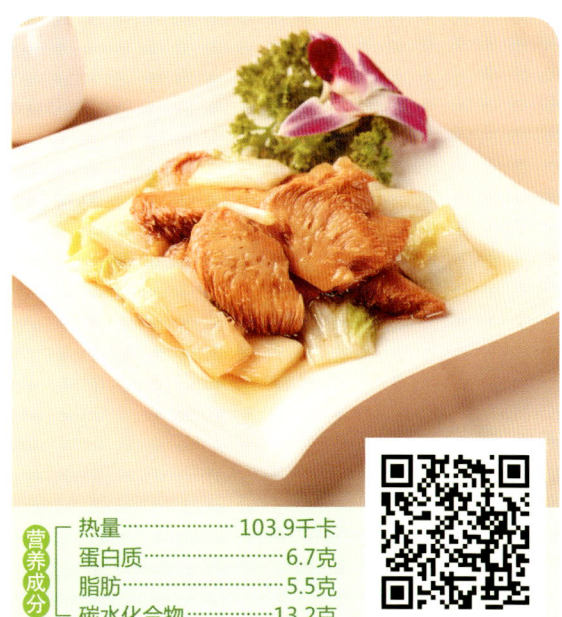

营养成分
- 热量 —— 103.9千卡
- 蛋白质 —— 6.7克
- 脂肪 —— 5.5克
- 碳水化合物 —— 13.2克

猴头菇山楂瘦肉汤 — 活血化瘀、降压降脂

● 原料：水发猴头菇80克，山楂80克，猪瘦肉150克，葱花少许

 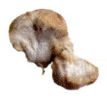 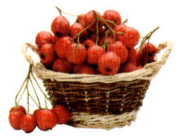

● 调料：料酒8毫升，盐2克，鸡粉2克

● 制作：
① 洗好的猴头菇切块；洗净的猪瘦肉切丁；洗好的山楂去核，切成小块。
② 砂锅中注入适量清水烧开，放入瘦肉丁、猴头菇、山楂，淋入适量料酒拌匀，烧开后小火煮30分钟至熟。
③ 加入适量盐、鸡粉调味，盛出即成。

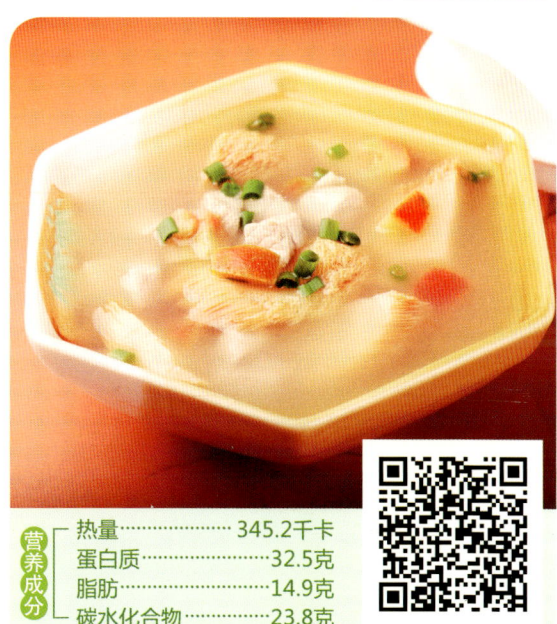

营养成分
- 热量 —— 345.2千卡
- 蛋白质 —— 32.5克
- 脂肪 —— 14.9克
- 碳水化合物 —— 23.8克

鲫鱼
降压降脂

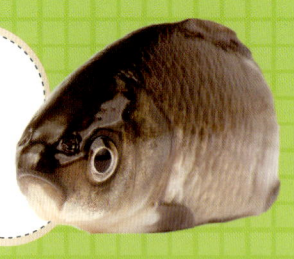

热量	91千卡
蛋白质	17.1克
脂肪	2.7克
碳水化合物	3.8克

【降压关键营养素】 必需氨基酸、卵磷脂
【推荐食用量】 每日100克左右　　**【最佳食用季节】** 秋、冬季

降压原理

鲫鱼所含人体必需氨基酸种类全面,含有少量的脂肪,而且多为不饱和脂肪酸组成,能降低胆固醇和三酰甘油含量,降脂降压;还含有丰富的卵磷脂,对心血管有利,是心脑血管疾病患者良好蛋白质的来源,可增强高血压患者免疫力,有助于控制血压。

对并发症的益处

常吃鲫鱼可以升高血液中高密度脂蛋白的含量、降低血液黏稠度,降低高血压患者并发高脂血症、冠心病等心脑血管病的发病率。从中医角度讲,鲫鱼有健脾利湿、和中开胃、活血通络、温中下气的功效,对脾胃虚弱的高血压患者有很好的滋补作用。

食用建议

鲫鱼子含胆固醇较高,中老年高血压患者不宜多吃。
鲫鱼不可和含有较多鞣酸、草酸等有机酸的新鲜水果、蔬菜一同食用,会阻碍蛋白质、钙等营养成分的消化吸收,如猕猴桃、草莓、山楂等。

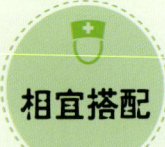

相宜搭配

✓ **鲫鱼+陈皮**
用陈皮和鲫鱼煮汤,有温中散寒、补脾开胃的功效,适宜胃寒腹痛、食欲不振、消化不良、虚弱无力的高血压患者。

✓ **鲫鱼+竹笋**
竹笋与鲫鱼煮汤,汤浓色白,味道鲜美,具有益气清热的功效,适宜高血压并发糖尿病患者食用。

调理食谱 醋焖鲫鱼 —— 健脾利湿、清热降压

- 原料：净鲫鱼350克，花椒、姜片、蒜末、葱段各少许
- 调料：盐3克，鸡粉少许，白糖3克，老抽2毫升，生抽5毫升，陈醋10毫升，生粉、水淀粉、食用油各适量
- 制作：

①处理干净的鲫鱼放盐、生抽、生粉，裹匀腌渍，炸至金黄色，捞出待用。

②锅底留油烧热，放花椒、姜片、蒜末、葱段爆香，注水，加生抽、白糖、盐、鸡粉、陈醋，用中火煮沸，放入鲫鱼，淋入老抽，边煮边浇汁，转小火煮约1分钟，盛出鲫鱼，装入盘中。

③将锅中留下的汤汁烧热，用水淀粉勾芡，调成味汁，浇在鱼身上即成。

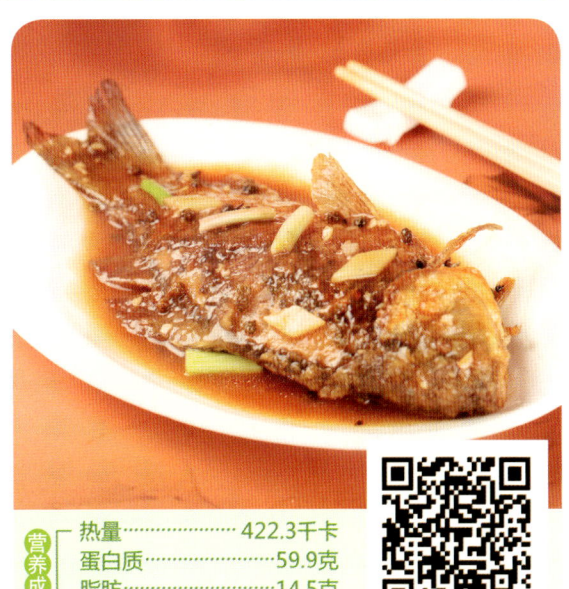

营养成分
- 热量……422.3千卡
- 蛋白质……59.9克
- 脂肪……14.5克
- 碳水化合物……13.3克

调理食谱 牛奶鲫鱼汤 —— 温中益气、利水消肿

- 原料：鲫鱼400克，豆腐200克，牛奶90毫升，姜丝、葱花各少许
- 调料：盐2克，鸡粉少许
- 制作：

①洗净的豆腐切小方块；用油起锅，放入处理干净的鲫鱼，用小火煎至两面断生，盛出装入盘中。

②锅中注入适量清水，用大火烧开；撒上姜丝，放入鲫鱼，加入鸡粉、盐，用中火煮约3分钟，至鱼肉熟软，放入豆腐块，再倒入牛奶，用小火煮约2分钟，至豆腐入味。

③关火后盛出煮好的鲫鱼汤，装入汤碗中，撒上葱花即成。

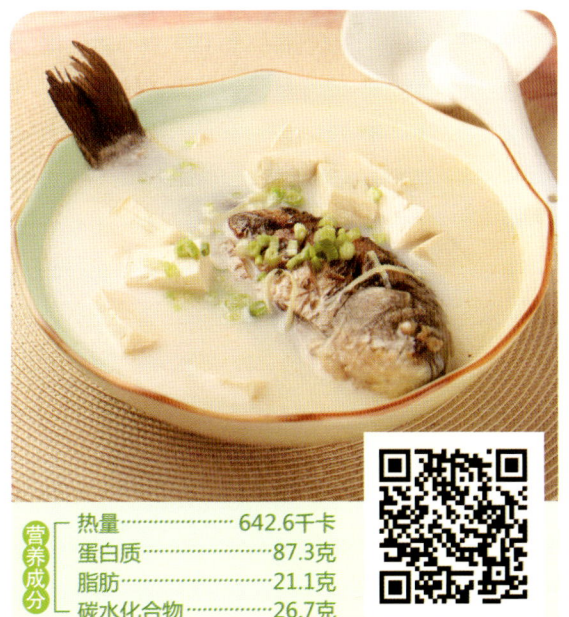

营养成分
- 热量……642.6千卡
- 蛋白质……87.3克
- 脂肪……21.1克
- 碳水化合物……26.7克

海蜇

扩张血管、降低血压

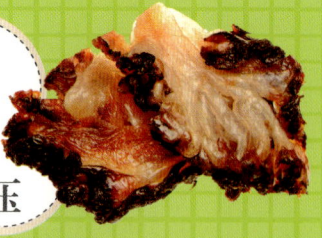

热量	33千卡
蛋白质	3.7克
脂肪	0.3克
碳水化合物	3.8克

【降压关键营养素】 甘露多糖
【推荐食用量】 每日50克左右　　**【最佳食用季节】** 春、秋季

降压原理

海蜇含有类似于乙酰胆碱的物质，能扩张血管，降低血压；所含的甘露多糖胶质对防治动脉粥样硬化有一定功效。海蜇是一种低脂肪、低热量食物，有软坚散结、行瘀化积、降压消肿的功效，非常适合高血压患者食用。

对并发症的益处

海蜇能软坚散结、行淤化积、清热化痰，对气管炎、哮喘、胃溃疡、风湿性关节炎等疾病有益，并有防治肿瘤的作用。

海蜇中的嘌呤含量很低，是高血压并发痛风、高脂血症患者的食疗佳品。

食用建议

新鲜的海蜇皮有毒，需要加食盐和明矾腌渍之后才能食用。海蜇适宜中老年急慢性支气管炎、咳嗽哮喘、痰多黄稠、高血压病、头昏脑涨、烦热口渴以及大便秘结者食用。

海蜇皮富含碘，甲状腺功能亢进患者应忌食海蜇皮。

相宜搭配

✓ **海蜇+木耳**
海蜇能降压消肿，木耳保护血管、补血养血、润肠通便。两者搭配食用既能润肠通便，又能养颜美白。

✓ **海蜇+冬瓜**
冬瓜具有清热解毒、利水消肿、减肥美容的功效，海蜇皮和冬瓜一起食用能够清热、润肠、降压。

调理食谱 苦菊拌海蜇头 —— 清热解毒、降压降脂

● 原料：苦菊100克，海蜇头80克，紫甘蓝70克，蒜末少许

● 调料：盐、鸡粉各2克，胡椒粉少许，陈醋7毫升，芝麻油、食用油各适量

● 制作：

① 洗净食材，海蜇头切小块，紫甘蓝切小片，苦菊切段。

② 锅中注水烧开，倒入海蜇头拌匀，煮约半分钟，至其熟软捞出沥干。

③ 另起锅，注水烧开，加盐、食用油，倒入紫甘蓝、苦菊拌匀，用大火煮约半分钟至其断生再捞出沥干装入碗中。

④ 碗中倒入紫甘蓝和苦菊，撒上蒜末，加盐、鸡粉、胡椒粉、陈醋、芝麻油，快速搅拌至食材入味后盛出即成。

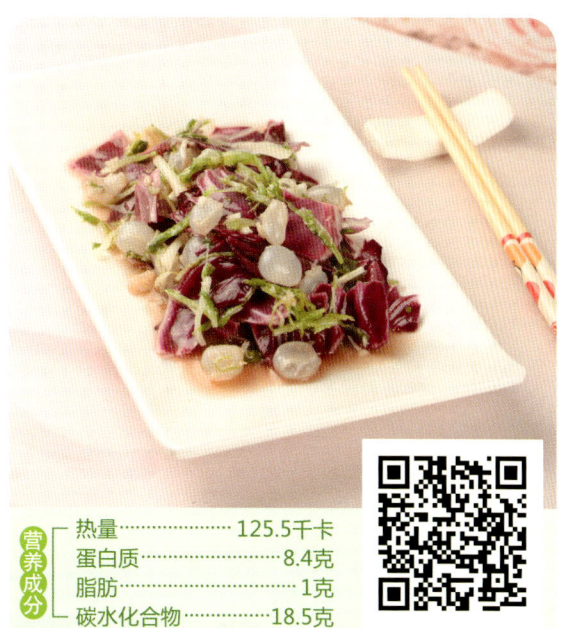

营养成分：
- 热量……125.5千卡
- 蛋白质……8.4克
- 脂肪……1克
- 碳水化合物……18.5克

调理食谱 黑木耳拌海蜇丝 —— 活血化瘀、利尿降压

● 原料：水发黑木耳40克，水发海蜇120克，胡萝卜80克，西芹80克，香菜20克，蒜末少许

● 调料：盐1克，鸡粉2克，白糖4克，陈醋6毫升，芝麻油2毫升，食用油适量

● 制作：

① 洗净去皮的胡萝卜切成丝；洗好的黑木耳切成小块；洗净的西芹切成丝；洗好的香菜切成末；洗净的海蜇切成丝。

② 海蜇丝、胡萝卜、黑木耳、西芹分别汆水，捞出沥干。

③ 将煮好的食材装入碗中，放入蒜末、香菜，加入适量白糖、盐、鸡粉、陈醋，淋入少许芝麻油拌匀，盛出即成。

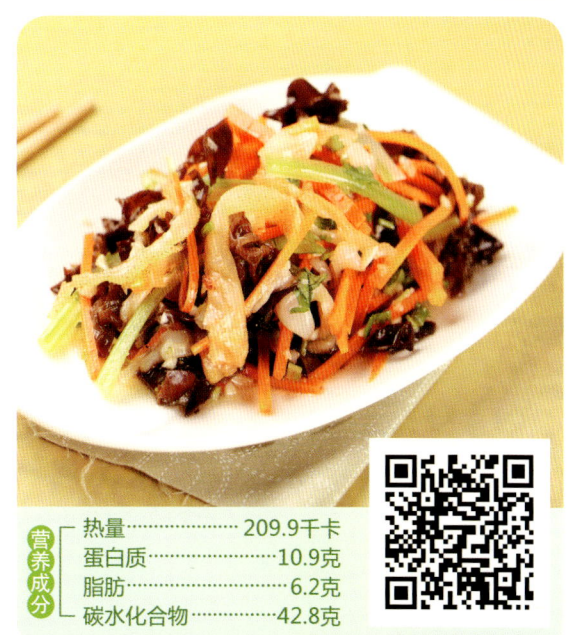

营养成分：
- 热量……209.9千卡
- 蛋白质……10.9克
- 脂肪……6.2克
- 碳水化合物……42.8克

三文鱼
降压降脂

- 热量............139千卡
- 蛋白质...........17.2克
- 脂肪.............7.8克
- 碳水化合物........4克

【降压关键营养素】不饱和脂肪酸、蛋白质
【推荐食用量】每日80克左右　　【最佳食用季节】秋季

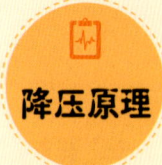

降压原理

三文鱼含有丰富的不饱和脂肪酸，能降低血液中胆固醇和三酰甘油的含量，可调节血压、降低血脂，防治心血管疾病，还能补充优质蛋白质，提高机体免疫力，是高血压患者的良好食物之一。

对并发症的益处

三文鱼含有虾青素，有增强脑功能、防止老年痴呆和预防视力减退的功效，尤其适合心血管疾病患者和脑力劳动者。三文鱼中含有丰富的不饱和脂肪酸，可抑制癌细胞扩散，长期食用可预防肠炎、肠癌等肠道疾病。

食用建议

三文鱼不需要烹调得特别熟烂，否则营养会荡然无存，只要烧至七八成熟即可，这样既味道鲜美，又可去除腥味；三文鱼可烧、炖、蒸、酱来烹调，营养保存良好；三文鱼的鱼子营养价值很高，可以用来制作红鱼子。

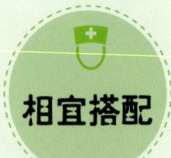

相宜搭配

✓ **三文鱼+芥末**
芥末有很强的解毒功能，能解鱼蟹之毒，三文鱼和芥末搭配食用有解毒的功效，还能提高食欲。

✓ **三文鱼+柠檬**
三文鱼有补虚劳、健脾胃、暖胃和中的功能，柠檬有解暑开胃的功能，两者搭配食用可使健脾胃的功效加强。

调理食谱 牛油果三文鱼芒果沙拉 —— 补虚养胃、消肿解毒

- 原料：三文鱼肉260克，牛油果100克，芒果300克，柠檬30克
- 调料：沙拉酱适量
- 制作：

① 将洗净去皮的牛油果、芒果切开，用模具压出圆饼状，取部分改切成小丁块；洗净的三文鱼切薄片，用模具压出圆饼状，把余下的鱼肉切成小丁块；洗净的柠檬部分切薄片，留小块待用。

② 取盘子，放入牛油果片，挤入沙拉酱，放入牛油果丁，铺开、摊平，挤上一层沙拉酱，放入芒果片，叠好，再挤上适量沙拉酱，放入芒果丁，铺平，盖上三文鱼肉片，放上柠檬片，挤上少许柠檬汁即成。

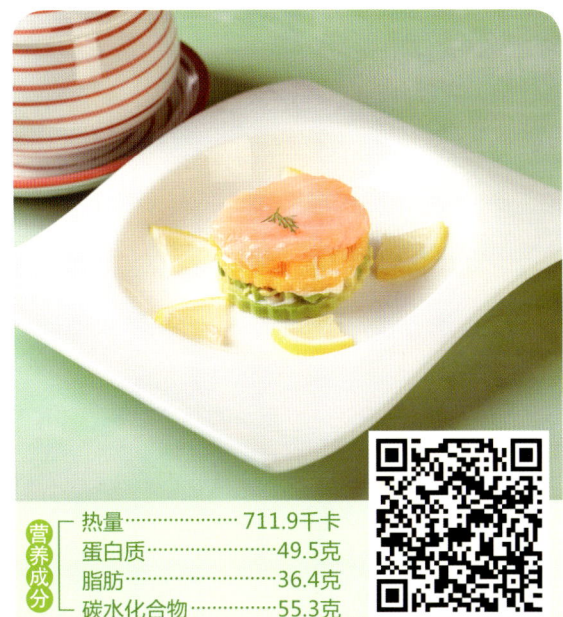

营养成分
- 热量 ———— 711.9千卡
- 蛋白质 ———— 49.5克
- 脂肪 ———— 36.4克
- 碳水化合物 ———— 55.3克

调理食谱 三文鱼豆腐汤 —— 清热润燥、凉血降压

- 原料：三文鱼100克，豆腐240克，莴笋叶100克，姜片、葱花各少许
- 调料：盐3克，鸡粉3克，水淀粉3毫升，胡椒粉、食用油适量
- 制作：

① 摘洗净的莴笋叶切段；豆腐切成小方块；处理好的三文鱼切成片，装入碗中，放盐、鸡粉、水淀粉、食用油拌匀，腌渍10分钟。

② 锅中注入适量清水烧开，倒入食用油，放盐、鸡粉，倒入豆腐，煮至沸腾，放入胡椒粉、姜片，倒入莴笋叶、三文鱼，煮至熟。

③ 将豆腐汤装入碗中，撒上葱花即成。

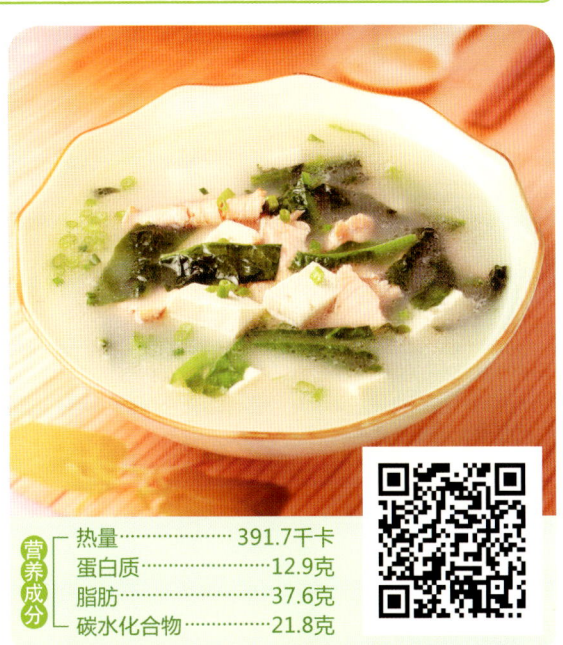

营养成分
- 热量 ———— 391.7千卡
- 蛋白质 ———— 12.9克
- 脂肪 ———— 37.6克
- 碳水化合物 ———— 21.8克

视频互动祛病书　降压怎么吃

牡蛎
调节免疫，控制血压

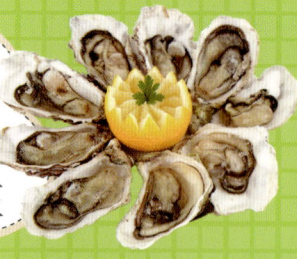

热量	73千卡
蛋白质	5.3克
脂肪	2.1克
碳水化合物	8.2克

【降压关键营养素】锌
【推荐食用量】每日80克左右　　【最佳食用季节】秋季

降压原理

牡蛎富含锌，锌元素能抑制有毒、有害物质对血管的伤害，阻止其升高血压，还能通过调节免疫功能而控制血压，通过肾素-血管紧张素参与维持血压的平衡，改善和防治高血压，还能起到护脑、健脑的作用。

对并发症的益处

牡蛎所含的锌元素能刺激胰岛素的生成和释放，对预防高血压、高血脂并发糖尿病有重要意义。牡蛎所含的蛋白质中有多种优良的氨基酸，具有解毒和降低血中胆固醇浓度的作用，因此可预防动脉粥样硬化等糖尿病血管并发症。

食用建议

患有急慢性皮肤病以及脾胃虚寒、慢性腹泻便溏等病症者忌食牡蛎。食用牡蛎也有搭配禁忌，忌与葡萄、柿子、山楂等鞣酸含量很高的水果同食，会引起肠胃不适。

因牡蛎性凉，体虚胃寒者不宜多食。

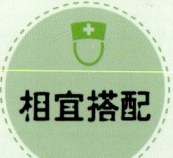

相宜搭配

✓ 牡蛎+芡实
牡蛎和芡实搭配熬粥食用，既能很好地滋补身体，又能辅助治疗阴道流血。

✓ 牡蛎+百合
牡蛎滋阴补肾，百合滋阴润燥、清肺养肺，两者搭配炒食，能有效清肺热、润肠燥，适合秋季养肺润燥。

调理食谱 牡蛎粥 — 清热润燥、补肾强身

- **原料**：水发紫米、水发大米各80克，牡蛎肉（生蚝肉）100克，姜片、香菜末、葱花各少许
- **调料**：盐2克，鸡粉2克，料酒3毫升，胡椒粉2克，芝麻油2毫升
- **制作**：
  ① 将洗净的牡蛎肉（生蚝肉）装入碗中，放入姜片、盐、鸡粉、料酒拌匀，腌渍。
  ② 砂锅中注入适量清水烧开，倒入洗净的大米、紫米，烧开后用小火煮30分钟，倒入牡蛎肉（生蚝肉）煮沸，加入适量盐、鸡粉、胡椒粉、芝麻油调味。
  ③ 将煮好的粥盛入汤碗中，撒上香菜末、葱花即成。

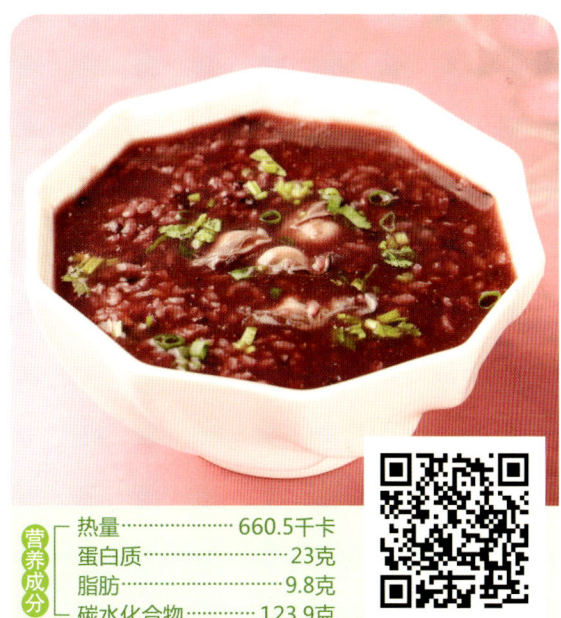

营养成分：
- 热量 660.5千卡
- 蛋白质 23克
- 脂肪 9.8克
- 碳水化合物 123.9克

调理食谱 上汤茼蒿牡蛎汤 — 益气养胃、补血润燥

- **原料**：茼蒿150克，牡蛎肉（生蚝肉）100克，高汤300毫升，大蒜、枸杞、葱段各少许
- **调料**：盐、鸡粉各2克，料酒4毫升，食用油适量
- **制作**：
  ① 将去皮洗净的大蒜切成片。
  ② 洗净的茼蒿和牡蛎肉（生蚝肉）余水。
  ③ 用油起锅，放入蒜片爆香，撒上葱段，倒入牡蛎肉（生蚝肉）炒匀，淋上少许料酒炒香，注入高汤，倒入洗净的枸杞，加入少许盐、鸡粉调味，用中火煮至食材入味，制成上汤，待用。
  ④ 取汤碗，放入焯煮熟的茼蒿，盛出锅中煮好的上汤，装在汤碗中即成。

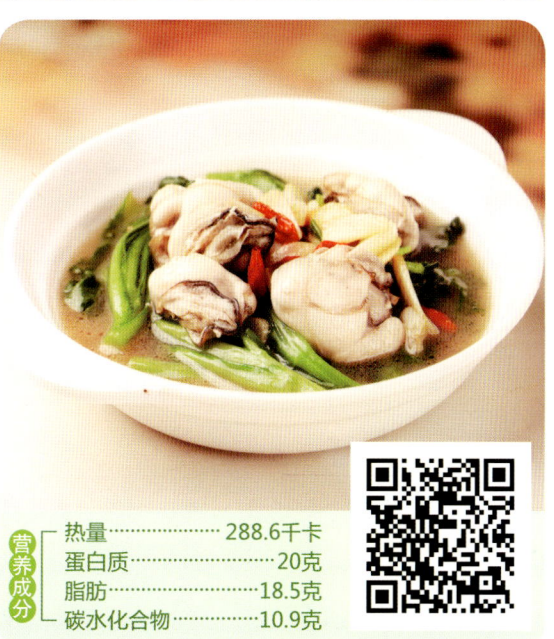

营养成分：
- 热量 288.6千卡
- 蛋白质 20克
- 脂肪 18.5克
- 碳水化合物 10.9克

视频互动祛病书 ● 降压怎么吃

海参
预防血管病变

- 热量 ············ 78千卡
- 蛋白质 ·········· 16.5克
- 脂肪 ············· 0.2克
- 碳水化合物 ······· 2.5克

【降压关键营养素】氨基酸、矿物质
【推荐食用量】每日50～100克　　【最佳食用季节】秋季

降压原理

海参中含有18种人体必需的氨基酸，可为高血压患者提供多种营养元素，调节体内糖、脂肪、蛋白质、水、电解质代谢，有效预防血管病变。海参中含有的活性物质酸性多糖、多肽等能大大提高高血压患者免疫力，抵抗各种疾病的侵袭。

对并发症的益处

海参含有蛋白质、钙、钾、锌、铁、硒、锰等活性物质，还含有海参素及由氨基己糖、己糖醛酸和岩藻糖等组成的刺参酸性黏多糖，另含18种氨基酸且不含胆固醇，有降低血糖黏稠度的作用，非常适合高血压并发糖尿病、高脂血症患者食用。

食用建议

食用海参应注意，患有感冒、咳痰、哮喘、急性肠炎、菌痢及大便溏薄等病患者不宜食用。

海参不宜与葡萄、柿子、石榴同食，会阻碍营养成分的消化吸收，降低海参的营养价值。

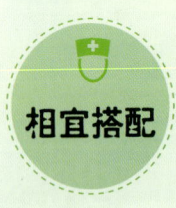
相宜搭配

✔ **海参+羊肉**
海参补肾益精，羊肉补肝益肾、补血润燥，两者同食能养血润燥，尤其适合肝肾不足所致高血压患者，对更年期高血压患者调养尤其有利。

✔ **海参+黑木耳**
海参能提高机体代谢能力，黑木耳富含膳食纤维，能润肠通便，两者搭配同食，能防治便秘，有效防止便秘导致血压升高。

调理食谱 干贝烧海参 — 补肝益肾、补血润燥

- **原料**：水发海参140克，干贝15克，红椒圈、姜片、葱段、蒜末各少许
- **调料**：豆瓣酱10克，盐3克，鸡粉2克，蚝油4克，料酒5毫升，水淀粉、食用油各适量
- **制作**：

①海参洗净切块，汆水；干贝洗净，压成细末。

②油锅烧至四成热，放干贝末炸约半分钟，捞出沥油；用油起锅，放入姜片、葱段、蒜末爆香，放入红椒圈、海参、料酒、豆瓣酱，加鸡粉、蚝油、盐翻炒片刻，至食材熟透；用水淀粉勾芡，盛出盘中，撒上干贝末即成。

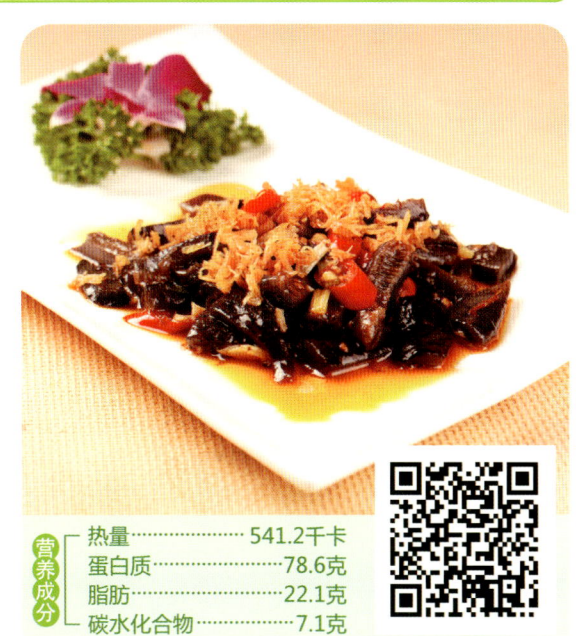

营养成分：
- 热量 —— 541.2千卡
- 蛋白质 —— 78.6克
- 脂肪 —— 22.1克
- 碳水化合物 —— 7.1克

调理食谱 桂圆炒海参 — 养心安神、清心降压

- **原料**：莴笋200克，水发海参200克，桂圆肉50克，枸杞、姜片、葱段各少许
- **调料**：盐4克，鸡粉4克，料酒10毫升，生抽5毫升，水淀粉5毫升，食用油适量
- **制作**：

①洗净去皮的莴笋切薄片。

②锅中注水烧开，加盐、鸡粉、海参，淋入料酒，煮1分钟，倒入莴笋，淋入食用油，煮1分钟，捞出待用。

③用油起锅，放入姜片、葱段爆香，倒入莴笋、海参炒匀，加入少许盐、鸡粉、生抽调味，倒入适量水淀粉勾芡，放入洗好的桂圆肉炒匀，盛出即成。

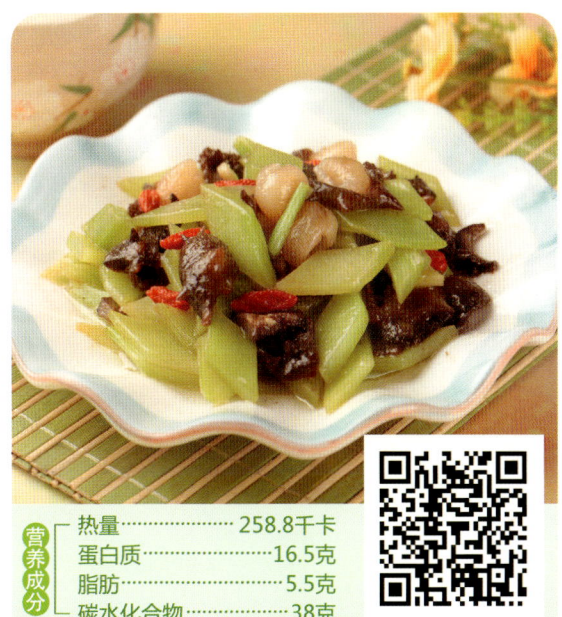

营养成分：
- 热量 —— 258.8千卡
- 蛋白质 —— 16.5克
- 脂肪 —— 5.5克
- 碳水化合物 —— 38克

视频互动祛病书　降压怎么吃

海带
降压降脂

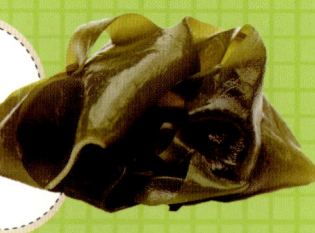

- 热量················12千卡
- 蛋白质··············1.2克
- 脂肪················0.1克
- 碳水化合物··········2.1克

【降压关键营养素】钾、钙、膳食纤维
【推荐食用量】每日50克左右　　　【最佳食用季节】夏季

降压原理

海带含有丰富的钾和钙，钾有平衡钠摄入过多的作用，并能扩张外周血管，对高血压有很好的食疗作用；钙可降低人体对胆固醇的吸收，从而降低血脂，维持血管弹性，预防动脉粥样硬化。

对并发症的益处

海带富含膳食纤维，具有润肠通便的作用，可帮助脂质排出，减少脂质在肠壁的沉积吸收，有利于防治高血压并发高脂血症。海带中还含有海带多糖，能够保护胰岛细胞，增加糖尿病患者的糖耐量，降血糖作用明显，对防治高血压并发糖尿病有很好的作用。

食用建议

孕妇、甲状腺功能亢进者不宜食用海带。
海带应当在洗净之后再浸泡，然后将浸泡的水和海带一起下锅做汤食用，这样可避免溶于水中的甘露醇和某些维生素被丢弃，从而保存了海带中的有效成分。

相宜搭配

✓ 海带+冬瓜
海带可利水消肿、润肠抗癌，冬瓜解热、利尿，两者同食不仅能清热消暑，还有助于减肥瘦身。

✓ 海带+豆腐
豆腐中的皂角苷能抑制脂肪吸收，促进脂肪分解，但皂角苷又可促进碘的排泄，容易引起碘缺乏。因此，经常吃豆腐者应该适当增加碘的摄入，而海带含碘丰富，将豆腐与海带一起炒着吃，是十分合理的膳食搭配。

芹菜拌海带丝 — 清热解毒、降压降脂

- **原料**：水发海带100克，芹菜梗85克，胡萝卜35克
- **调料**：盐3克，芝麻油5毫升，凉拌醋10毫升，食用油少许
- **制作**：
① 洗好的芹菜梗切段；洗净去皮的胡萝卜切丝；洗好的海带切成粗丝。
② 锅中注入适量清水烧开，加入盐、食用油，倒入海带丝、胡萝卜丝，煮约1分钟；再倒入芹菜梗，煮约半分钟，捞出待用。
③ 把焯煮过的食材装入碗中，加入适量盐、凉拌醋、芝麻油搅拌至食材入味，盛出装盘即成。

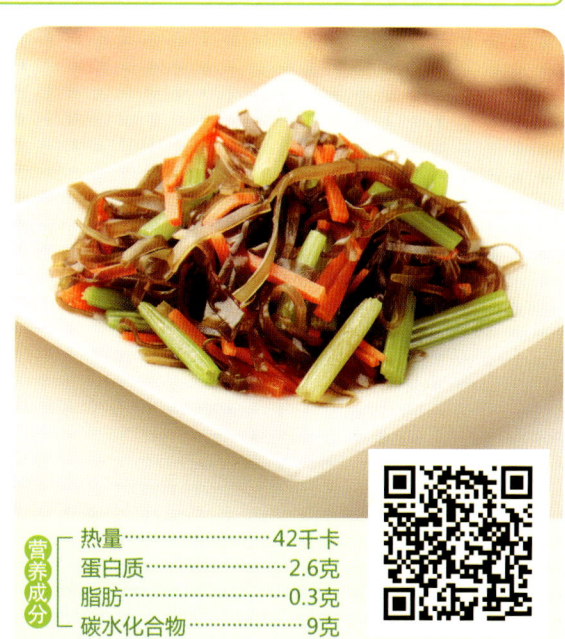

营养成分
- 热量……42千卡
- 蛋白质……2.6克
- 脂肪……0.3克
- 碳水化合物……9克

淡菜海带冬瓜汤 — 利水消肿、滋阴清热

- **原料**：冬瓜300克，海带200克，水发淡菜150克，姜丝、葱花各少许
- **调料**：盐、鸡粉各2克，料酒4毫升
- **制作**：
① 将洗净去皮的冬瓜切成片；洗好的海带切小块。
② 砂锅中注入适量清水烧开，倒入洗净的淡菜，撒上姜丝，淋入少许料酒，煮沸后用小火煮约20分钟，至淡菜变软。
③ 倒入冬瓜片、海带拌匀，用小火续煮约20分钟，加入少许盐、鸡粉调味，用大火煮至汤汁入味；关火后盛出，撒上葱花即成。

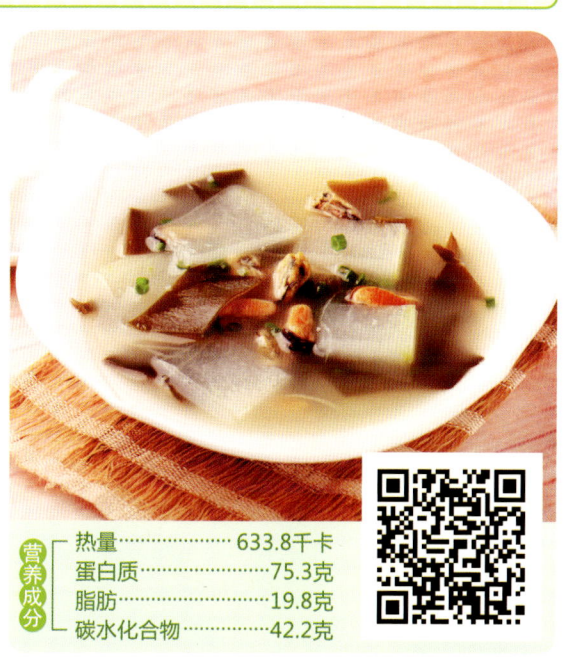

营养成分
- 热量……633.8千卡
- 蛋白质……75.3克
- 脂肪……19.8克
- 碳水化合物……42.2克

紫菜

促进钠的排泄

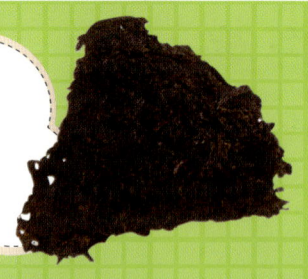

- 热量·············207千卡
- 蛋白质···········28.7克
- 脂肪·············3.9克
- 碳水化合物········16.9克

【降压关键营养素】膳食纤维、钾、镁
【推荐食用量】每日10克（干品）　　【最佳食用季节】春、夏季

降压原理

紫菜中含有丰富的膳食纤维和钾，可以促进人体中钠的排出，预防和治疗原发性高血压。紫菜的镁含量很高，能降低代谢不良引发的脂肪堆积以及代谢症候群的发生，减轻药物或环境中的有害物质对血管的伤害，提高心血管的免疫力，降低血压、血脂。

对并发症的益处

紫菜中含有的牛磺酸可与胰岛素受体结合，促进细胞摄取和利用葡萄糖，加速血糖的代谢，降低血糖，还能降低血液中低密度脂蛋白含量，稳定血压、降低血脂，对防治高血压并发高脂血症和糖尿病有积极意义。

食用建议

紫菜一次食用不宜过多，尤其是消化功能弱、素体脾虚者。在食用前应先用清水将紫菜泡发，并换1～2次水以清除污染、毒素。未吃完的紫菜可以装入黑色食品袋置于低温干燥处，或放入冰箱中，可保持其味道和营养。

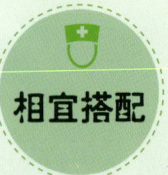

相宜搭配

✓ 紫菜+海带
紫菜能降压降脂，海带可以利水消肿，紫菜搭配海带，可以辅助治疗水肿和贫血等症。

✓ 紫菜+冬菇
高血压患者可以用紫菜与菌菇、禽畜瘦肉、鱼肉等搭配做汤食用，既鲜美开胃，又能利水消肿、降脂降压。

调理食谱 紫菜凉拌白菜心 — 利水消肿、清热降压

- **原料**：大白菜200克，水发紫菜70克，熟芝麻10克，蒜末、姜末、葱花各少许
- **调料**：盐3克，白糖3克，陈醋5毫升，芝麻油2毫升，鸡粉、食用油各适量
- **制作**：
① 洗净的大白菜切成丝；用油起锅，倒入蒜末、姜末爆香，盛出待用。
② 锅中注入适量清水烧开，放入少许盐，倒入白菜略煮；倒入洗好的紫菜煮沸，捞出备用。
③ 把焯煮好的食材装入碗中，倒入炒好的蒜末、姜末，放入适量盐、鸡粉、陈醋、白糖、芝麻油，倒入葱花拌匀，盛出装入碗中，撒上熟芝麻即成。

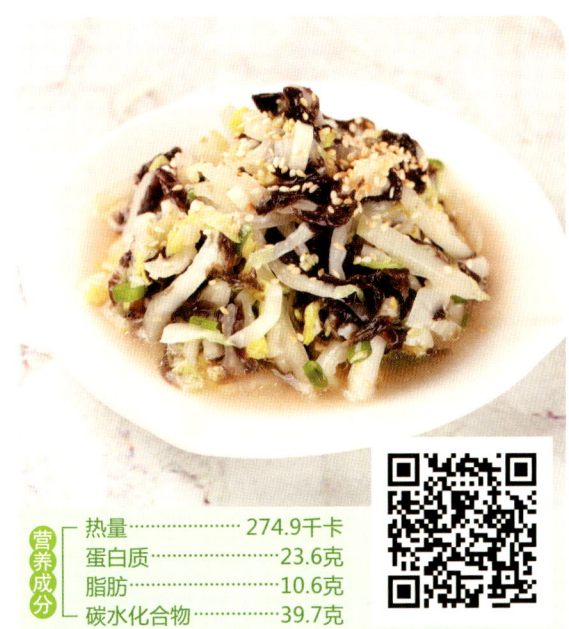

营养成分
- 热量……274.9千卡
- 蛋白质……23.6克
- 脂肪……10.6克
- 碳水化合物……39.7克

调理食谱 西红柿紫菜蛋花汤 — 益气补虚、养血润燥

- **原料**：西红柿100克，鸡蛋1个，水发紫菜50克，葱花少许
- **调料**：盐2克，鸡粉2克，胡椒粉、食用油各适量
- **制作**：
① 洗好的西红柿切成小块；鸡蛋打入碗中，打散、搅匀。
② 用油起锅，倒入西红柿翻炒片刻，加入适量清水煮沸，用中火煮1分钟，放入洗净的紫菜，加鸡粉、盐、胡椒粉调味，倒入蛋液，搅动至浮起蛋花。
③ 盛出煮好的蛋汤，装入碗中，撒上葱花即成。

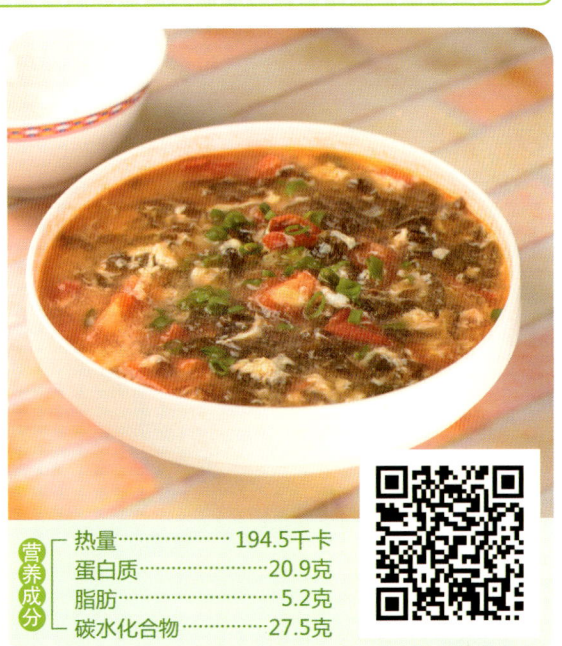

营养成分
- 热量……194.5千卡
- 蛋白质……20.9克
- 脂肪……5.2克
- 碳水化合物……27.5克

海藻
降低血压、防治血栓

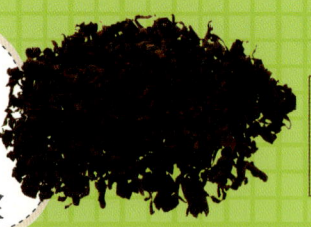

热量	306千卡
蛋白质	6.2克
脂肪	0.3克
碳水化合物	80.9克

【降压关键营养素】碘、不饱和脂肪酸、膳食纤维
【推荐食用量】每日50克左右　　　【最佳食用季节】夏、秋季

降压原理　海藻含较多的高度不饱和脂肪酸，可以帮助降血压、心跳及缓解压力，还能抑制血液胆固醇含量上升及血小板凝集，防止血栓形成及心肌梗死，对心脑血管疾病有一定的预防作用。

对并发症的益处　海藻富含膳食纤维，对肥胖型高血压患者降脂减肥很有益处。海藻富含碘，能明显降低血液中胆固醇含量，常食有利于维持心血管系统的功能，使血管富有弹性，减少动脉粥样硬化，预防高血压并发心脏病、冠心病、高脂血症等病症的发生。

食用建议　海藻性寒、味咸，具有清热、软坚散结的功效，适宜淋巴结、甲状腺肿大、高血压、高血脂、动脉硬化、肥胖、癌症患者食用。脾胃虚寒蕴湿者忌食海藻。

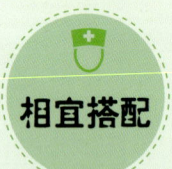

相宜搭配

✓ **海藻+红豆**
海藻有清热消痰、利水的功效，红豆健脾利湿、补中益气，两者煮汤或熬粥食用，起到清热利湿、健脾的作用。

✓ **海藻+豆腐**
豆腐富含蛋白质，能增强人体免疫力，与具有清热作用的海藻同食，能增强高血压患者免疫力，起到滋阴润燥的效果。

调理食谱 凉拌海藻 —— 清热解毒、凉血降压

- 原料：水发海藻180克，彩椒60克，熟白芝麻6克，蒜末、葱花各少许
- 调料：盐3克，鸡粉2克，陈醋8毫升，白醋10毫升，生抽、芝麻油各少许
- 制作：

①将洗净的彩椒切粗丝，备用。
②锅中注入适量清水烧开，放入少许盐、白醋，倒入洗净的海藻，用大火煮沸，再放入彩椒丝，拌煮至食材断生后捞出待用。
③把焯煮好的食材装入碗中，撒上蒜末、葱花，加入少许盐、鸡粉、陈醋、芝麻油、生抽，搅拌至食材入味，装入盘中，撒上熟白芝麻即成。

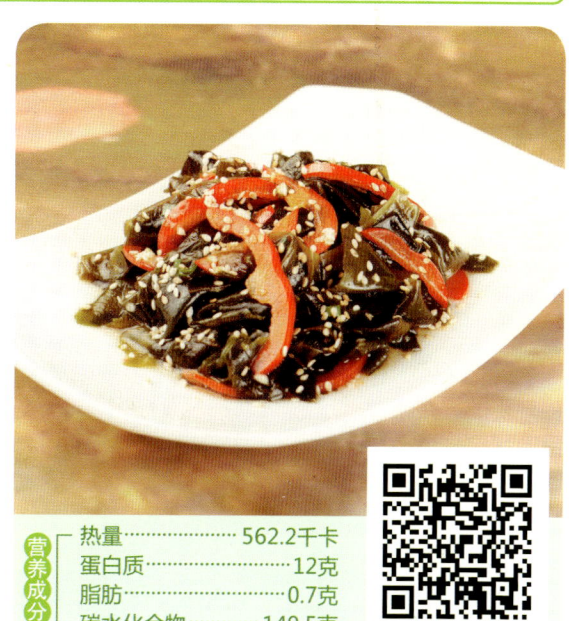

营养成分
- 热量…………562.2千卡
- 蛋白质…………12克
- 脂肪…………0.7克
- 碳水化合物…………149.5克

调理食谱 莲藕海藻红豆汤 —— 利水消肿、清热利湿

- 原料：莲藕150克，海藻80克，水发红豆100克，红枣20克

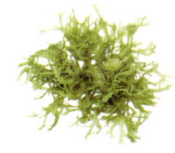 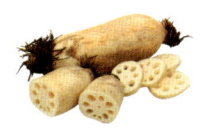

- 调料：盐2克，鸡粉2克，胡椒粉少许
- 制作：

①洗净去皮的莲藕切成丁，备用。
②砂锅中注入适量清水烧开，放入洗净的红枣、红豆、莲藕、海藻拌匀，烧开后用小火煮40分钟，至食材熟透。
③放入少许盐、鸡粉、胡椒粉调味，盛出装入汤碗中即成。

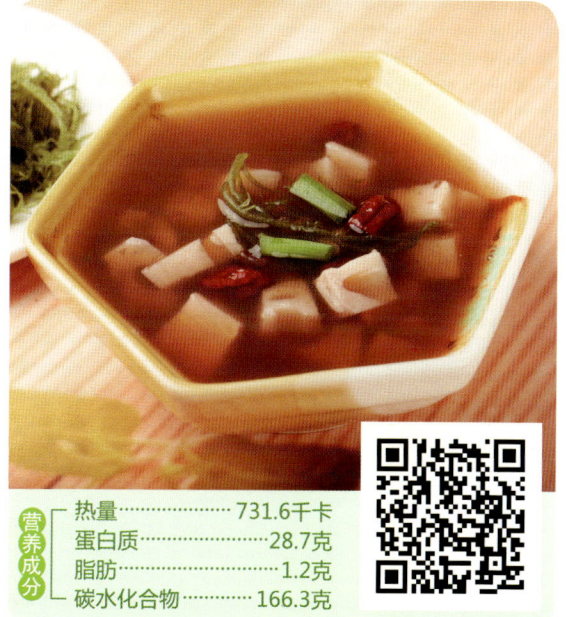

营养成分
- 热量…………731.6千卡
- 蛋白质…………28.7克
- 脂肪…………1.2克
- 碳水化合物…………166.3克

山楂
扩张血管、强心降压

热量	95千卡
蛋白质	0.5克
脂肪	0.6克
碳水化合物	22克

【降压关键营养素】山楂酸、柠檬酸
【推荐食用量】每日30～50克
【最佳食用季节】夏、秋季

降压原理
山楂含有的山楂酸、柠檬酸能利尿、降血压；所含类黄酮有一定强心作用，可发挥缓慢而持久的降压作用；所含三萜酸有显著的扩张血管及降压作用。

对并发症的益处
山楂中的解脂酶能促进脂肪类食物的消化，有助于胆固醇转化，有调节血脂含量的功能，有助于高血压患者防治血脂异常。山楂中的活性物质能降低血液中低密度脂蛋白胆固醇、三酰甘油含量，提高高密度脂蛋白含量，降低血脂，并扩张冠状动脉。

食用建议
煮山楂时不宜用铁锅，山楂含有大量果酸成分，容易和铁发生化学反应，人食用其生成的物质会引起不适。
孕妇、胃酸过多者、吞酸吐酸者以及患有消化性溃疡患者不宜食用山楂。

相宜搭配
✓ 山楂+核桃
山楂有健胃功效，可促进胃消化酶分泌，核桃有定喘润肠的功效，两者搭配食用可使消食化积、促进胃消化酶分泌效果更佳。

✓ 山楂+芹菜
山楂有消食化积、活血化瘀的功效，芹菜有通便、润肠的功效，两者搭配食用有活血、消食、通便的功效。

调理食谱 山楂黄精糙米饭

利尿降压、健胃消食

● 原料：水发大米、水发糙米各90克，山楂50克，黄精6克

● 制作：
① 将洗净的山楂切开，去除果核；洗好的黄精切小块。
② 砂锅中注入适量清水烧开，放入黄精，煮沸后用小火煮约20分钟，至药材析出有效成分，滤取汁水，装入碗中，加入洗净的糙米、大米，搅匀，待用。
③ 取一个蒸碗，倒入拌好的食材铺平，撒上切好的山楂，放入蒸锅，用中火蒸约40分钟，至米粒熟软，取出即成。

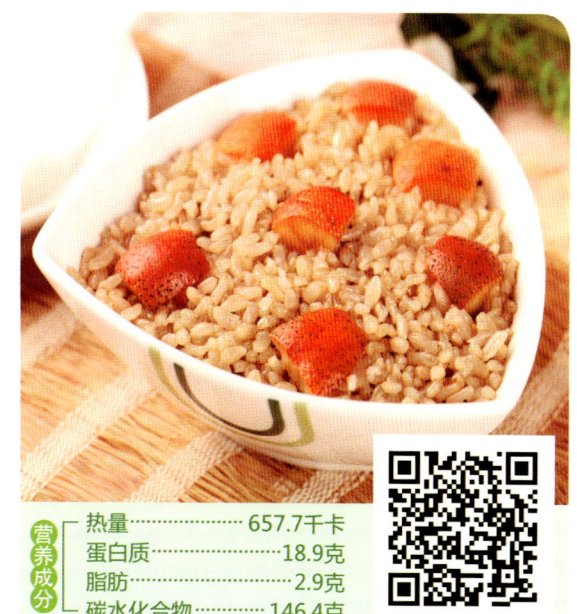

营养成分
- 热量 …… 657.7千卡
- 蛋白质 …… 18.9克
- 脂肪 …… 2.9克
- 碳水化合物 …… 146.4克

调理食谱 菊花山楂绿茶

清肝明目、降压祛火

● 原料：山楂25克，绿茶叶5克，菊花4克

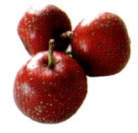 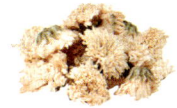

● 制作：
① 砂锅中注水烧开，倒入洗净的山楂，煮沸后用小火煮5分钟，转中火续煮，保温待用。
② 取干净的茶杯，放入备好的绿茶叶、菊花，盛入锅中的少许开水清洗；再次盛入锅中的开水，泡约3分钟，至茶汁散出花香味，趁热饮用即成。

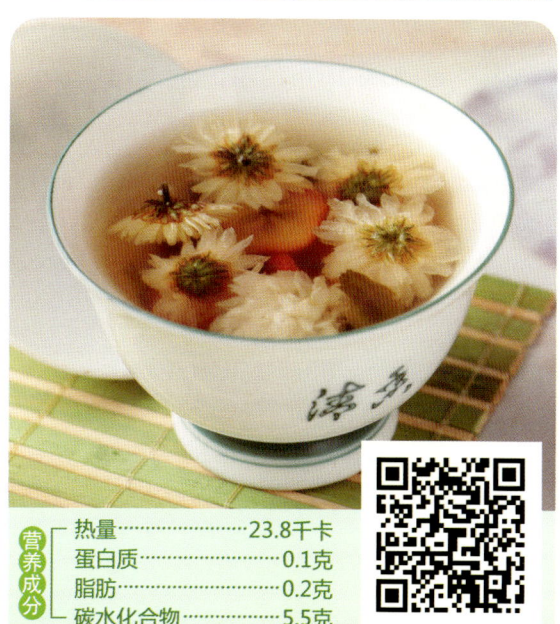

营养成分
- 热量 …… 23.8千卡
- 蛋白质 …… 0.1克
- 脂肪 …… 0.2克
- 碳水化合物 …… 5.5克

• 视频互动祛病书 • 降压怎么吃

菠萝
改善血液循环

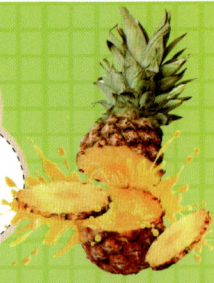

热量……………………41千卡
蛋白质…………………0.5克
脂肪……………………0.1克
碳水化合物……………10.8克

【降压关键营养素】菠萝酶
【推荐食用量】每日200克　　　　【最佳食用季节】春末夏初

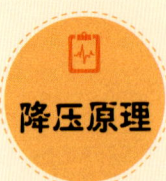

降压原理

菠萝中的菠萝酶有溶解纤维蛋白和血凝块的作用，能改善局部血液循环，消除炎症和水肿，非常适合高血压患者食用。菠萝中的蛋白质分解酵素可以分解蛋白质，对于长期食用过多肉类及油腻食物的肥胖型高血压患者来说，不失为一种良好的降脂减肥的水果。

对并发症的益处

菠萝的香味能刺激唾液分泌、增进食欲；菠萝中的菠萝蛋白酶在胃中可分解蛋白质，以补充人体内消化酶的不足，促进消化；菠萝还含有丰富的膳食纤维，能促进肠胃蠕动，对防治高血压性便秘有很好的疗效。

食用建议

患有溃疡病、肾脏病、凝血功能障碍的人应禁食菠萝，发热及患有湿疹疥疮的人也不宜多吃。
菠萝直接吃很酸涩，把削好的菠萝切片泡在淡盐水中就可以去除酸涩味，而且也不会发生过敏现象了。

相宜搭配

✓ **菠萝+木瓜**
木瓜有润肺止咳的功效，菠萝有清热解暑、健脾的功效，两者搭配食用可达到健脾清暑、润肺止咳的功效。

✓ **菠萝+猪肉**
因为菠萝中含有菠萝蛋白酶，可以帮助分解猪肉蛋白，两者搭配食用，能促进人体对蛋白质的消化吸收。

调理食谱 菠萝炒鱼片 —— 健脾养胃、帮助消化

- **原料**：菠萝肉75克，草鱼肉150克，红椒25克，姜片、蒜末、葱段各少许
- **调料**：豆瓣酱7克，盐2克，鸡粉2克，料酒4毫升，水淀粉、食用油各适量
- **制作**：

①菠萝肉去除硬心，切片；洗净的红椒切块；草鱼肉切片，加盐、鸡粉、水淀粉、食用油拌匀，腌渍入味。
②热锅注油，烧至五成热，放入腌好的鱼片，滑油至断生，捞出待用。
③用油起锅，放入姜片、蒜末、葱段，用大火爆香，倒入红椒块、菠萝肉，快速炒匀；倒入鱼片，加入盐、鸡粉、豆瓣酱、料酒、水淀粉，用中火翻炒至食材入味，盛出即成。

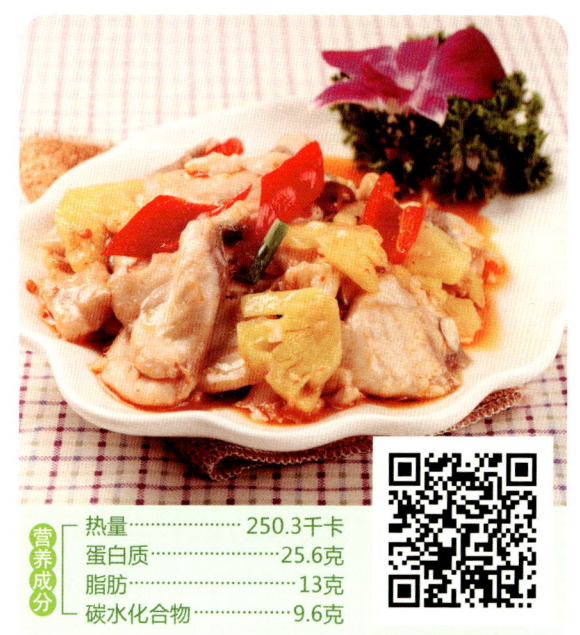

营养成分
- 热量……250.3千卡
- 蛋白质……25.6克
- 脂肪……13克
- 碳水化合物……9.6克

调理食谱 菠萝苹果汁 —— 健胃消食、清热降压

- **原料**：菠萝150克，苹果100克

 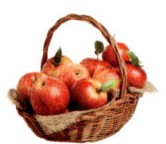

- **制作**：

①去皮洗净的菠萝切小块；洗好的苹果切瓣，去核，切成小块。
②取榨汁机，选择搅拌刀座组合，倒入菠萝和苹果，加入适量矿泉水，选择"榨汁"功能，榨取水果汁。
③把榨好的果汁倒入杯中即成。

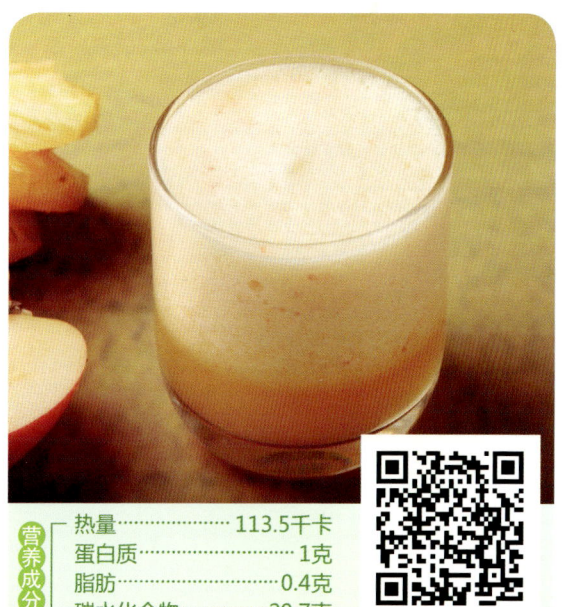

营养成分
- 热量……113.5千卡
- 蛋白质……1克
- 脂肪……0.4克
- 碳水化合物……29.7克

西瓜
利尿排钠、降低血压

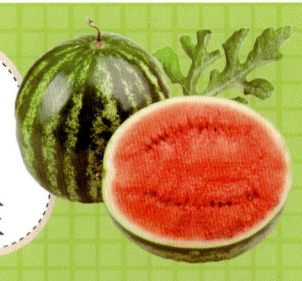

- 热量·········25千卡
- 蛋白质·········0.6克
- 脂肪·········0.1克
- 碳水化合物·········5.8克

【降压关键营养素】钾、维生素
【推荐食用量】每日200克
【最佳食用季节】夏季

降压原理

西瓜含有丰富的水分、钾元素及各种维生素，有较好的利尿作用，能促进钠盐的排泄，起到降血压的作用；且西瓜中含有的瓜氨酸是形成小便的主要成分，因此，常吃西瓜还能可以降低血中的尿酸，对预防高血压并发痛风有积极作用。

对并发症的益处

西瓜几乎不含嘌呤，能够促进机体新陈代谢，软化和扩张血管，平衡血压，而且有助于尿酸排出体外，非常适宜高血压并发痛风急性期患者食用，但血糖较高的患者不宜食用。

食用建议

产妇的体质比较虚弱，从中医的角度来说，西瓜属寒性，所以过食西瓜会导致过寒而损伤脾胃，因此孕妇不宜多吃西瓜。

肾功能出现问题的患者不宜多吃西瓜，会摄入过多的水，又不能及时排出，造成水分在体内储存过量，容易诱发急性心力衰竭。

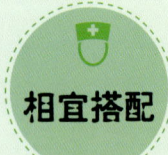

相宜搭配

✓ **西瓜+冬瓜**
西瓜有清热解暑的功效，冬瓜有利尿除湿的功效，两者搭配食用有降暑消渴的功效。

✓ **西瓜+绿茶**
西瓜有清热解暑的功效，绿茶有清热降火的作用，两者搭配食用有清热祛火的功效。

调理食谱 酸奶西瓜 —— 健脾益胃、清热降压

● 原料：西瓜350克，酸奶120克

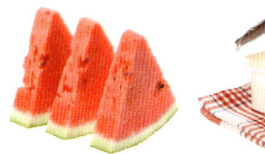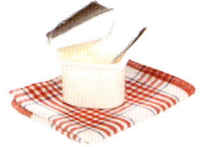

● 制作：
① 将备好的西瓜对半切开，再改切成小瓣，备用。
② 取出西瓜果肉，切成小方块，备用。
③ 取一个干净的盘子，放入切好的西瓜果肉，码放整齐。
④ 将备好的酸奶均匀地淋在西瓜果肉上即成。

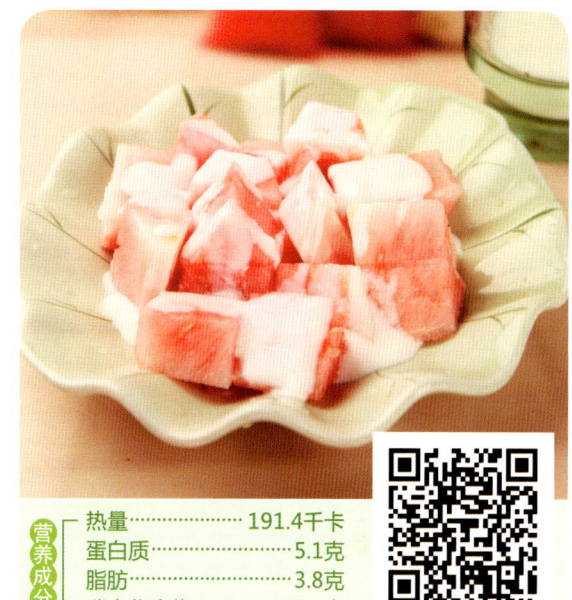

营养成分
- 热量……………191.4千卡
- 蛋白质……………5.1克
- 脂肪………………3.8克
- 碳水化合物………37.6克

调理食谱 西瓜西红柿汁 —— 清热解暑、降脂减肥

● 原料：西红柿120克，西瓜300克

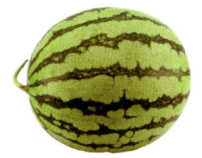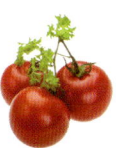

● 制作：
① 洗好的西红柿去蒂，对半切开，切成小块，备用。
② 取榨汁器，选择搅拌刀座组合，倒入西红柿，加入切好的西瓜，倒入少许矿泉水，榨取蔬果汁。
③ 把榨好的西瓜番茄汁倒入杯中即成。

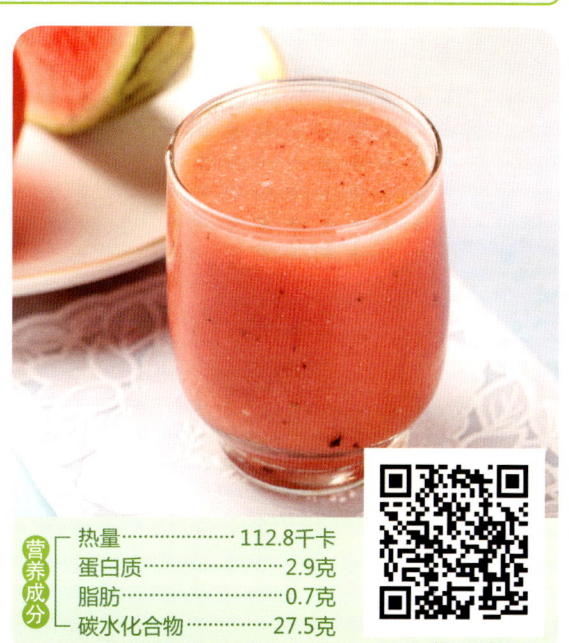

营养成分
- 热量……………112.8千卡
- 蛋白质……………2.9克
- 脂肪………………0.7克
- 碳水化合物………27.5克

西瓜翠衣
降脂减肥、降低血压

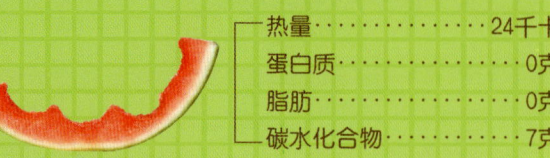

- 热量·············24千卡
- 蛋白质············0克
- 脂肪·············0克
- 碳水化合物·········7克

【降压关键营养素】矿物质、维生素C
【推荐食用量】每日100克左右　　　　【最佳食用季节】夏季

降压原理

西瓜翠衣即西瓜皮，其富含矿物质，具有良好的利水作用，对于水肿型肥胖的高血压患者来说，是极佳的瘦身食材。再加上翠衣并不像西瓜肉含有较多的糖分，热量比西瓜肉低，肥胖型高血压患者常食用西瓜翠衣，不仅能降脂减肥，更利于血压的稳定。

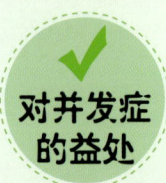

对并发症的益处

西瓜翠衣含有的维生素C能促进人体合成氮氧化物，氮氧化物具有扩张血管的作用，可以防止血液中脂质过氧化连锁反应的发生，避免大分子的脂质聚合物沉积在血管壁而出现血管的硬化和阻塞，从而有效地降低血脂，减轻和预防心血管疾病。

食用建议

西瓜翠衣能解暑热，并且有利尿的功效，但一次吃得太多容易引发肠胃炎、腹泻等疾病，应酌量应用。

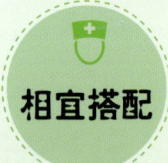

相宜搭配

✓ **西瓜翠衣+莴笋**
西瓜翠衣有利水消肿的作用，莴笋清热润燥。两者同食有利于清内热、补益五脏，有利于调节血压。

✓ **西瓜翠衣+芹菜**
西瓜翠衣有清热解暑的功效，芹菜能对抗肾上腺素的升压作用，其膳食纤维还能降低胆固醇、预防便秘，两者凉拌食用，有利于降压降脂。

调理食谱 西瓜翠衣炒鸡蛋 — 补中益气、降压减肥

- **原料**：西瓜皮200克，芹菜70克，西红柿120克，鸡蛋2个，蒜末、葱段各少许
- **调料**：盐3克，鸡粉3克，食用油适量
- **制作**：

① 洗净的芹菜切段；去除硬皮的西瓜皮切条；洗净的西红柿切成瓣；鸡蛋打入碗中，放少许盐、鸡粉，打散、调匀。
② 用油起锅，倒入备好的蛋液，炒至熟，盛出待用。
③ 锅中注入适量食用油烧热，倒入蒜末爆香，依次倒入芹菜、西红柿、西瓜皮翻炒，倒入鸡蛋略炒，放入适量盐、鸡粉调味；关火后盛出，撒上葱段即成。

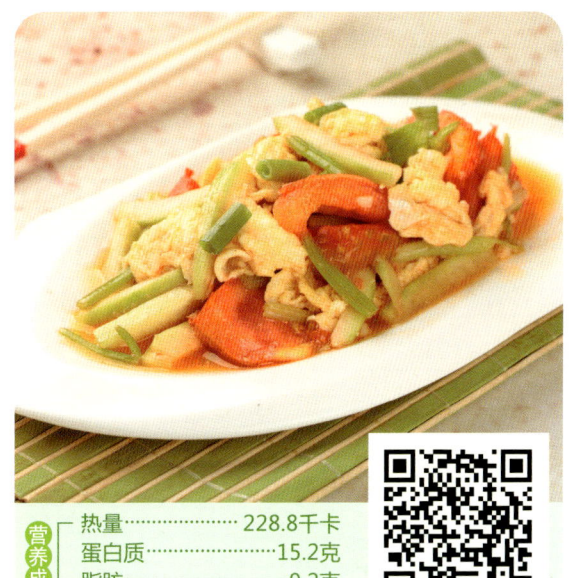

营养成分
- 热量……228.8千卡
- 蛋白质……15.2克
- 脂肪……9.2克
- 碳水化合物……24.8克

调理食谱 糖醋西瓜翠衣 — 开胃消食、利尿降压

- **原料**：西瓜皮300克，枸杞、蒜末各少许

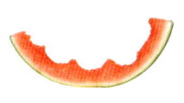 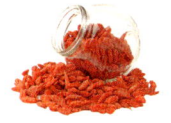

- **调料**：盐2克，白糖4克，米醋4毫升，芝麻油2毫升
- **制作**：

① 将去除硬皮的西瓜皮切成丝，装入碗中，放入蒜末，加入适量盐、白糖，淋入米醋，搅拌均匀。
② 倒入少许芝麻油，拌匀调味，盛出装入盘中，放上枸杞装饰即成。

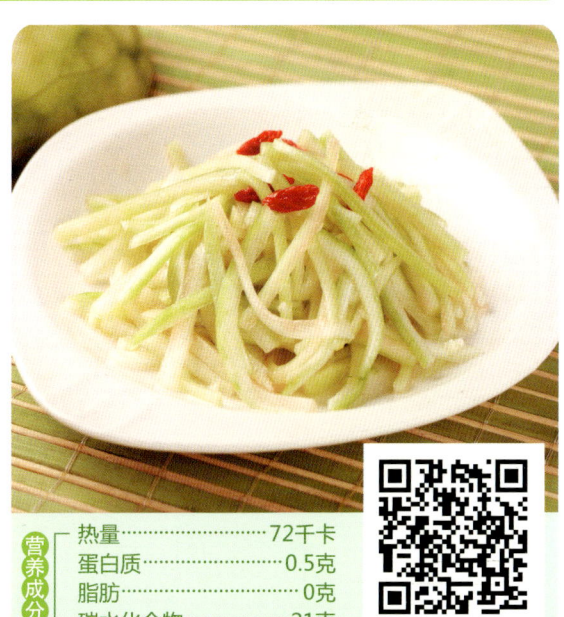

营养成分
- 热量……72千卡
- 蛋白质……0.5克
- 脂肪……0克
- 碳水化合物……21克

香蕉
促进钠排泄

- 热量·············91千卡
- 蛋白质···········1.4克
- 脂肪·············0.2克
- 碳水化合物·······22克

【降压关键营养素】钾、镁
【推荐食用量】每日1~2根　　【最佳食用季节】秋、冬季

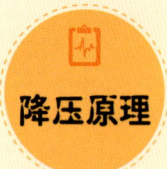

降压原理

香蕉中含有丰富的钾，有利尿减肥的作用，可降低肾对钠盐的重吸收、促进钠排泄，产生降血压的效果。香蕉中含有的植物化学物质能降低人体中血管紧张素转化酶的含量，也可以起到抑制血压升高的作用，其含有的镁能减轻血压突然改变对血管造成的压力。

对并发症的益处

香蕉中的膳食纤维具有调整糖类和脂类代谢的作用，有利于降低胆固醇含量，适合高血压并发肥胖症、高血脂、糖尿病患者食用。香蕉中的钾参与糖、蛋白质等的代谢，有利于维持体内酸碱平衡，可预防腹泻、呕吐、肠肌无力等。

食用建议

香蕉可直接食用，还可做沙拉、蒸食、煮粥、做香蕉茶、做拔丝香蕉等食用。

香蕉性偏寒，慢性肠炎、虚寒腹泻、风寒感冒咳嗽、糖尿病、胃酸过多、月经来潮期间及有痛经者不宜食用。

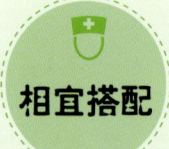

相宜搭配

✓ **香蕉+冰糖**
香蕉炖冰糖食用可治疗抑郁和情绪不安，因为它能促进大脑分泌内啡肽，有利于缓和紧张情绪。

✓ **香蕉+燕麦**
香蕉和燕麦都具有宁心安神的功效，两者搭配食用可以有效地改善睡眠。

Part 2 降压吃什么？怎么吃？

调理食谱：香蕉猕猴桃汁 —— 润肠通便、清热降压

●原料：香蕉120克，猕猴桃90克，柠檬30克

●制作：

①香蕉、猕猴桃去皮切小块，取榨汁机，选择搅拌刀座组合，倒入切好的水果，注入少许矿泉水，盖上盖子，通电后选择"榨汁"功能使食材析出果汁。

②取柠檬，挤入柠檬汁后盖上盖，再次选择"榨汁"功能，搅拌片刻，使柠檬汁溶于果汁中。

③断电后倒出榨好的果汁，装入杯中即可饮用。

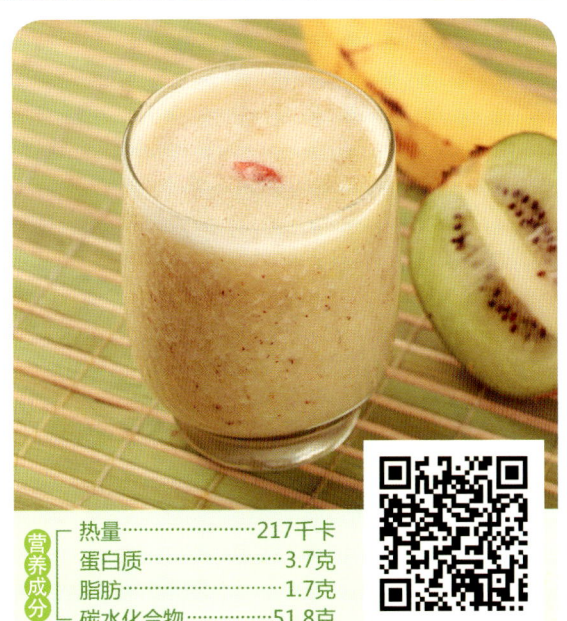

营养成分：
- 热量…………217千卡
- 蛋白质…………3.7克
- 脂肪…………1.7克
- 碳水化合物…………51.8克

调理食谱：柑橘香蕉蜂蜜汁 —— 清热润燥、降压降脂

●原料：柑橘100克，香蕉100克

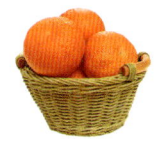 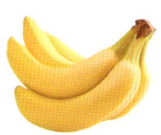

●调料：蜂蜜10毫升

●制作：

①香蕉去皮，果肉切小块；柑橘剥去皮，剥成瓣。

②取榨汁机，选择搅拌刀座组合，倒入柑橘和香蕉，加入适量白开水，选择"榨汁"功能，榨取果汁。

③加入适量蜂蜜，搅拌均匀，把榨好的果汁倒入杯中即成。

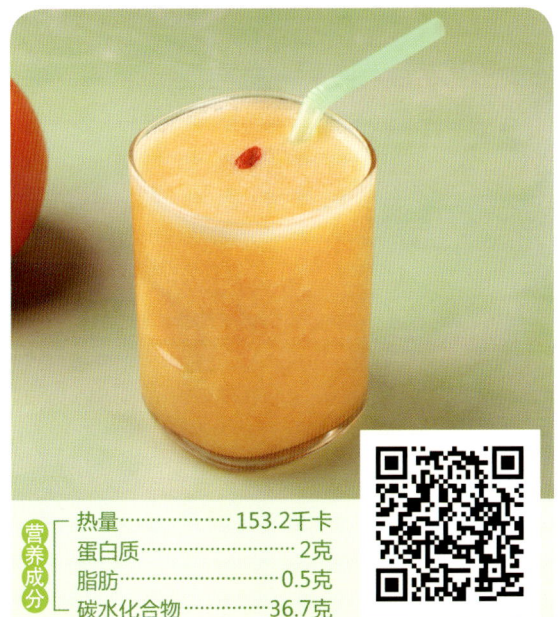

营养成分：
- 热量…………153.2千卡
- 蛋白质…………2克
- 脂肪…………0.5克
- 碳水化合物…………36.7克

视频互动祛病书 降压怎么吃

猕猴桃
促进钠排泄

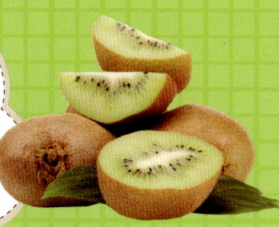

热量·············56千卡
蛋白质············0.8克
脂肪··············0.6克
碳水化合物········14.5克

【降压关键营养素】钾、果胶
【推荐食用量】每日1~2个　　　　【最佳食用季节】夏季

降压原理

猕猴桃属于高钾水果，有极强的利尿作用，能促进钠的排泄，有效降低血压，非常适合高血压患者食用。且猕猴桃含有丰富的果胶，可降低血液中胆固醇浓度，调节血脂，能起到预防心脑血管疾病的作用。

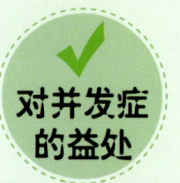

对并发症的益处

猕猴桃中的维生素及活性成分可以降低血液中低密度脂蛋白、三酰甘油等的含量，抑制动脉粥样硬化的发生及发展，从而降低冠心病、脑卒中等高血压并发心脑血管疾病的风险，还可减少自由基和高血糖对组织细胞的损害，有助于预防高血压并发糖尿病。

食用建议

猕猴桃性寒凉，经常腹泻的脾胃虚寒者应慎食，脾肾阳虚尿频、多尿者及月经过多、痛经、闭经和先兆流产的患者也应慎食。猕猴桃有滑泻之性，先兆性流产和妊娠的妇女应忌食。

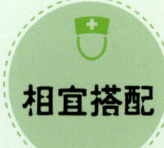

相宜搭配

✓ 猕猴桃+苹果
猕猴桃和苹果均富含果胶和膳食纤维，有利于促进肠胃蠕动，维持肠道的清洁，润肠通便，预防便秘引起血压升高。

✓ 猕猴桃+银耳
猕猴桃清热解毒，银耳滋阴润燥，两者炖煮食用，有利于高血压患者养肺润燥。

蜜柚苹果猕猴桃沙拉 — 健脾养胃、降压降脂

● 原料：柚子肉120克，猕猴桃100克，苹果100克，巴旦木仁35克，枸杞15克

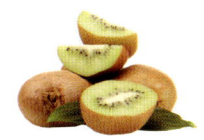
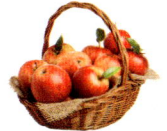

● 调料：沙拉酱10克

● 制作：

①将猕猴桃去皮，果肉切瓣，切小块；苹果去核，切瓣，切小块；柚子肉分成小块。

②把切好的果肉和巴旦木仁、枸杞装入碗中，放橄榄油、沙拉酱，搅拌均匀。

③将拌好的水果沙拉盛入盘中即成。

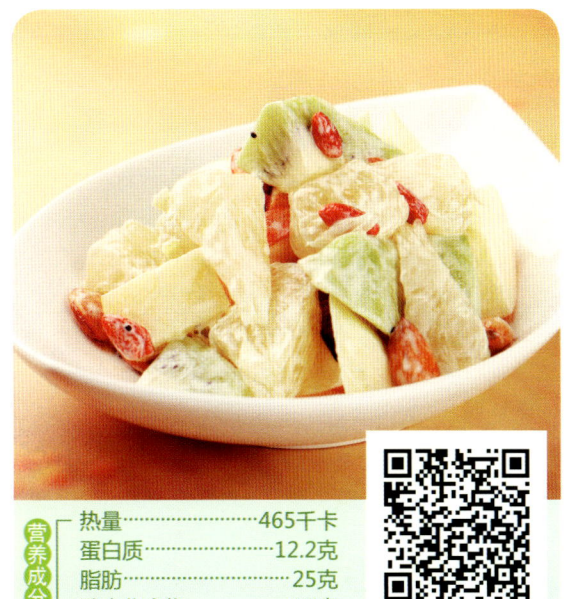

营养成分
- 热量 …… 465千卡
- 蛋白质 …… 12.2克
- 脂肪 …… 25克
- 碳水化合物 …… 57克

猕猴桃雪梨西米露 — 滋阴润燥、降压降糖

● 原料：猕猴桃70克，雪梨100克，西米65克

● 调料：冰糖30克

● 制作：

①洗净的雪梨去核，切成丁；洗好去皮的猕猴桃切成小块，备用。

②砂锅中注入适量清水烧开，倒入西米拌匀，用小火煮20分钟，放入切好的雪梨、猕猴桃，搅拌均匀，倒入备好的冰糖，煮至溶化。

③关火后将煮好的甜汤盛出，装入碗中即成。

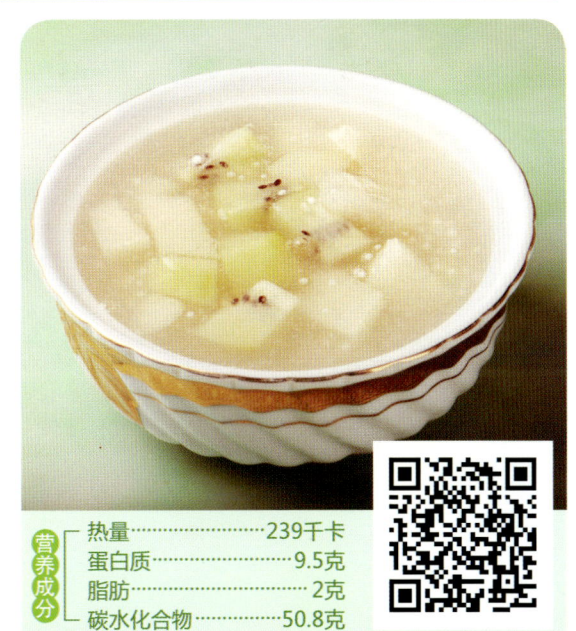

营养成分
- 热量 …… 239千卡
- 蛋白质 …… 9.5克
- 脂肪 …… 2克
- 碳水化合物 …… 50.8克

苹果

软化血管,降低血压

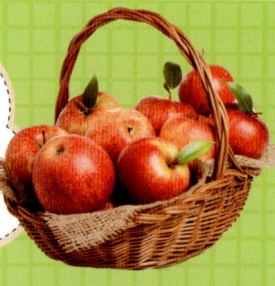

- 热量·············52千卡
- 蛋白质···········0.2克
- 脂肪·············0.2克
- 碳水化合物·······13.5克

【降压关键营养素】维生素C、膳食纤维、钾
【推荐食用量】1~2个　　　【最佳食用季节】四季均可

降压原理

苹果富含的维生素C可软化血管,维持血管弹性、降低血液黏稠度,降低血压,可用于预防动脉粥样硬化、冠心病、高血压等。苹果还富含膳食纤维,有助于降低胆固醇含量,降低血脂,还能促进胃肠蠕动,润肠通便,有效防止便秘引起血压升高。

对并发症的益处

苹果中的铬能提高胰岛素促进葡萄糖进入细胞内的效率,是重要的血糖调节剂,非常适合高血压并发糖尿病患者食用。苹果含有大量的纤维素,不仅有助于排出肠道内部分胆固醇,缩短排便时间,还能够减少直肠癌的发生。

食用建议

苹果榨汁饮的生糖指数比直接吃要高,糖尿病患者应少饮用。患有急慢性消化道炎症的患者,尤其是急性发作期间,不可多吃生苹果。

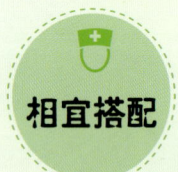

相宜搭配

✓ 苹果+鱼
苹果是碱性食物,与鱼、肉、蛋等酸性食物同食,可以中和体内过多的酸性食物,维持酸碱平衡,增强体力和抗病能力。

✓ 苹果+洋葱
苹果和洋葱都含有黄酮类天然抗氧化剂,两者同食可以有效地保护心脏。

调理食谱 芹菜苹果汁 — 健胃消食、润肠通便

- 原料：苹果100克，芹菜90克

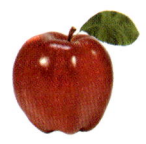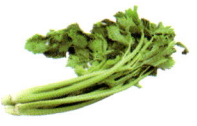

- 调料：白糖7克
- 制作：

①将洗净的芹菜切粒状；洗净的苹果去除果核，切小块。
②取榨汁机，选择搅拌刀座组合，倒入切好的食材，注入少许矿泉水，接通电源，榨出果汁。
③揭开盖，加入少许白糖，再次选择"榨汁"功能，搅拌至糖分溶化，倒出果汁即成。

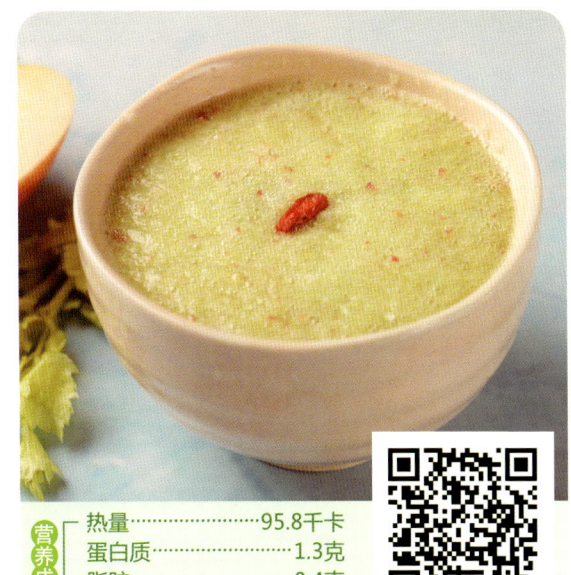

营养成分
- 热量……95.8千卡
- 蛋白质……1.3克
- 脂肪……0.4克
- 碳水化合物……24.5克

调理食谱 草莓苹果汁 — 滋阴润燥、保护血管

- 原料：苹果120克，草莓100克，柠檬70克
- 调料：白糖7克
- 制作：

①将洗净的苹果去除果核，把果肉切成块；洗净的草莓去除果蒂，切成小块。
②取榨汁机，选择搅拌刀座组合，倒入切好的水果，注入适量矿泉水，加入少许白糖，盖好盖，榨出果汁。
③切断电源，揭开盖，取洗净的柠檬，挤入柠檬汁，再次选择"榨汁"功能，快速搅拌至果汁混合均匀，倒出装入碗中即成。

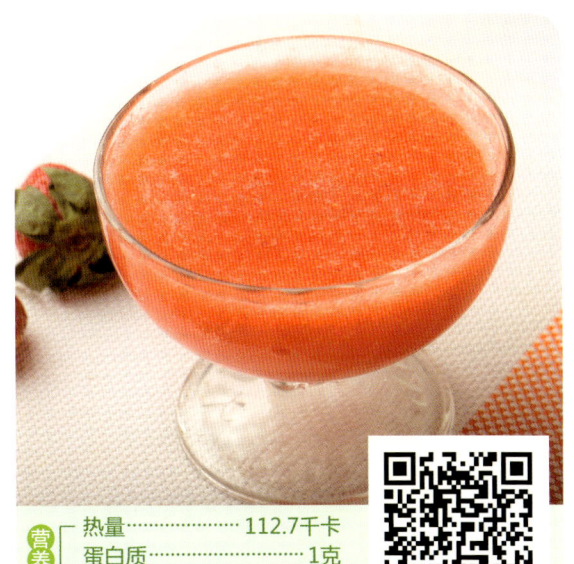

营养成分
- 热量……112.7千卡
- 蛋白质……1克
- 脂肪……1.1克
- 碳水化合物……27.5克

• • 视频互动祛病书 • • 降压怎么吃

番石榴
扩张血管、降低血压

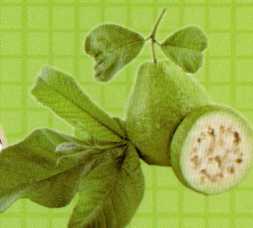

- 热量⋯⋯⋯⋯41千卡
- 蛋白质⋯⋯⋯⋯1.1克
- 脂肪⋯⋯⋯⋯0.4克
- 碳水化合物⋯⋯14.2克

【降压关键营养素】维生素
【推荐食用量】每日1个　　　　【最佳食用季节】春、秋季

降压原理

番石榴中富含维生素C等多种维生素和多种矿物质元素，可以有效地促进人体合成氮氧化物，具有扩张血管的作用，从而有效地降低血压。

对并发症的益处

实验表明，糖尿病患者经常食用番石榴，对于病症的减轻有明显的辅助治疗作用，可以控制高血压合并糖尿病的发展。

常吃番石榴能美容养颜，补充人体所需的各种营养成分、改善人体消化系统、提高人体免疫力。

食用建议

因为番石榴子不易消化，若高血压患者同时伴有严重消化系统疾病，如消化道溃疡、重度肝硬化、溃疡性结肠炎等，不宜吃生番石榴。

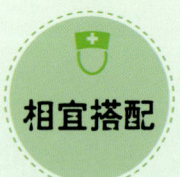

相宜搭配

✓ 番石榴+西芹
番石榴、西芹都有降压效果，两者搭配食用可起到协同增效的作用。

✓ 番石榴+苹果
番石榴营养丰富，维生素C含量较高，对高血压、高血脂、糖尿病都有食疗作用；苹果对高血压患者也有较好的食疗效果。因此，本品有保护血管、改善血管功能的作用。

> *Part 2* 降压吃什么？怎么吃？

调理食谱 番石榴雪梨菠萝沙拉 —— 养阴清热、消食止泻

- ●原料：番石榴90克，雪梨100克，菠萝180克

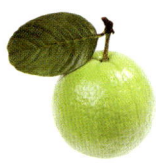 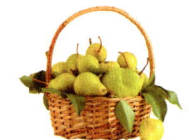

- ●调料：沙拉酱25克
- ●制作：

①洗净的雪梨对半切开，改切成小块，洗净的番石榴对半切开，切成瓣，再切成小块，洗净去皮的菠萝肉切成小块。

②将切好的水果装入碗中，放入适量沙拉酱，用筷子搅拌匀，将拌好的水果沙拉盛出，装入盘中即成。

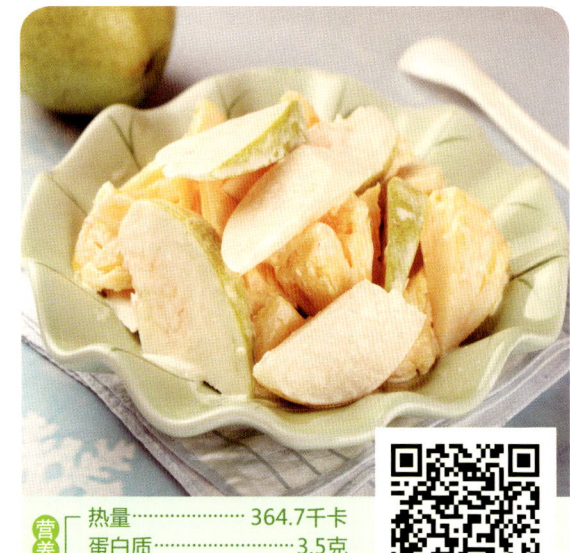

营养成分
- 热量…………364.7千卡
- 蛋白质…………3.5克
- 脂肪…………20.3克
- 碳水化合物…………52.7克

调理食谱 番石榴水果沙拉 —— 美容护肤、滋阴润燥

- ●原料：番石榴120克，柚子肉100克，圣女果100克，牛奶30毫升

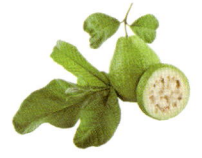 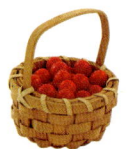

- ●调料：沙拉酱10克
- ●制作：

①将洗净的圣女果切小块；柚子肉切小块；番石榴切瓣，改切小块。

②把切好的水果装入碗中，倒入牛奶，加沙拉酱，搅拌均匀。

③把拌好的水果沙拉盛入盘中即成。

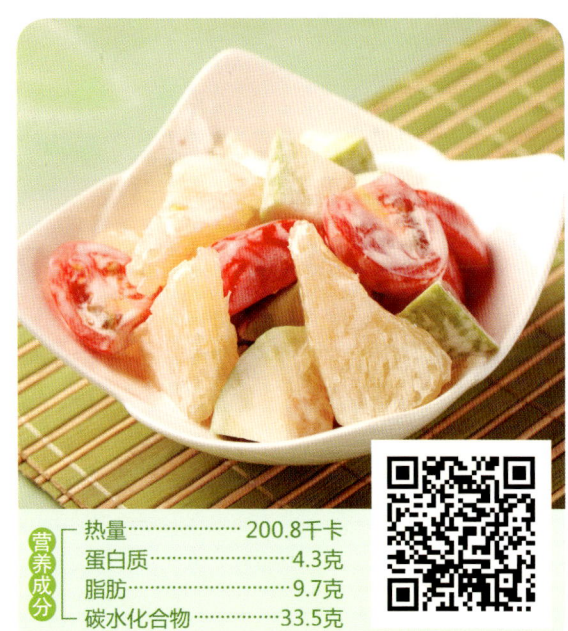

营养成分
- 热量…………200.8千卡
- 蛋白质…………4.3克
- 脂肪…………9.7克
- 碳水化合物…………33.5克

梨
增强血管弹性

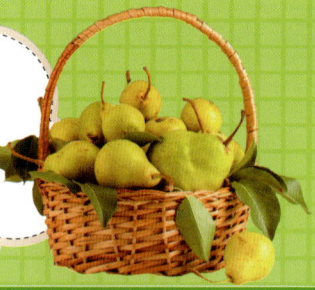

热量	44千卡
蛋白质	0.4克
脂肪	0.2克
碳水化合物	13.3克

【降压关键营养素】 B族维生素
【推荐食用量】 每日1个
【最佳食用季节】 夏秋季节

降压原理
梨所含的维生素B_1能增加血管弹性、保护心脏、减轻疲劳，维生素B_2及叶酸能增强心肌活力、降低血压。梨能清热镇静，对于肝阳上亢或肝火上炎型高血压患者有较好的食疗作用。

对并发症的益处
梨有止咳化痰、清热降火、养血生津、润肺去燥、润五脏、镇静安神等功效。对高血压、心脏病、口渴便秘、头昏目眩、失眠多梦患者，有良好的食疗作用。

食用建议
选购梨以果粒完整、无虫害、压伤、坚实为佳，置于室内阴凉角落处保存即可。脾虚便溏、慢性肠炎、胃寒病、寒痰咳嗽或外感风寒咳嗽以及糖尿病患者及产妇和经期中的女性不宜食用。

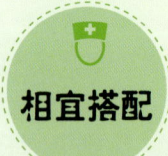

相宜搭配
✓ **梨+银耳**
银耳富有天然特性胶质，加上它的滋阴作用，长期服用可以润肤，并有祛除脸部黄褐斑、雀斑的功效。银耳的膳食纤维可助胃肠蠕动，减少脂肪吸收，而且雪梨有润肺的功效，两种食材一起食用效果更佳。

✓ **梨+川贝**
中医认为，梨有止咳化痰、清热降火功效；川贝有润肺散结、止嗽化痰功效。本品特别适宜肺热咳嗽者、虚痨久咳者。

调理食谱 梨藕粥 — 补中益气、清热养阴

● 原料：水发大米150克，水发薏米80克，雪梨100克，莲藕95克

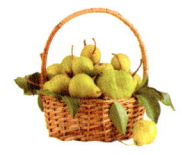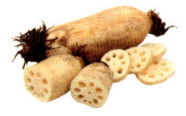

● 制作：
① 莲藕切丁，雪梨果肉切小块，备用。
② 锅中注水烧开，倒入大米、薏米搅拌匀，使米粒散开，煮沸后用小火煮至米粒变软；倒入莲藕、雪梨搅，用小火续煮至食材熟透，搅拌。
③ 关火后盛出煮好的梨藕粥，装入汤碗中，待稍微冷却后即可食用。

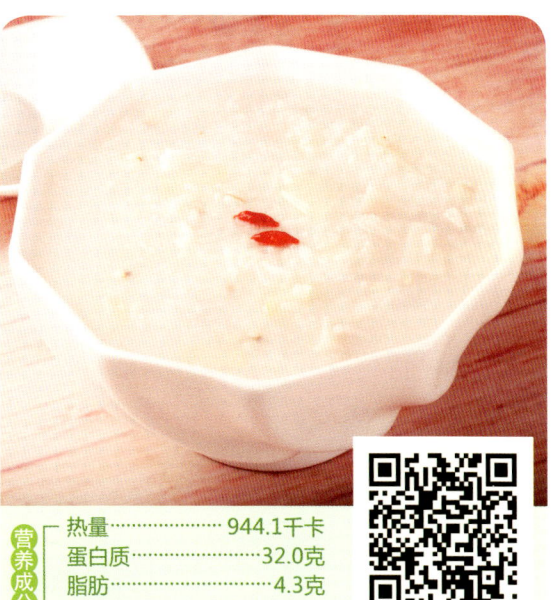

营养成分
- 热量……944.1千卡
- 蛋白质……32.0克
- 脂肪……4.3克
- 碳水化合物……201.3克

调理食谱 黄瓜芹菜雪梨汁 — 除湿利尿、清热除烦

● 原料：雪梨120克，黄瓜100克，芹菜60克

● 制作：
① 将洗净的雪梨去核，再去皮，把果肉切成小块，洗好的黄瓜切条形，改切成丁，洗净的芹菜切成段，备用。
② 取榨汁机，选择搅拌刀座组合，倒入切好的材料，注入适量矿泉水，盖上盖子，通电后选择"榨汁"功能，搅拌一会儿，至材料榨出汁水。
③ 断电后倒出拌好的雪梨汁，装入杯中即成。

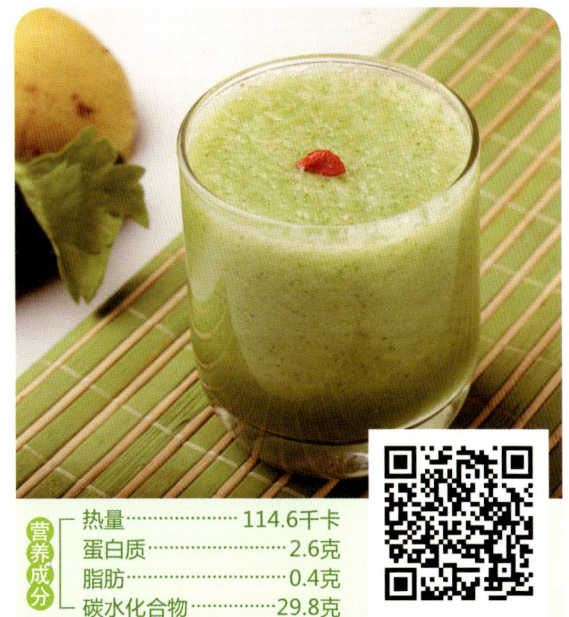

营养成分
- 热量……114.6千卡
- 蛋白质……2.6克
- 脂肪……0.4克
- 碳水化合物……29.8克

甘蔗
增加钠的排泄

热量	64.5千卡
蛋白质	0.4克
脂肪	0.1克
碳水化合物	16克

【降压关键营养素】钙
【推荐食用量】每日200克　　【最佳食用季节】秋末、冬季

降压原理
甘蔗中含有的钙具有防止血栓形成的功能，同时可以强化、扩张动脉血管，增加钠的排泄，降低胆固醇总量，起到降血压和降血脂的作用。

对并发症的益处
现代医学研究表明，甘蔗中含有丰富的糖分、水分，此外，还含有对人体新陈代谢非常有益的各种维生素、脂肪、蛋白质、有机酸、钙、铁等物质。甘蔗不但能给食物增添甜味，而且还可以提供人体所需的营养和热量。

食用建议
孕妇不宜常吃甘蔗。因为甘蔗含有大量糖分，吃得越多血糖就越高，孕妈妈要提高警惕，谨防妊娠糖尿病。
脾胃虚寒、胃腹寒疼者不宜食用甘蔗。

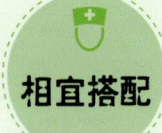
相宜搭配
✓ 甘蔗+马蹄
甘蔗、马蹄都具有清热解毒、生津止渴功效，两者搭配适宜于虚烦口渴、津液不足、大便干结者。

✓ 甘蔗+罗汉果
罗汉果性凉、味甘，有清热润肺、止咳化痰、润肠通便之功效，与甘蔗搭配对于急性气管炎、急性扁桃体炎、咽喉炎、急性胃炎都有很好的疗效。

调理食谱 甘蔗雪梨糖水 —— 清热利尿、润肺滋阴

● 原料：甘蔗200克，雪梨100克

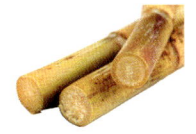 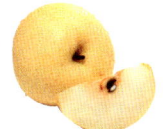

● 制作：
① 将洗净去皮的甘蔗切小段，再拍裂；洗净的雪梨去除果核，切成丁。
② 砂锅中注入适量清水，用大火烧开，倒入切好的甘蔗、雪梨，煮沸后用小火煮约15分钟，用中火续煮片刻。
③ 关火后盛出煮好的糖水，装入汤碗中，待稍微放凉后即可饮用。

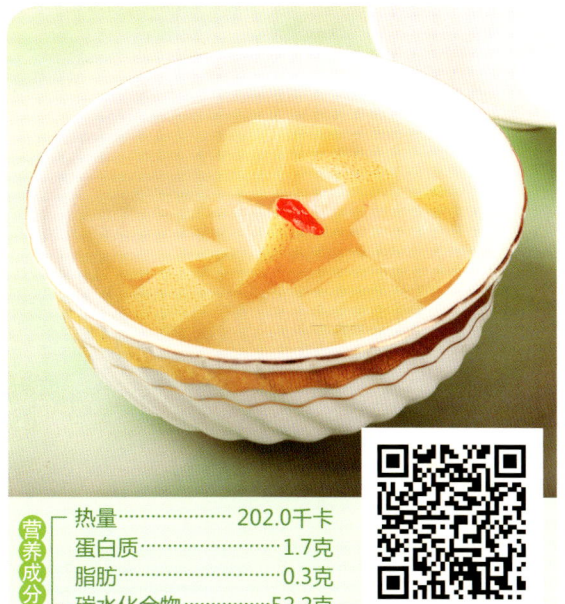

营养成分
- 热量 …… 202.0千卡
- 蛋白质 …… 1.7克
- 脂肪 …… 0.3克
- 碳水化合物 …… 52.2克

调理食谱 马蹄甘蔗汁 —— 凉血生津、消食化湿

● 原料：马蹄肉120克，甘蔗段85克

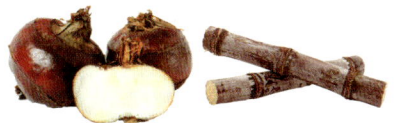

● 制作：
① 洗净的马蹄肉切成小块；洗好的甘蔗切成小块，备用。
② 取榨汁机，选择搅拌刀座组合，倒入切好的马蹄肉、甘蔗，注入适量纯净水，接通电源，选择"榨汁"功能，榨取汁水。
③ 断电后倒出甘蔗汁，装入杯中即成。

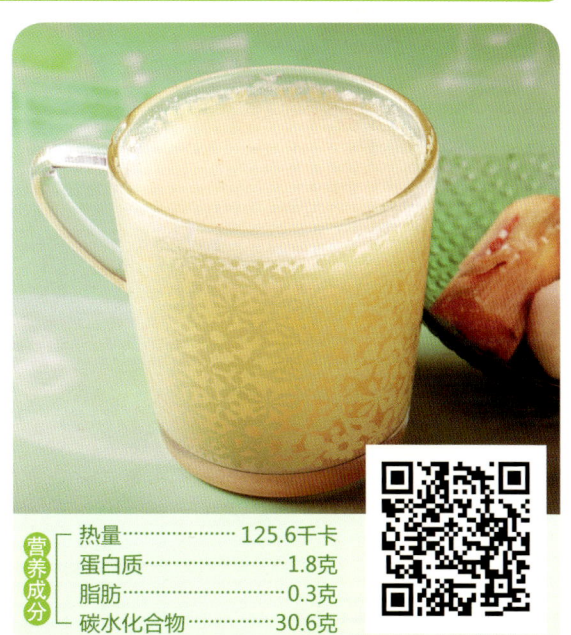

营养成分
- 热量 …… 125.6千卡
- 蛋白质 …… 1.8克
- 脂肪 …… 0.3克
- 碳水化合物 …… 30.6克

视频互动祛病书　降压怎么吃

雪莲果
健脾消食、降火降压

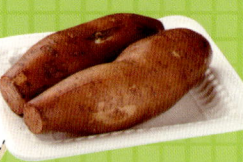

- 热量·········17.4千卡
- 蛋白质········2.0克
- 脂肪··········0.3克
- 碳水化合物·····10.6克

【降压关键营养素】钾
【推荐食用量】每日100克　　【最佳食用季节】秋、冬季

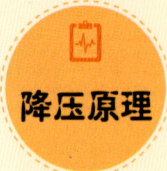

降压原理

雪莲果含有丰富的矿物质及钙、镁、铁、锌、钾、硒等微量元素，钾可抑制钠从肾小管的吸收，促进钠从尿液中排泄，同时钾还可以对抗钠升高血压的不利影响，对血管的损伤有防护作用，有助于减少降压药的用量。

对并发症的益处

雪莲果富含水溶性膳食纤维和所有植物含量最高的果寡糖，所以能显著促进肠胃蠕动，润肠通便，不仅能消除便秘，还可防治下痢，是胃肠道疾病的克星。雪莲果含20种氨基酸和钙、铁、钾、硒等矿物质和微量元素，经常食用可提高人体的免疫力。

食用建议

雪莲果含有单宁，又称鞣质。雪莲果被切开和去皮后，暴露在空气中就会变成褐色。变色原因是由于氧化作用，单宁中的酚类产生醌的聚合物形成黑色素。为了防止变色，可将去皮切开的雪莲果放在清水中浸泡，使其与空气隔绝，可防止氧化变色。

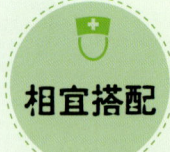

相宜搭配

✓ 雪莲果+胡萝卜
雪莲果、胡萝卜富含丰富的膳食纤维，所以能显著促进肠胃蠕动，润肠通便，不仅能消除便秘，还可防治下痢。

✓ 雪莲果+猪骨
把雪莲果用来蒸炖是很好的烹调方式，特别是冬令进补时，在猪骨汤里放入几块雪莲果一起炖煮，汤会更加香浓可口，还可以起到开胃健脾的功效。

调理食谱 雪莲果猪骨汤 — 滋补健体、养阴润肺

● 原料：猪骨段300克，雪莲果130克，胡萝卜80克，水发莲子50克，蜜枣30克，干百合20克，姜片、葱花各少许

● 调料：盐3克，鸡粉少许，料酒5毫升

● 制作：

① 将洗净去皮的胡萝卜切滚刀块；洗好去皮的雪莲果切小块。

② 洗净的猪骨段汆水。

③ 砂锅中注入适量清水烧开，放入洗净的莲子、百合，加入姜片、蜜枣，再倒入猪骨段，淋入少许料酒，煮沸后用小火煮约30分钟，至猪骨熟软，倒入胡萝卜、雪莲果，用小火再煮约15分钟，加入少许盐、鸡粉调味，转中火续煮片刻后盛出，趁热撒上葱花即成。

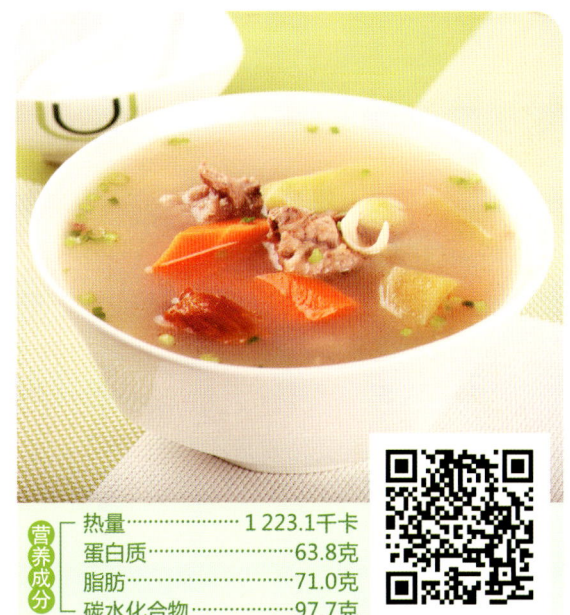

营养成分
- 热量 —— 1 223.1千卡
- 蛋白质 —— 63.8克
- 脂肪 —— 71.0克
- 碳水化合物 —— 97.7克

调理食谱 雪莲果百合银耳糖水 — 滋阴补血、健脾开胃

● 原料：水发银耳100克，雪莲果90克，冰糖40克，百合20克，枸杞10克

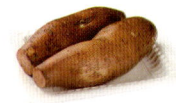 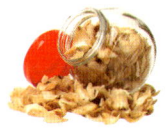

● 制作：

① 将洗净的银耳切小块；洗净去皮的雪莲果切成小块，备用。

② 砂锅中注入适量清水烧开，倒入银耳、雪莲果、百合、枸杞，搅拌匀，煮沸后用小火煮约20分钟，至食材熟软。

③ 倒入备好的冰糖，转大火续煮片刻，至糖分完全溶化，盛出即成。

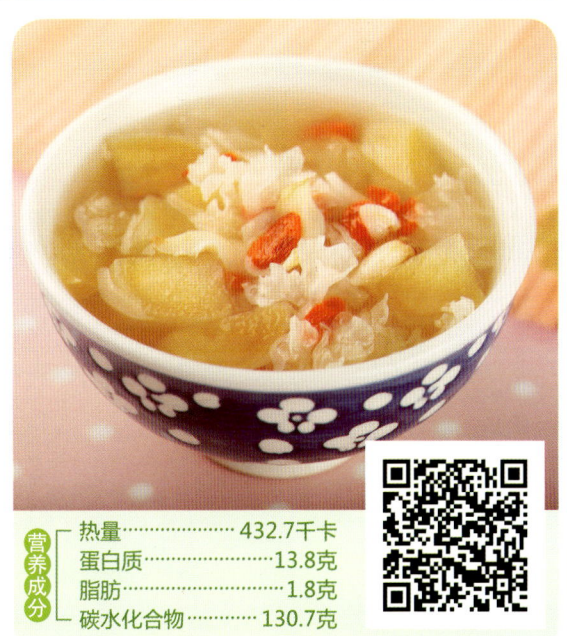

营养成分
- 热量 —— 432.7千卡
- 蛋白质 —— 13.8克
- 脂肪 —— 1.8克
- 碳水化合物 —— 130.7克

蓝莓
提高人体免疫力

- 热量·············57千卡
- 蛋白质···········0.74克
- 脂肪·············0.33克
- 碳水化合物·······14.49克

【降压关键营养素】花色苷
【推荐食用量】每日10～20个　　【最佳食用季节】夏、秋季

降压原理

蓝莓中富含丰富维生素、矿物质和纤维素等营养成分，食用蓝莓可以提高人体免疫力，增强体质。蓝莓中的花色苷可以强化毛细血管、改善血液循环、降低血压。

对并发症的益处

蓝莓中含有丰富的抗氧化剂，可以延缓人体衰老，防止细胞的退行性改变，对于抑制血小板聚集，预防大脑病变、动脉粥样硬化等病症具有一定的效果。蓝莓中果胶含量丰富，可以稀释人体脂肪，保护人体心脑血管的健康。

食用建议

由于蓝莓汁液中含有鞣酸，会导致蛋白质的凝固，影响蛋白质的消化吸收，降低营养价值，所以不建议将蓝莓或其他高鞣酸的水果与牛奶、鸡蛋或豆制品同吃。

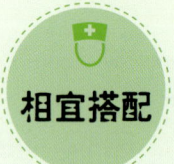

相宜搭配

✓ 蓝莓+莲藕
蓝莓、莲藕都能生津止渴，适合虚火有热、口干舌燥者经常食用，特别适宜在夏季作为解暑甜点。此外，本品还能美容养颜、滋养皮肤。

✓ 蓝莓+山药
两者搭配食用，能起到滋养保健的作用。

调理食谱 蓝莓果蔬沙拉 —— 利尿除湿、清热养阴

- 原料：黄瓜120克，火龙果肉片110克，橙子100克，雪梨90克，蓝莓80克，柠檬70克
- 调料：沙拉酱15克
- 制作：

①将洗净的橙子去除果皮，切块，洗净去皮的雪梨、黄瓜切块，备用。

②把切好的食材装入碗中，倒入洗净的蓝莓，放入部分火龙果肉片，挤上适量沙拉酱，再挤入柠檬汁，搅拌一会儿，至食材入味。

③取干净盘子，摆上余下的火龙果肉片，再盛入拌好的食材，摆好盘即成。

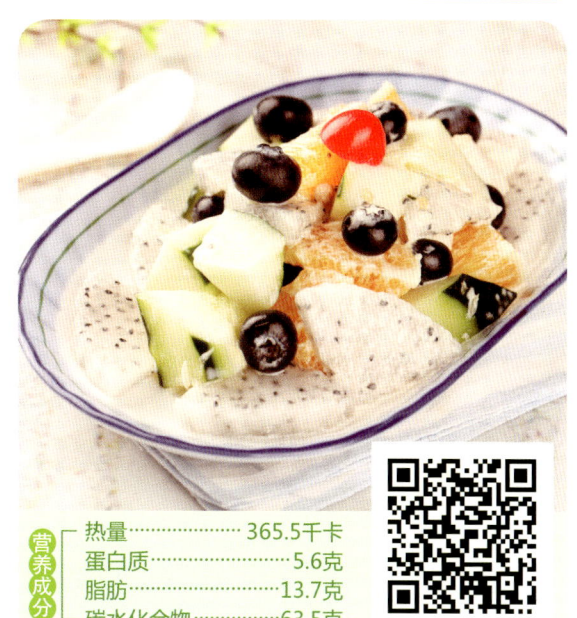

营养成分
- 热量……365.5千卡
- 蛋白质……5.6克
- 脂肪……13.7克
- 碳水化合物……63.5克

调理食谱 蓝莓雪梨汁 —— 润肺滋阴、补益气血

- 原料：蓝莓70克，雪梨150克，蜂蜜10克

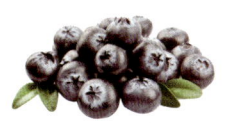 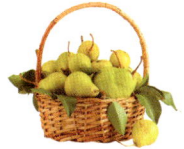

- 制作：

①洗净的雪梨去皮，切成瓣，去核，再切成小块，备用。

②取榨汁机，选择搅拌刀座组合，倒入雪梨、洗净的蓝莓，加入少许矿泉水，榨取果汁。

③揭开盖，加入适量蜂蜜，再次搅拌匀，把果汁倒入杯中即可。

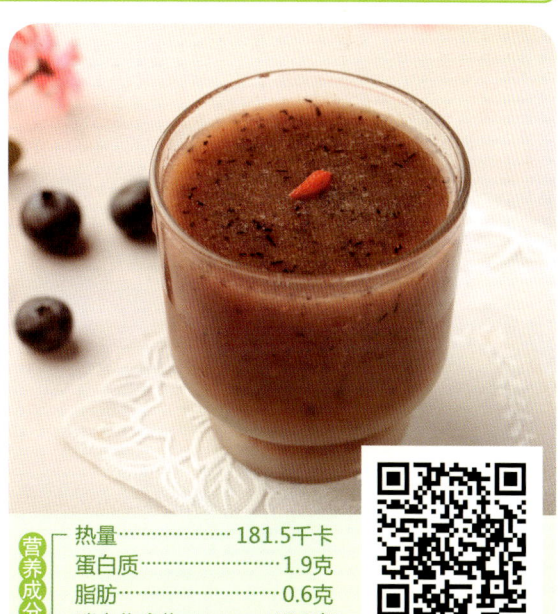

营养成分
- 热量……181.5千卡
- 蛋白质……1.9克
- 脂肪……0.6克
- 碳水化合物……48.0克

莲子
降压安神、补脾止泻

热量	344千卡
蛋白质	17.2克
脂肪	2.0克
碳水化合物	67.2克

【降压关键营养素】生物碱
【推荐食用量】每日6~15克　　【最佳食用季节】秋季

降压原理

莲子具有补泻、安神、益肾、健脾的功效；莲子中所含生物碱能释放组胺，使外周血管扩张，从而降低血压，高血压患者常服莲子能平肝降压、安神。

对并发症的益处

莲子具有补脾止泻、益肾涩精、养心安神的功用；还可促进凝血，使某些酶活化，维持神经传导性，维持肌肉的伸缩性和心跳的节律等作用；并且能帮助机体进行蛋白质、脂肪、糖类代谢，并维持酸碱平衡。

食用建议

慢性腹泻、癌症、多梦、遗精、心悸失眠者以及高血压、糖尿病、心火旺盛者可经常食用莲子；但便秘、消化不良、腹胀者不宜常食莲子。此外，心火旺的高血压患者食用莲子时，不宜去除莲心，因为莲心有很好的清热泻火、降压的作用。

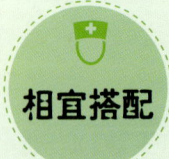
相宜搭配

✓ 莲子+西洋参
莲子有固精止带，补脾止泻，益肾养心功效。西洋参有补气养阴、清热生津功效。两者搭配可用于咽干口渴、虚热烦倦、失眠遗精等症。

✓ 莲子+酸枣仁
莲子甘平，入心肾，能养心血，益肾气，交通心肾而有安神；酸枣仁性平、味甘，能养肝、宁心安神。两者搭配治心肾不交之虚烦、心悸、失眠。

调理食谱 百合莲子银耳豆浆 — 养心安神、补脾止泻

● 原料：水发绿豆50克，水发银耳30克，水发莲子20克，百合6克
● 调料：白糖适量
● 制作：

① 将已浸泡6小时的绿豆倒入碗中，加入适量清水搓洗干净，沥干水分；将洗好的银耳掐去根部，撕成小块。
② 把备好的莲子、绿豆、银耳、百合倒入豆浆机中，注入适量清水，至水位线即可，选择"五谷"程序，打成豆浆后，倒入滤网，滤取豆浆，倒入碗中。
③ 放入白糖，搅拌均匀至其溶化，待稍微放凉后即可饮用。

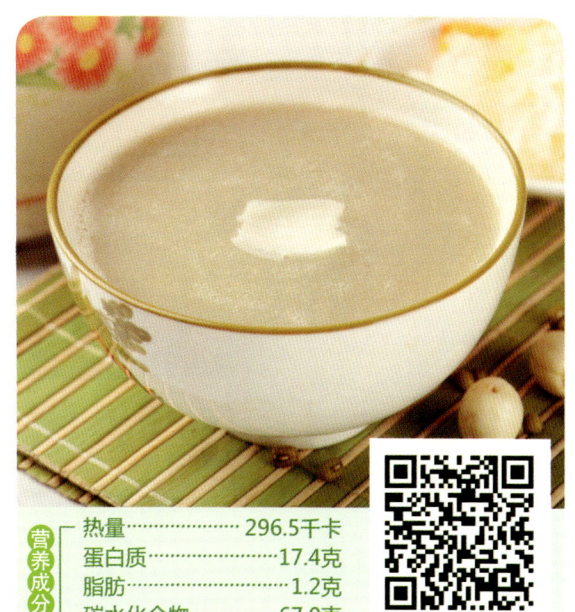

营养成分
- 热量 —— 296.5千卡
- 蛋白质 —— 17.4克
- 脂肪 —— 1.2克
- 碳水化合物 —— 67.0克

调理食谱 莲子马蹄糖水 — 补益肝肾、祛湿利尿

● 原料：水发莲子150克，马蹄120克，枸杞少许

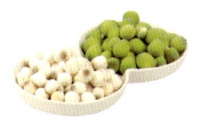 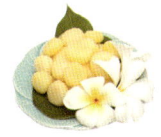

● 调料：冰糖30克
● 制作：

① 洗净去皮的马蹄切成小块，备用。
② 砂锅中注入适量清水烧开，倒入切好的马蹄，再加入洗净的莲子、枸杞，烧开后用小火煮20分钟，至食材熟透，放入冰糖，略煮至溶化。
③ 盛出装入汤碗中即成。

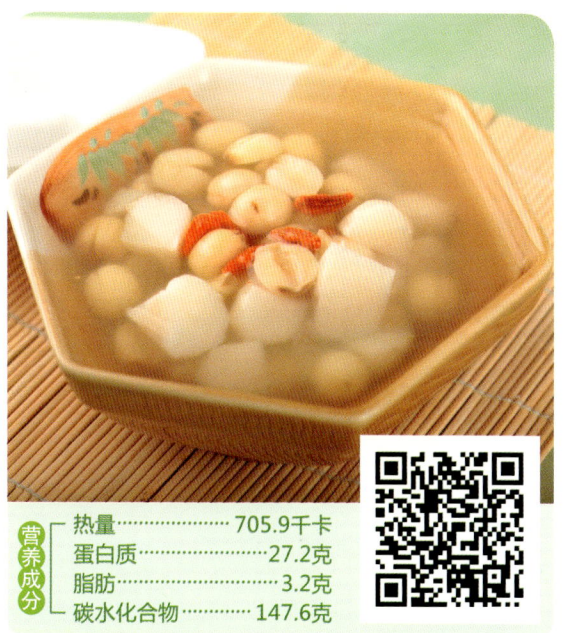

营养成分
- 热量 —— 705.9千卡
- 蛋白质 —— 27.2克
- 脂肪 —— 3.2克
- 碳水化合物 —— 147.6克

鸭肉
清热润燥、降低血压

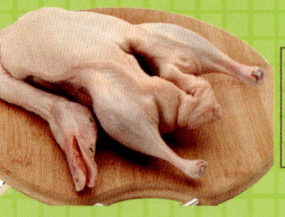

- 热量·········240千卡
- 蛋白质·······15.5克
- 脂肪·········19.7克
- 碳水化合物····0.2克

【降压关键营养素】钾
【推荐食用量】每日100克
【最佳食用季节】夏、秋季

降压原理

鸭肉中的钾能有效对抗钠的升压作用,维持血压的稳定。另外,中医认为,鸭肉有清热润燥的功效,能缓解血压升高引起的头晕目眩等症状。

对并发症的益处

鸭肉可用于治疗咳嗽痰少、咽喉干燥、阴虚阳亢之头晕头痛、水肿、小便不利。鸭肉不仅脂肪含量低,且所含脂肪主要是不饱和脂肪酸,能起到保护心脏的作用。

食用建议

选购鸭肉时要选择体表光滑,呈乳白色,切开鸭肉后切面呈玫瑰色的。保存鸭肉的方法很多,除了冰箱冷冻之外,还有传统的熏、腊、风、腌等保存方法。不要经常吃烟熏和烘烤的鸭肉,因为这两种烹调方式会使鸭肉产生一种苯并芘的致癌物质。

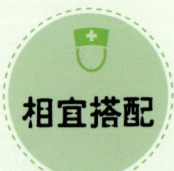

相宜搭配

✓ **鸭肉+山药**
鸭肉既可补充人体水分,又有补阴效果,山药的补阴效果更强,两者搭配食用,不仅可以消除油腻,还能很好的滋阴补肺。

✓ **鸭肉+沙参**
老鸭性凉无毒,有滋阴补血的功效;沙参性微寒,能滋阴清肺、养胃生津;两者功效相似,同食可辅助治疗肺燥、干咳,有滋补功效。

调理食谱:莴笋玉米鸭丁

养胃滋阴、清肺解热

- ●原料:鸭胸肉160克,莴笋150克,玉米粒90克,彩椒50克,蒜末、葱段各少许
- ●调料:盐、鸡粉各3克,料酒4毫升,生抽6毫升,水淀粉、芝麻油、食用油各适量
- ●制作:

①莴笋洗净去皮,切丁;彩椒洗净,切块;鸭胸肉洗净切丁,加入少许盐、料酒、生抽,腌渍约10分钟至其入味。
②莴笋丁、玉米粒、彩椒块氽水。
③用油起锅,倒入鸭肉丁,用中火翻炒至松散,淋入生抽、料酒,倒入蒜末、葱段,放入焯过水的食材,用大火翻炒至其变软;转中火,加入盐、鸡粉、芝麻油、水淀粉,炒至食材熟透、入味即成。

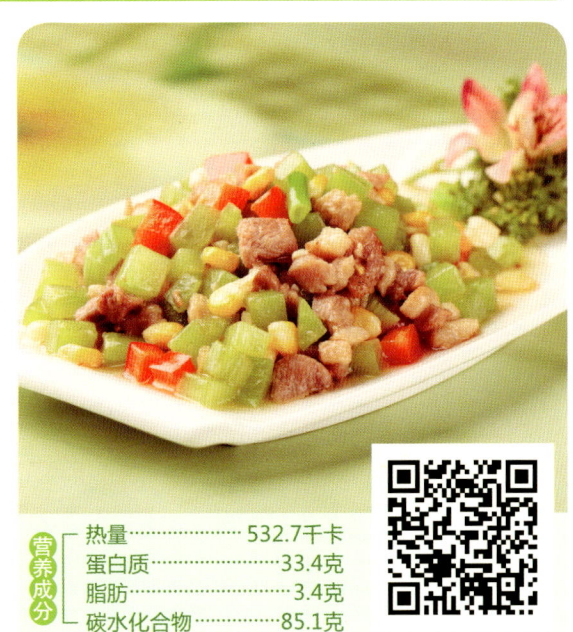

营养成分
- 热量·········532.7千卡
- 蛋白质·········33.4克
- 脂肪·········3.4克
- 碳水化合物·········85.1克

调理食谱:黄豆马蹄鸭肉汤

补益虚损、润燥补血

- ●原料:鸭肉500克,马蹄110克,水发黄豆120克,姜片20克

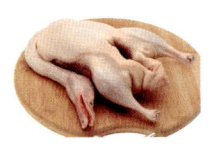 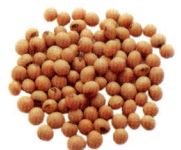

- ●调料:料酒20毫升,盐2克,鸡粉2克
- ●制作:

①洗净去皮的马蹄切成小块。
②洗净的鸭块氽水。
③砂锅注水烧开,倒入洗净的黄豆、马蹄、鸭块、姜片,淋入料酒,烧开后用小火炖40分钟,加盐、鸡粉调味即成。

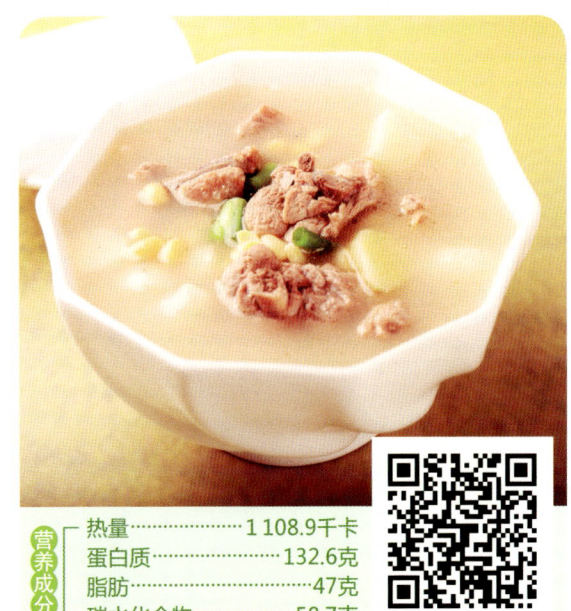

营养成分
- 热量·········1 108.9千卡
- 蛋白质·········132.6克
- 脂肪·········47克
- 碳水化合物·········58.7克

兔肉
阻止血栓形成

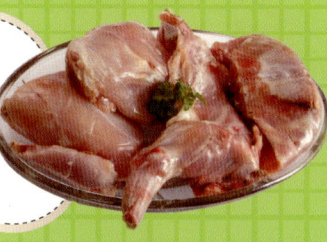

- 热量·········102千卡
- 蛋白质········19.7克
- 脂肪··········2.2克
- 碳水化合物······0.9克

【降压关键营养素】高蛋白、低脂肪、低胆固醇
【推荐食用量】每日100克　　　【最佳食用季节】夏、秋季

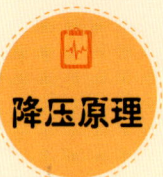

降压原理

兔肉属于高蛋白、低脂肪、低胆固醇的肉类，有"肉中之素"的雅名。对于高血压患者来说，吃兔肉可以阻止血栓的形成，并且对血管壁有明显的保护作用。

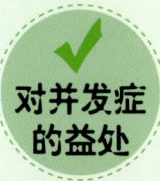

对并发症的益处

兔肉富含蛋白质，其蛋白质的含量高于其他肉类食品。兔肉还是一种低脂肪、低胆固醇的肉类，其脂肪和胆固醇含量均低于其他肉类，非常适合高血脂、肥胖症、糖尿病患者食用。

食用建议

兔肉是肥胖症、慢性胃炎、胃溃疡、十二指肠溃疡、结肠炎等患者比较理想的肉食。而且，营养不良、气血不足、肝病、心血管疾病、糖尿病患者及儿童、老年人也宜常食兔肉；但是兔肉不宜与芹菜同食，否则易伤头发。此外，孕妇、阳虚者不宜食用。

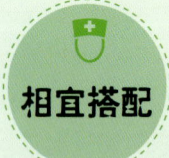

相宜搭配

✓ 兔肉+葱
葱含有挥发性硫化物，具有特殊辛辣味，能祛除兔肉的腥味。与兔肉同食还可预防冠心病、脑梗死等。

✓ 兔肉+枸杞
中医认为，兔肉有滋阴凉血，益气润肤，解毒祛热的功效；枸杞有滋肾、润肺、补肝、明目的功效，两者经常食用，可增强体质，辅助治疗高血压性头晕、耳鸣。

调理食谱 葱香拌兔丝 —— 滋阴凉血、益气润肤

- ●原料：兔肉300克，彩椒50克，葱条20克

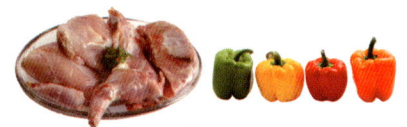

- ●调料：盐、鸡粉各3克，生抽4毫升，陈醋8毫升，芝麻油少许、蒜末少许
- ●制作：
① 彩椒洗净切丝；葱条洗净切小段。
② 锅中注水烧开，倒入洗净的兔肉煮至熟透，放凉后切丝，装入碗中，倒入彩椒丝、蒜末、盐、鸡粉、生抽、陈醋、芝麻油、葱段，搅拌入味，装盘即成。

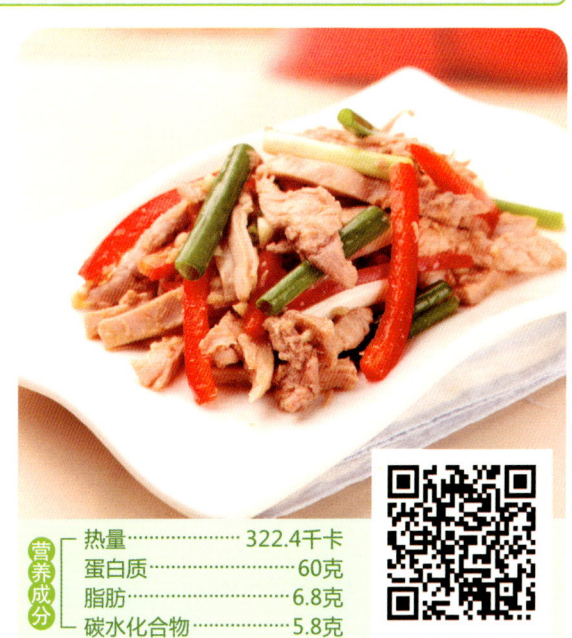

营养成分
- 热量……………322.4千卡
- 蛋白质……………60克
- 脂肪……………6.8克
- 碳水化合物……………5.8克

调理食谱 山药枸杞兔骨汤 —— 补益气血、补脾健骨

- ●原料：兔骨200克，猪骨180克，山药150克，桂圆肉、枸杞、姜片各少许
- ●调料：盐、鸡粉各2克，料酒8毫升
- ●制作：
① 洗净去皮的山药切条形，再切成小块，备用。
② 锅中注入适量清水烧开，淋入料酒，放入切好的猪骨、兔骨，煮约1分钟，捞出待用。
③ 砂锅中注入适量清水烧开，倒入备好的桂圆肉、枸杞、姜片，放入兔骨、猪骨、山药，淋入少许料酒，烧开后用小火煮约1小时至食材熟透，加入少许盐、鸡粉拌匀调味，关火后盛出即成。

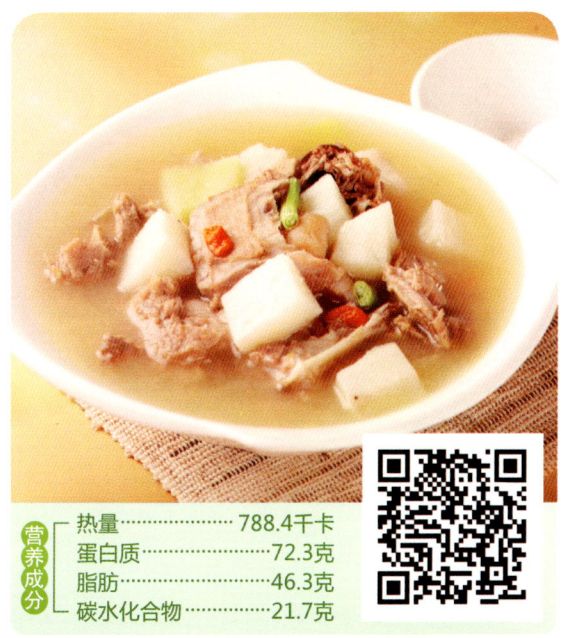

营养成分
- 热量……………788.4千卡
- 蛋白质……………72.3克
- 脂肪……………46.3克
- 碳水化合物……………21.7克

牛奶
平衡钙钠、降低血压

- 热量············54千卡
- 蛋白质···········3.0克
- 脂肪············3.2克
- 碳水化合物·······3.4克

【降压关键营养素】钙
【推荐食用量】每日300毫升　　【最佳食用季节】四季皆宜

降压原理

牛奶中富含钙。高血压的发生与血钠、血钙比例是否均衡有关。当一个人的血钠过高，血钙又过低时，其血压就会明显上升。因此摄入含钙较多的牛奶，有助于维持血压稳定。

对并发症的益处

牛奶中的镁能使心脏耐疲劳性增强，预防高血压性心脏病的发生。牛奶中胆固醇的含量较低，而且其含有的某些成分还能抑制肝脏制造胆固醇，使得牛奶还有降低胆固醇、血脂的作用。牛奶中含有丰富的活性钙，能增进骨骼的钙化。

食用建议

喝牛奶时，或是刚喝过牛奶以后，不要食用橘子这类酸性水果及果汁，牛奶中的蛋白质与酸性水果中的果酸极易发生凝固反应，这样会影响人体对牛奶的消化吸收。喝完牛奶后，至少要一个小时以后再吃这类酸性水果或果汁。

相宜搭配

✓ **牛奶+木瓜**
牛奶既能补钙，又能降压、润肤美白；木瓜可以美容养颜；牛奶和木瓜经常搭配食用可降糖降压、美白养颜。

✓ **牛奶+火龙果**
牛奶具有补肺养胃、生津润肠的功效；火龙果含有丰富的纤维，能够预防便秘，搭配食用可清热解毒、润肠通便。

调理食谱 樱桃鲜奶 — 补血活血、滋养皮肤

● 原料：樱桃90克，脱脂牛奶250毫升

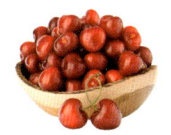 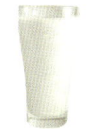

● 制作：
① 将备好的樱桃清洗干净，去蒂，再切成粒。
② 砂锅中注入适量清水烧开，倒入备好的牛奶，煮至沸。
③ 倒入切好的樱桃，拌匀，略煮片刻，盛出装入碗中即成。

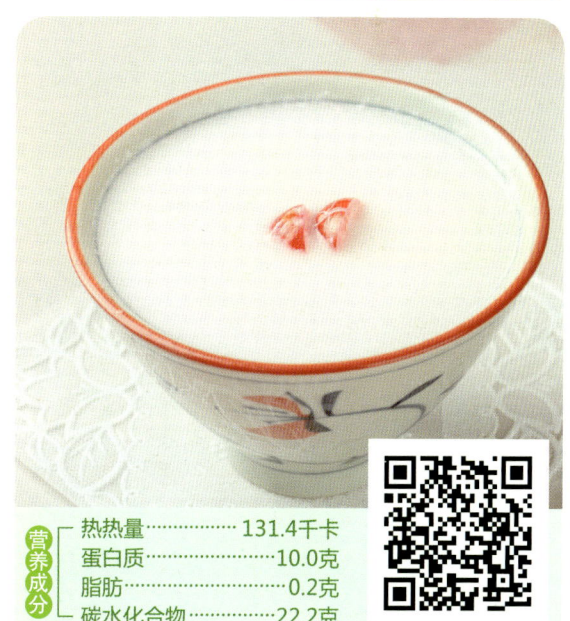

营养成分
- 热热量……131.4千卡
- 蛋白质……10.0克
- 脂肪……0.2克
- 碳水化合物……22.2克

调理食谱 猕猴桃橙奶 — 健脾开胃、生津解热

● 原料：橙子肉80克，猕猴桃50克，牛奶150毫升

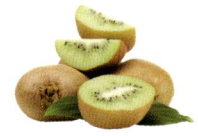 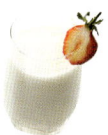

● 制作：
① 将去皮洗净的猕猴桃切片，再切条，改切成丁；去皮的橙子肉切成小块。
② 取榨汁机，选搅拌刀座组合，杯中倒入切好的橙子、猕猴桃，再倒入适量牛奶，盖上盖子，选择"搅拌"功能，将杯中食材榨成汁，倒入碗中即成。

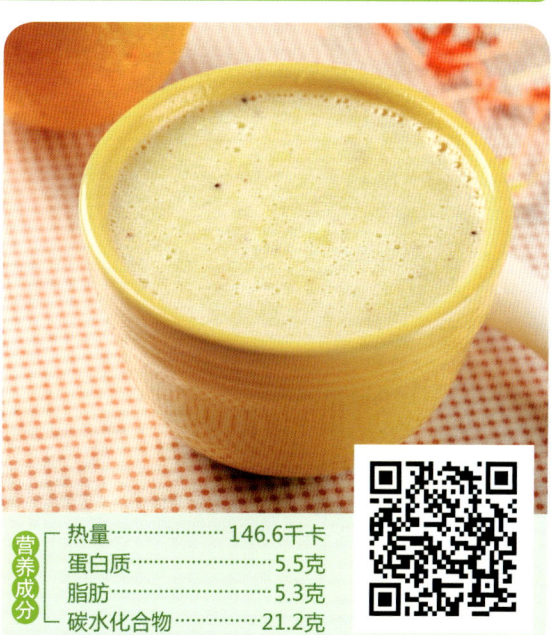

营养成分
- 热量……146.6千卡
- 蛋白质……5.5克
- 脂肪……5.3克
- 碳水化合物……21.2克

燕麦
健脾益气、补虚止汗

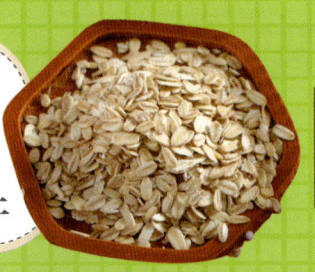

- 热量·············367千卡
- 蛋白质············15克
- 脂肪·············6.7克
- 碳水化合物········66.9克

【降压关键营养素】膳食纤维
【推荐食用量】每日40克　　【最佳食用季节】四季皆宜

降压原理

燕麦中富含的膳食纤维具有吸附钠的作用，经常食用燕麦可以使人体内多余的钠随粪便排出体外，使体内钠的含量降低，从而辅助降低血压。

对并发症的益处

燕麦能降低血液中胆固醇与三酰甘油的含量，可以起到降脂减肥的功效，可以预防高血压合并血脂异常。燕麦中的膳食纤维还可以促进肠胃蠕动，缓解便秘。

食用建议

燕麦一次不宜吃太多，吃多了会出现胃痛、腹胀等不适感。燕麦和其他粗杂粮一样，其麸质保留的较多，不易煮熟。洗净后浸泡数小时，再进行蒸、煮等烹调就很容易熟软了。为了保留B族维生素，最好将浸泡燕麦的水一同入锅。

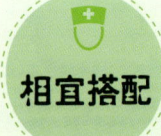

相宜搭配

✓ 燕麦+虾
虾中牛磺酸的含量相当丰富，它可以护心、解毒；燕麦中富含维生素B_6，有利于牛磺酸的合成。两者搭配，有助于人体健康。

✓ 燕麦+大米
燕麦有抑制血糖值上升的作用，与含淀粉较多、容易升高血糖含量的大米一起食用，能较好地控制餐后血糖。

调理食谱 燕麦五宝饭

🍵 益气强身、健脾开胃

● **原料**：水发大米120克，水发黑米60克，水发红豆45克，水发莲子30克，燕麦40克

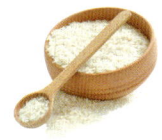 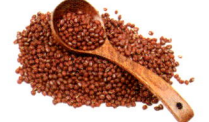

● **制作**：
① 砂锅中注入适量清水烧热，倒入洗好的大米、黑米、莲子。
② 将洗净的红豆、燕麦放入锅中，将食材搅拌均匀。
③ 盖上盖，烧开后用小火煮至熟，关火后盛出即成。

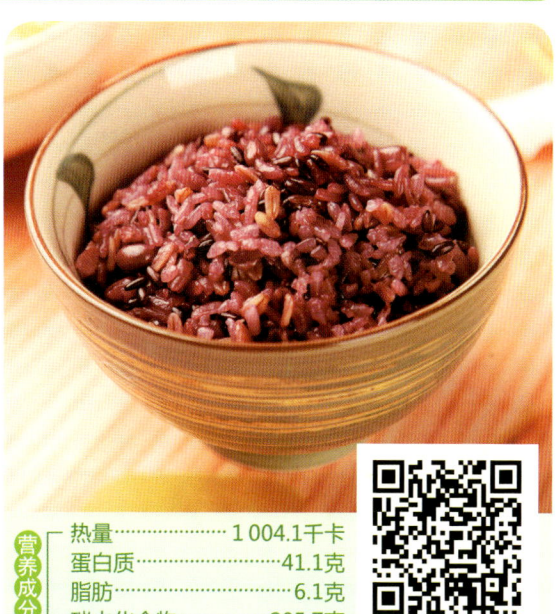

营养成分
- 热量　　　　　1 004.1千卡
- 蛋白质　　　　41.1克
- 脂肪　　　　　6.1克
- 碳水化合物　　205.7克

调理食谱 糙米燕麦饭

🍵 降低血糖、消食润肠

● **原料**：燕麦30克，水发大米、水发糙米、水发薏米各85克

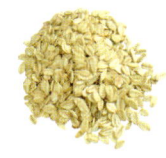 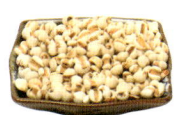

● **制作**：
① 碗中倒入适量清水，放入准备好的原料，淘洗干净。
② 把淘洗净的原料装入另一个碗中，加适量清水，放入烧开的蒸锅中。
③ 盖上盖，用中火蒸30分钟，至食材熟透即成。

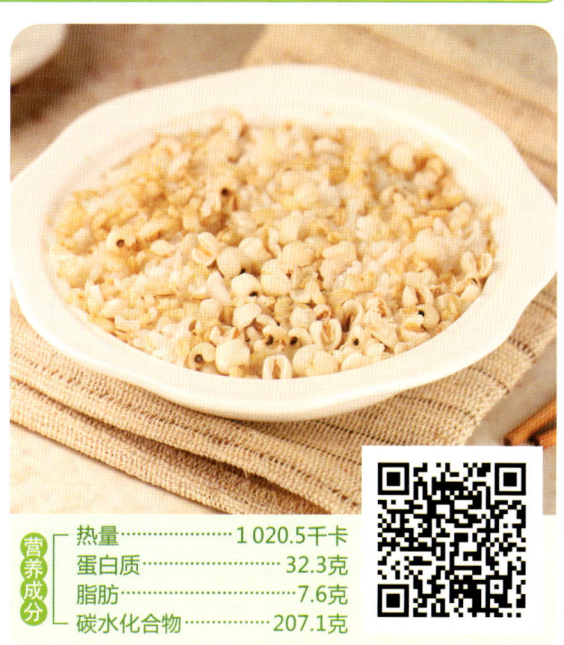

营养成分
- 热量　　　　　1 020.5千卡
- 蛋白质　　　　32.3克
- 脂肪　　　　　7.6克
- 碳水化合物　　207.1克

玉米
保持血管弹性、降压

热量	106千卡
蛋白质	4.0克
脂肪	1.2克
碳水化合物	22.8克

【降压关键营养素】 维生素E、亚油酸
【推荐食用量】 鲜玉米每日宜吃150克；玉米面、玉米渣每日宜吃50克　　**【最佳食用季节】** 秋季

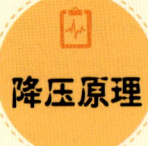
降压原理

玉米中所含的亚油酸和玉米胚芽中的维生素E协同作用，可降低血液胆固醇浓度并防止其沉积于血管壁，保持血管弹性，从而降低血压。

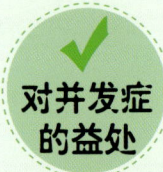
对并发症的益处

玉米中所含的油酸、亚油酸等成分可以延缓动脉粥样硬化的发生、发展，降低高血压患者发生心肌梗死、卒中等疾病的风险。玉米中含有膳食纤维，能够润肠通便，有效预防和缓解便秘。

食用建议

选购玉米时要选择整齐、饱满、无隙缝、色泽金黄、表面光亮的。霉坏变质的玉米有致癌作用，不宜食用。

患有干燥综合征、遗尿、糖尿病和更年期综合征且属阴虚火旺之人不宜食用爆玉米花，否则易助火伤阴。

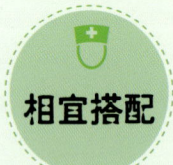
相宜搭配

✓ **玉米+豆类**
玉米蛋白质中缺乏色氨酸，单一食用玉米易发生糙皮病，所以宜与富含色氨酸的豆类食品搭配食用。

✓ **玉米+橘子**
橘子中富含维生素C，但极易被氧化；玉米中所含的维生素E有较强的抗氧化作用，两者同食，有利于人体对维生素的吸收。

调理食谱 玉米红薯粥 — 开胃益智、补虚益气

- 原料：玉米碎120克，红薯80克

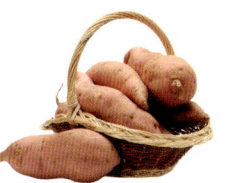

- 制作：
① 洗净去皮的红薯切成粒，备用。
② 砂锅中注入适量清水，用大火烧开，倒入备好的玉米碎，加入切好的红薯，搅拌均匀，用小火煮约20分钟，至食材熟透。
③ 关火后将煮好的粥盛出，装入碗中，稍微放凉即可食用。

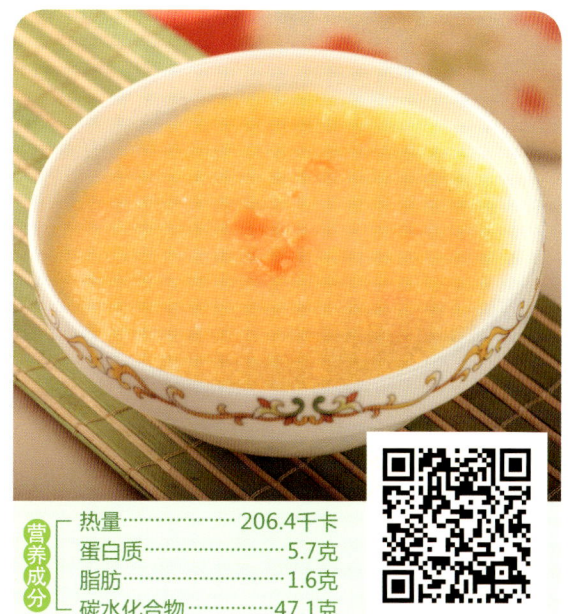

营养成分：
- 热量 —— 206.4千卡
- 蛋白质 —— 5.7克
- 脂肪 —— 1.6克
- 碳水化合物 —— 47.1克

调理食谱 橄榄油拌西芹玉米 — 宁心活血、清热除烦

- 原料：西芹90克，鲜玉米粒80克，蒜末少许
- 调料：盐3克，橄榄油10毫升，陈醋8毫升，白糖3克，食用油少许
- 制作：
① 将洗净的西芹划成两半，用斜刀切段，备用。
② 锅中注入适量清水烧开，加入少许盐、食用油，倒入西芹，煮约半分钟。
③ 放入洗净的玉米粒，焯煮约半分钟，至食材断生，捞出沥干。
④ 食材装入碗中，撒上蒜末，放入少许盐、白糖、橄榄油、陈醋，搅拌均匀，至糖分溶化，装入盘中即成。

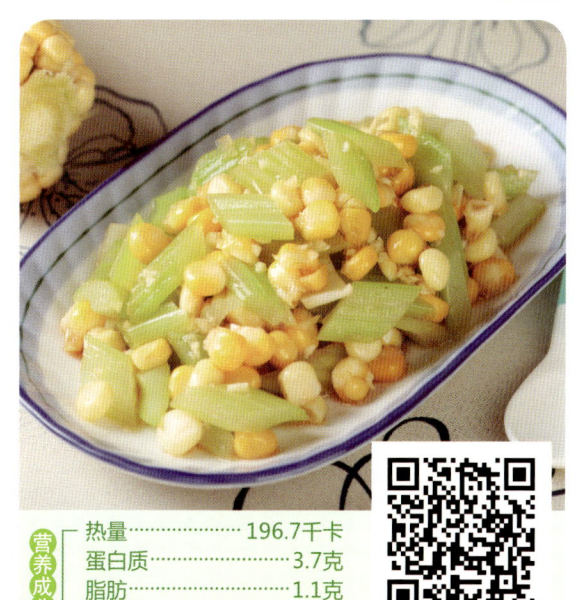

营养成分：
- 热量 —— 196.7千卡
- 蛋白质 —— 3.7克
- 脂肪 —— 1.1克
- 碳水化合物 —— 25.5克

薏米
扩张血管、降低血压

热量	357千卡
蛋白质	12.8克
脂肪	3.3克
碳水化合物	71.1克

【降压关键营养素】维生素、膳食纤维
【推荐食用量】每日50克　　【最佳食用季节】夏、秋季

降压原理
　　薏米富含维生素及膳食纤维等多种营养成分，具有较好的利水祛湿、健脾养胃、清热润肺等功效，尤其适合脾胃虚弱的高血压患者食用。此外，科学研究和临床实践证明，薏米能扩张血管，有助降低血压。

对并发症的益处
　　薏米有助于降低血糖，适合高血压合并糖尿病的患者食用。中医认为，薏米有健脾利湿、清热的功效，常吃薏米能改善身体的代谢功能，调理脾虚腹泻、水肿、关节疼痛、脚气等症状。

食用建议
　　用薏米健脾益胃、改善脾虚泄泻时，宜炒一下再用于烹调，能缓解薏米的寒性。薏米最好和其他细粮、粗粮搭配，既能提供丰富而均衡的营养，口感也较好。薏米不易煮烂，烹调前可以将薏米淘洗净，用清水浸泡4～6小时，这样容易煮熟。

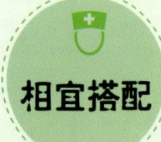
相宜搭配
✓ **薏米+山楂**
　　中医认为，薏米有健脾、补肺、清热、利湿功效；山楂有消食化积、行气散瘀功效，两者都有健脾胃作用，经常食用能够改善由于脾虚引起的身体肥胖症状。

✓ **薏米+红豆**
　　薏米具有利水祛湿、健脾养胃、清热润肺的功效，适宜痰湿内阻造成的脾胃虚弱型高血压患者食用。红豆含有丰富的铁。两者同食，对高血压患者有益。

调理食谱 黄芪茯苓薏米汤 —— 健脾利湿、宁心安神

- 原料：黄芪10克，茯苓12克，水发薏米60克

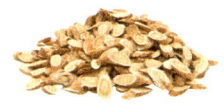 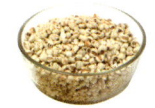

- 调料：白糖15克
- 制作：
① 砂锅中注入适量清水烧开，倒入洗净的黄芪、茯苓、薏米。
② 盖上盖，烧开后用小火炖20分钟，至其析出有效成分，揭开盖，放入备好的白糖，拌匀，略煮片刻，至白糖溶化。
③ 盛出煮好的汤料，装入碗中即成。

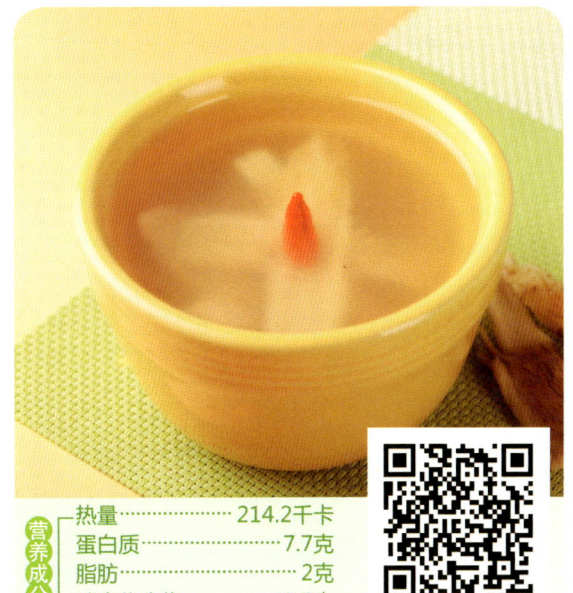

营养成分
- 热量……214.2千卡
- 蛋白质……7.7克
- 脂肪……2克
- 碳水化合物……42.7克

调理食谱 荷叶薏米茶 —— 消暑利湿、健脾升阳

- 原料：水发薏米80克，荷叶碎5克

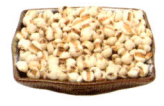 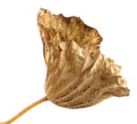

- 调料：蜂蜜少许
- 制作：
① 砂锅中注入适量清水烧开，倒入洗净的薏米、荷叶碎，搅拌匀。
② 盖上盖，烧开后用小火煮约30分钟，至食材熟透。
③ 加入适量蜂蜜，拌匀，转中火略煮，至蜂蜜完全溶化，关火后盛出即成。

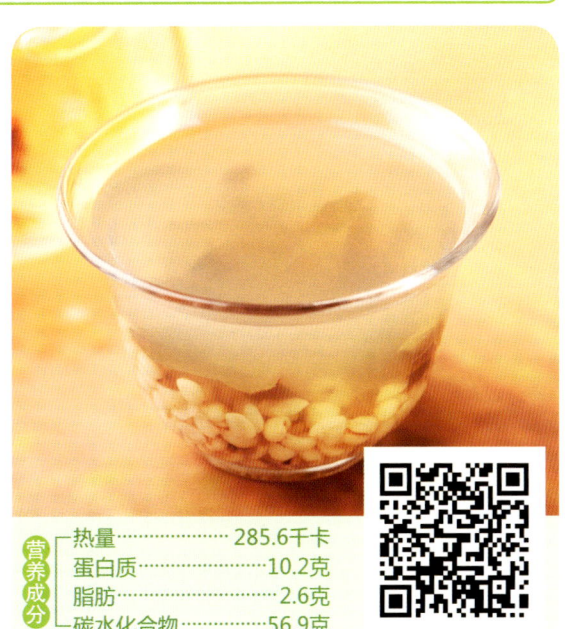

营养成分
- 热量……285.6千卡
- 蛋白质……10.2克
- 脂肪……2.6克
- 碳水化合物……56.9克

视频互动祛病书　　降压怎么吃

绿豆
辅助降压

热量	316千卡
蛋白质	21.6克
脂肪	0.8克
碳水化合物	62克

【降压关键营养素】蛋白质、维生素
【推荐食用量】每日50克　　【最佳食用季节】夏、秋季

降压原理

绿豆具有利尿的功效,可帮助人体从尿液中排出体内多余的钠,使血细胞中水含量及血管内的血容量降低,心脏输出的血量也会减少,从而减小血液对血管壁的压力,起到辅助降压的作用。

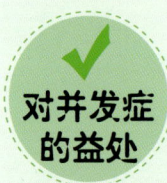

对并发症的益处

绿豆具有降血脂的功效,适合合并冠心病及血脂异常的高血压患者食用。绿豆中的某些活性成分还具有抗菌抑菌、抗肿瘤、提高免疫力的作用,常吃绿豆对高血压、高脂血症有明确的预防及治疗作用,进而减轻冠状动脉的病变。

食用建议

选购绿豆要挑选无霉烂、无虫口、无变质的绿豆,新鲜的绿豆是鲜绿色的,老的绿豆颜色会发黄。储存绿豆时,先把绿豆晒一下,用塑料袋装起来,再在袋里放几瓣大蒜。

脾胃虚寒、肾气不足、易泻者、体质虚弱者慎食绿豆。

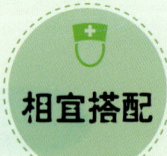

相宜搭配

✓ 绿豆+百合
中医认为,绿豆有清热解暑、利水消肿功效;百合有润肺止咳、清心安神功效,两者同食既能清热除烦,又能生津止渴,适宜夏季饮用。

✓ 绿豆+南瓜
绿豆和南瓜一起吃,既能够清热祛火,又能够润肠通便,是夏季消暑佳品。

调理食谱 绿豆凉薯小米粥 — 清凉解暑、健胃消食

- 原料：水发绿豆100克，水发小米100克，凉薯300克

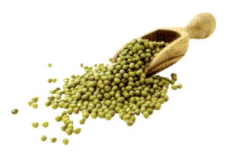 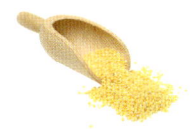

- 调料：盐2克
- 制作：
① 凉薯切丁。
② 锅中注水烧开，倒入绿豆、小米搅拌匀，烧开后用小火煮至小米熟软，倒入凉薯搅拌；用小火再煮至全部食材熟透，加盐搅匀调味。
③ 将煮好的小米粥盛入汤碗中即成。

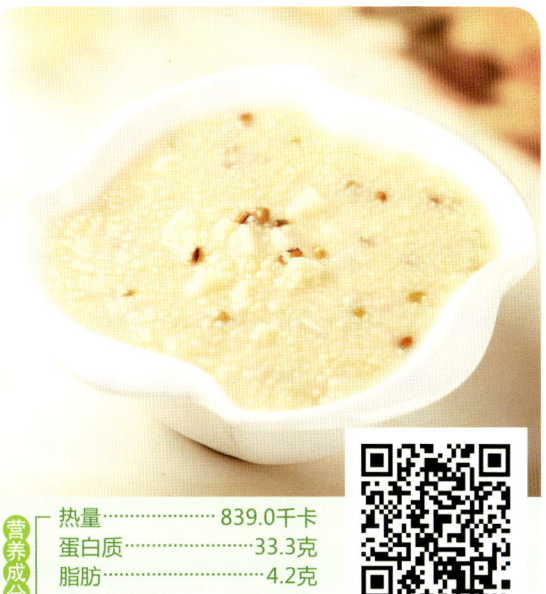

营养成分
- 热量……839.0千卡
- 蛋白质……33.3克
- 脂肪……4.2克
- 碳水化合物……177.3克

调理食谱 冬瓜绿豆粥 — 养胃生津、清热解毒

- 原料：冬瓜200克，水发绿豆60克，水发大米100克

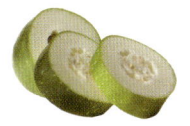 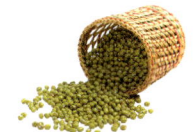

- 调料：冰糖20克
- 制作：
① 洗净去皮的冬瓜切小丁，备用。
② 砂锅注水烧开，倒入洗净的大米、绿豆，搅匀，烧开后用小火煮30分钟；放入冬瓜，搅拌匀；用小火续煮至冬瓜熟烂；加入适量冰糖，煮至溶化。
③ 关火后盛入碗中即成。

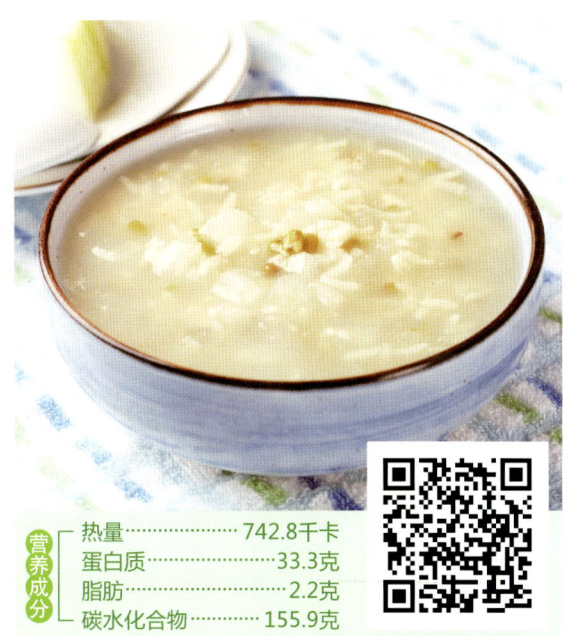

营养成分
- 热量……742.8千卡
- 蛋白质……33.3克
- 脂肪……2.2克
- 碳水化合物……155.9克

豆腐
促进钠排出

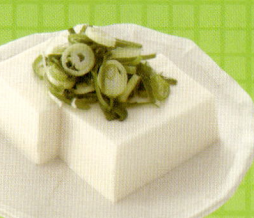

- 热量·················81千卡
- 蛋白质···············8.1克
- 脂肪·················3.7克
- 碳水化合物···········4.2克

【降压关键营养素】钾
【推荐食用量】每日200克　　　【最佳食用季节】夏、秋季

降压原理

豆腐富含的钾能促进钠的排出，扩张血管，降低血压。长期服用含有利尿成分降压药（有排钾作用）的高血压患者，经常吃点豆腐，对及时补充钾元素很有帮助。

对并发症的益处

豆腐作为食药兼备的食品，具有益气、补虚等多方面的功能。豆腐富含钙，又是植物食品中含蛋白质比较高的，含有8种人体必需的氨基酸。因此，常吃豆腐可以保护肝脏，促进机体代谢，增加免疫力并且有解毒作用。

食用建议

豆腐中含有极为丰富的蛋白质，一次食用过多不仅阻碍人体对铁的吸收，而且容易引起蛋白质消化不良，出现腹胀、腹泻等不适症状。

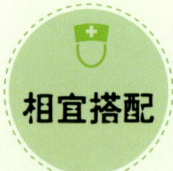

相宜搭配

✓ 豆腐+海带
这道汤的食材搭配十分健康，豆腐中含有丰富的优质植物蛋白，而海带素来都是三高人士日常必备的食物之一，可以调节脂肪代谢，对于保护心血管的健康特别有效。

✓ 豆腐+鲫鱼
鲫鱼肉富含极高的蛋白质，而且易于被人体所吸收，其氨基酸含量也很高，所以对促进智力发育、降低胆固醇和血液黏度、预防心脑血管疾病有明显作用。

调理食谱 油麦菜烧豆腐 — 益气宽中、清热解毒

- 原料：豆腐200克，油麦菜100克，蒜末少许
- 调料：盐3克，鸡粉2克，生抽5毫升，水淀粉、食用油各适量
- 制作：
  ① 将洗净的油麦菜切段；洗好的豆腐切小方块。
  ② 豆腐块氽水，捞出待用。
  ③ 用油起锅，放入蒜末爆香，倒入油麦菜，用大火翻炒；倒入豆腐块，注入少许清水，煮至汤汁沸腾；再加入生抽、盐、鸡粉，用中小火煮约1分钟，至食材熟软；转大火收汁，倒入水淀粉翻炒；关火后盛出即成。

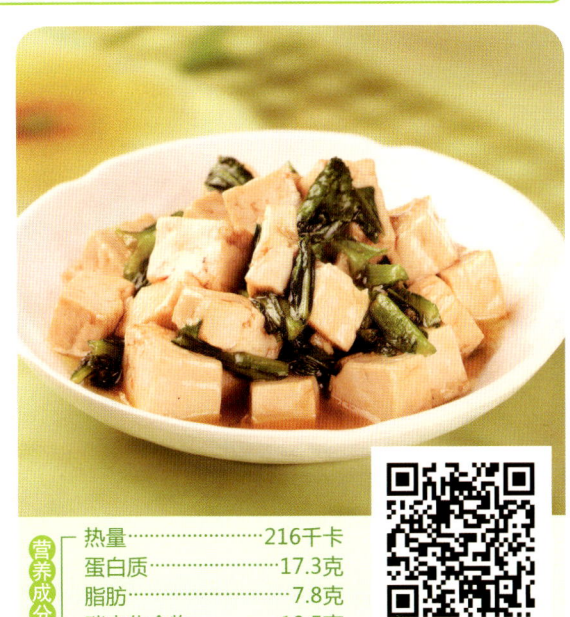

营养成分：
- 热量…………216千卡
- 蛋白质…………17.3克
- 脂肪…………7.8克
- 碳水化合物…………10.5克

调理食谱 香菇炖豆腐 — 生津润燥、提高免疫力

- 原料：鲜香菇60克，豆腐200克，姜片、葱段各少许
- 调料：盐2克，白糖4克，鸡粉2克，蚝油10克，生抽5毫升，料酒4毫升，水淀粉4毫升，食用油适量
- 制作：
  ① 洗净的豆腐切小方块；洗好的香菇切成片，备用。
  ② 香菇和豆腐氽水，捞出备用。
  ③ 用油起锅，放入姜片、葱段爆香，倒入焯过水的香菇、豆腐块，淋入料酒，炒匀；倒入适量清水煮沸，加入适量生抽、蚝油、盐、白糖、鸡粉，煮至食材入味，倒入适量水淀粉，快速翻炒均匀，装入盘中，撒上葱段即成。

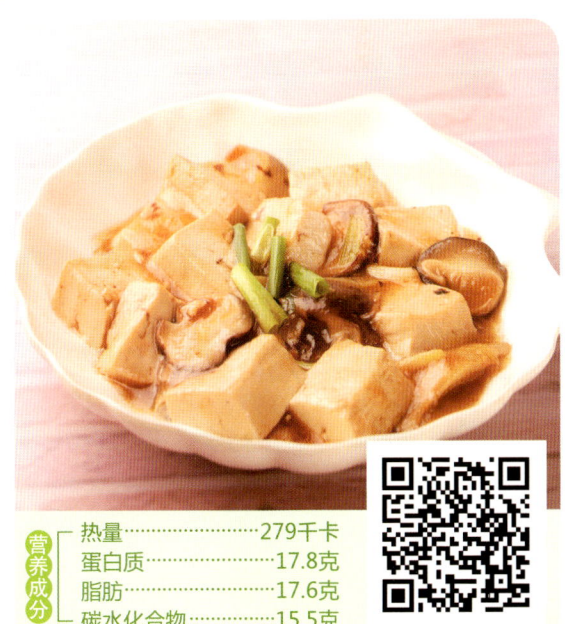

营养成分：
- 热量…………279千卡
- 蛋白质…………17.8克
- 脂肪…………17.6克
- 碳水化合物…………15.5克

视频互动祛病书 降压怎么吃

蒜
防止血小板凝集

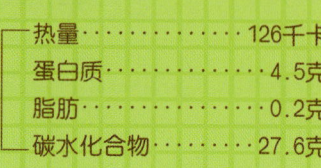

- 热量·············126千卡
- 蛋白质············4.5克
- 脂肪·············0.2克
- 碳水化合物········27.6克

【降压关键营养素】大蒜辣素、硒
【推荐食用量】每日15克　　【最佳食用季节】秋、冬季

降压原理

大蒜中所含有的大蒜辣素能够降低血清和肝脏中的脂肪，有助于血压下降；大蒜中还含有硒元素，硒能防止血小板凝集，有助于血压正常化。

对并发症的益处

蒜含有大量对人体有益的活性成分，可防病健身。蒜能杀菌，促进食欲，调节血脂、血压、血糖，可预防心脏病，抗肿瘤，保护肝脏，增强生殖功能，保护胃黏膜，抗衰老，还可防止铅中毒。

食用建议

选购蒜以外皮干净、带光泽、无损伤的为上品。保存蒜要将蒜放入网袋中，悬挂在通风处。
胃炎、胃溃疡、肝病患者和阴虚火旺者不宜食用蒜。

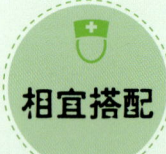

相宜搭配

✓ 大蒜+肉类
肉类中的维生素B_1和大蒜中的蒜素结合生成稳定的蒜硫胺素，能延长维生素B_1在人体内的停留时间，提高其吸收利用率。

✓ 大蒜+洋葱
大蒜、洋葱都能杀菌、消炎，两者同食可以提高免疫力、预防感冒。

调理食谱 蒜片苦瓜 —— 清暑除烦、防癌抗癌

- 原料：苦瓜200克，大蒜25克，红椒10克
- 调料：盐2克，鸡粉、食粉各少许，白糖3克，蚝油4克，水淀粉、食用油各适量
- 制作：

①将洗净的苦瓜切成小块；红椒洗净切圈；大蒜洗净去皮切成片。
②苦瓜片汆水，捞出，待用。
③用油起锅，放入蒜片，用大火爆香，倒入苦瓜，放入少许蚝油、盐、鸡粉，撒上适量白糖，翻炒片刻至食材入味。
④倒入切好的红椒，用大火快炒几下，倒入少许水淀粉勾芡即成。

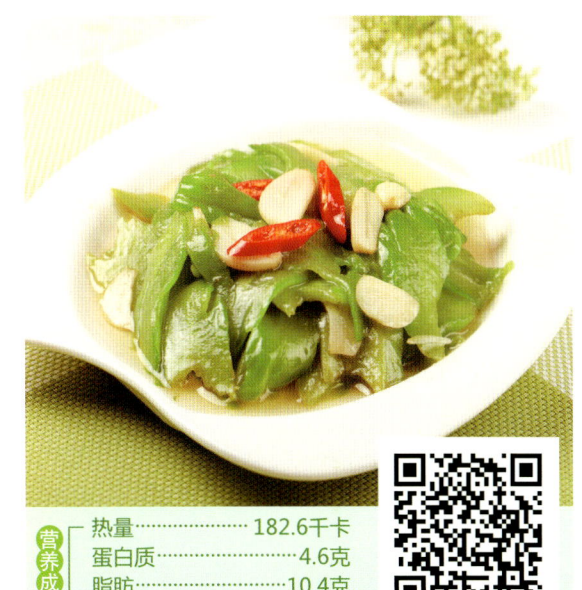

营养成分
- 热量············182.6千卡
- 蛋白质············4.6克
- 脂肪············10.4克
- 碳水化合物············24.9克

调理食谱 蒜香蒸南瓜 —— 清肺益气、消炎止痛

- 原料：南瓜400克，蒜末25克，香菜、葱花各少许
- 调料：盐2克，鸡粉2克，生抽4毫升，芝麻油2毫升，食用油适量
- 制作：

①去皮洗净的南瓜切厚片，将南瓜片装入盘中，摆放整齐。
②把蒜末装入碗中，放盐、鸡粉、生抽、食用油、芝麻油，拌匀，调成蒜末味汁，把蒜末味汁浇在南瓜片上。
③把处理好的南瓜放入烧开的蒸锅，加盖，大火蒸8分钟至熟，揭开盖子，取出南瓜，放上葱花，加上香菜点缀，淋上少许热油即成。

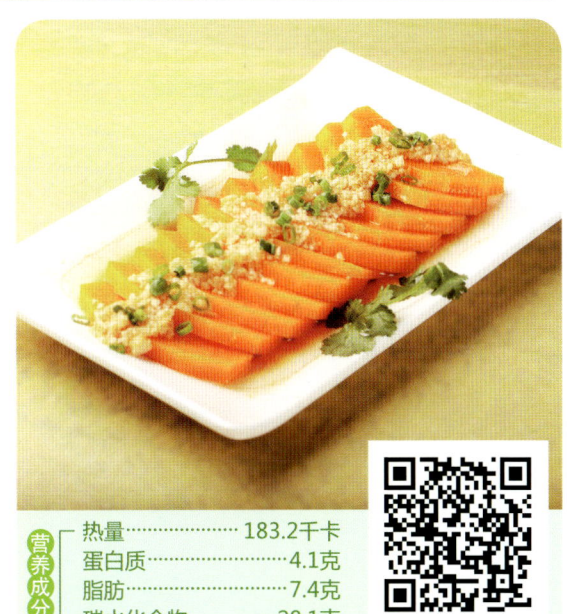

营养成分
- 热量············183.2千卡
- 蛋白质············4.1克
- 脂肪············7.4克
- 碳水化合物············28.1克

视频互动祛病书　　降压怎么吃

菊花
泻火降压、清肝明目

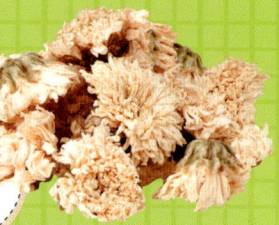

别名……金精、甘菊、甜菊花
性味……性微寒，味甘、苦
归经……………归肺、肝经

【降压关键营养素】菊酮、龙脑乙酸酯
【推荐食用量】每日10克（干品）　　　【最佳食用季节】夏末秋初

降压原理

菊花含有挥发油，包括菊酮、龙脑、乙酸龙脑酯，还含有胆碱、水苏碱、刺槐苷、菊苷、菊花萜二醇等，具有散风清热、平肝明目、化瘀消脂的功效，适用于高血压、肥胖症、高脂血症患者。

对并发症的益处

中医认为，菊花辛、甘、苦，微寒，具有疏散风热、平抑肝阳、清肝明目、清热解毒等作用。菊花不仅能增加血流量，还可加强心肌的收缩功能，对高血压及高血压引起的心肌梗死等并发症有辅助治疗的作用。

食用建议

好的菊花，花朵大小整洁，没有碎花，没有杂质，没有粉尘，没有小虫子。野菊花性状与菊花相似，但功能、主治有所差别，不可等同入药。另外，疏散风热宜用黄菊花，平肝、清肝、明目宜用白菊花。

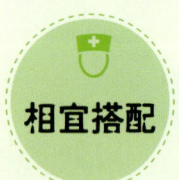

相宜搭配

✓ 菊花+莴笋
　　菊花能够平抑肝阳、降低血压，莴笋具有促进利尿、降低血压的作用，两者同食有利于降压。

✓ 菊花+柠檬
　　柠檬富含维生素C和维生素P，能缓解钙离子致血液凝固，有效降低血压，增强血管的弹性和韧性，预防和辅助治疗高血压、动脉硬化以及心肌梗死等心血管疾病。

山楂菊花茶 — 降脂减肥、清热泻火

- **原料**：鲜山楂90克，干菊花15克

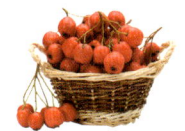 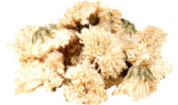

- **制作**：
① 将洗净的山楂去除头尾，去除果核，切成小块，备用。
② 砂锅中注入适量清水烧开，倒入洗净的干菊花、山楂，煮沸后用小火炖煮约10分钟，至食材析出营养物质。
③ 转大火，搅拌一会儿，关火后盛出，装入汤碗中即成。

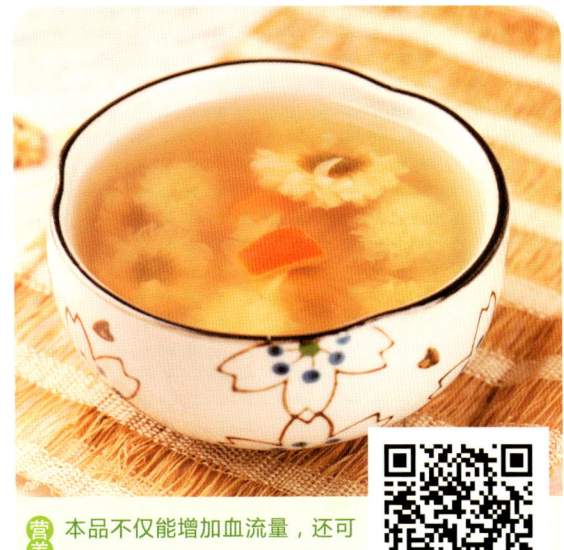

营养分析：本品不仅能增加血流量，还可加强心肌的收缩功能，对高血压有辅助治疗的作用。

甘菊猪肚 — 健脾开胃、益气补虚

- **原料**：猪肚300克，姜片20克，黄芪8克，菊花5克
- **调料**：盐、鸡粉各2克，料酒12毫升，鸡汁适量
- **制作**：
① 将洗净的猪肚切开，再切小块。
② 锅中注水烧热，倒入切好的猪肚，淋入适量料酒，拌匀煮沸，捞出待用。
③ 砂锅中注入适量清水烧开，倒入姜片，放入洗净的黄芪、菊花、猪肚，淋入少许料酒，倒入适量鸡汁提味，煮沸后用小火煲煮约60分钟，至食材熟透。
④ 加入少许盐、鸡粉调味，转中火续煮片刻，盛出即成。

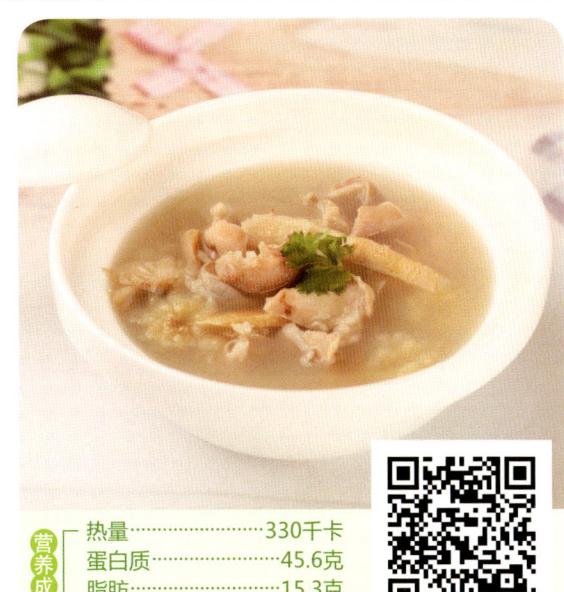

营养成分：
热量 …… 330千卡
蛋白质 …… 45.6克
脂肪 …… 15.3克
碳水化合物 …… 2.1克

• 视频互动祛病书 •• 降压怎么吃

荷叶
消暑利湿，健脾升阳

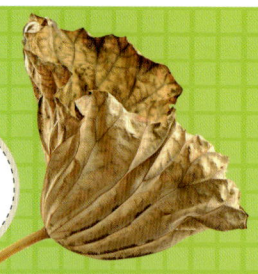

- 别名……………………无
- 性味…………………性平，味苦
- 归经……………归心、肝、脾经

【降压关键营养素】莲碱
【推荐食用量】每日干品9～12克，鲜品30～60克
【最佳食用季节】夏末秋初

降压原理

荷叶具有消暑利湿、健脾升阳、散瘀止血的功效，主治暑热烦渴、头痛眩晕、水肿、食少腹胀、损伤瘀血等。荷叶的浸剂和煎剂可以扩张血管，清热解暑，有降血压的作用。

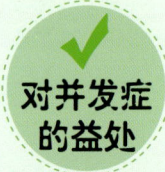

对并发症的益处

中医认为，荷叶味苦涩、微咸，性凉，具有清暑利湿、升阳发散、祛瘀止血等作用，对多种病症均有一定功效。荷叶茶中的荷叶碱含有多种有效的化脂生物碱，能有效分解体内的脂肪，并使其排出体外，可以降血脂，防治冠心病、胆炎、胆结石、脂肪肝等。

食用建议

体质虚寒、身体消瘦者不宜服用。不宜空腹服用。因为空腹服用会使胃酸猛增，对胃黏膜造成不良刺激，使胃胀满、反酸，增强饥饿感并加重原有的胃痛。

相宜搭配

✓ 荷叶+排骨
荷叶可扩张血管，清热解暑，有降血压的作用，排骨能滋补生津，两者同食对高血压患者很有益处。

✓ 荷叶+罗布麻叶
罗布麻叶具有平抑肝阳、清热利尿的功效，主治高血压、眩晕、头痛、心悸、失眠等，与荷叶搭配泡茶饮用，降压效果明显。

调理食谱 南瓜莲子荷叶粥 —— 补脾止泻、养心安神

- 原料：南瓜90克，水发莲子80克，水发大米40克，冰糖40克，枸杞12克，干荷叶10克
- 制作：
① 将洗净去皮的南瓜切小丁块；好的莲子去除莲心。
② 锅中注入适量清水烧开，放入洗净的干荷叶、莲子，倒入洗好的大米，撒上洗净的枸杞，搅拌匀，用大火煮沸，再转小火煮约30分钟
③ 倒入南瓜丁拌匀，加入冰糖，用小火续煮约10分钟，至冰糖完全溶化，关火后盛出即成。

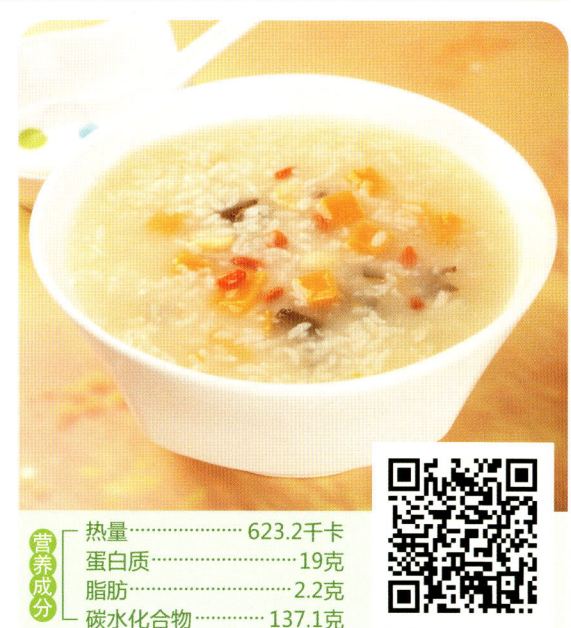

营养成分：
- 热量……623.2千卡
- 蛋白质……19克
- 脂肪……2.2克
- 碳水化合物……137.1克

调理食谱 荷叶牛肚汤 —— 补气养血、清香升阳

- 原料：牛肚200克，荷叶、桂皮、茴香、姜片、葱花各少许

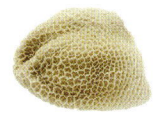 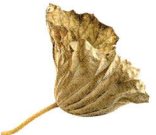

- 调料：料酒8毫升，盐2克，鸡粉2克，胡椒粉少许
- 制作：
① 洗净的牛肚切开，再切成条。
② 砂锅中注水烧开，倒入荷叶、桂皮、茴香、姜片、牛肚、料酒，烧开后用小火煮1小时，加盐、鸡粉、胡椒粉调味，关火后盛入碗中，撒上葱花即成。

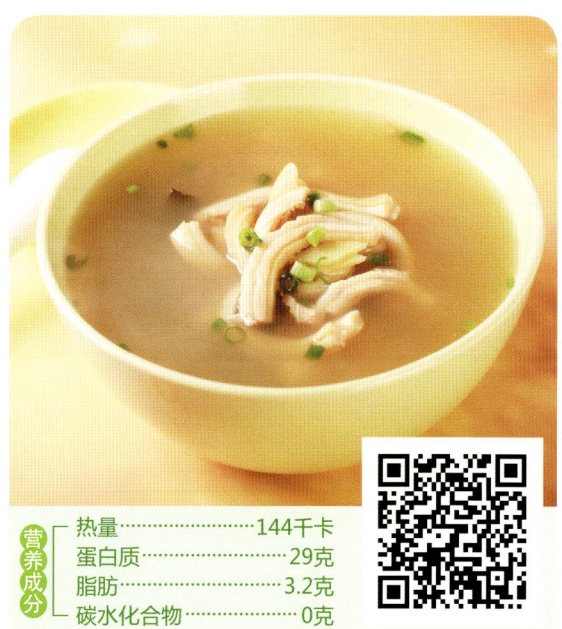

营养成分：
- 热量……144千卡
- 蛋白质……29克
- 脂肪……3.2克
- 碳水化合物……0克

玉米须

清热利尿、平肝利胆

- 别名……玉麦须、玉蜀黍蕊
- 性味………性平，味甘淡
- 归经……归膀胱、肝、胆经

【降压关键营养素】黄酮类、皂苷类

【推荐食用量】每日15～30克（干品）

【最佳食用季节】夏末秋初

降压原理

玉米须具有降压作用，其降压机制有认为是中枢性的，亦有人认为主要是扩张末梢小血管的结果。玉米须还能对抗肾上腺素的升压效应。

对并发症的益处

玉米须具有利尿清热、解毒平肝的功效，可治疗肾炎水肿、黄疸肝炎、胆结石、衄血、鼻渊、乳痈等症。玉米须还具有降低血糖的作用，可有效防治高血压合并糖尿病的发展。因为玉米须有抗过敏作用，所以也可以用于治疗荨麻疹和哮喘等。

食用建议

玉米须没有明显的副作用，但要注意用量。一般干品每日用15～30克就足够，不可过多，鲜品可适当增加用量。将玉米须加水煎汤代茶饮，一天可多次饮用，有良好的降压降糖作用，可用于防治糖尿病性高血压。

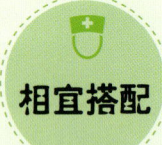

相宜搭配

✓ 玉米须+银杏叶

银杏叶通过增加血管透性和弹性而降低血压，有较好的降压功效，与玉米须搭配泡茶饮用，对改善高血压病症有较好效果。

✓ 玉米须+莲子心

莲子心、玉米须都能扩张外周血管，降低血压，两者同食具有非常好的降压功效。

调理食谱：玉米须芦笋鸭汤 —— 清肝明目、降压通肠

- **原料**：鸭腿200克，玉米须30克，芦笋70克，姜片少许

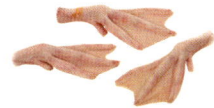 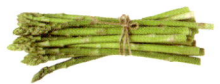

- **调料**：料酒8毫升，盐2克，鸡粉2克
- **制作**：
  ① 洗净的芦笋切段；鸭腿斩块，汆水。
  ② 砂锅注水烧开，放入姜片，倒入鸭腿块，放玉米须，淋入适量料酒，烧开后小火炖40分钟至熟，倒入芦笋，加入适量鸡粉、盐调味，盛出即成。

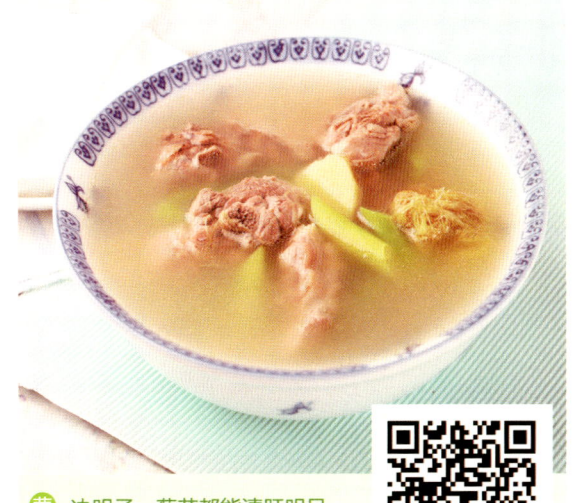

营养分析：决明子、菊花都能清肝明目，对肝火上炎引起的高血压降压作用明显。

调理食谱：玉米须决明菊花茶 —— 清肝明目、降压通肠

- **原料**：玉米须10克，决明子10克，菊花5克

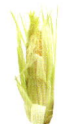 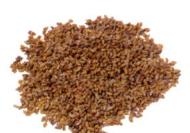

- **制作**：
  ① 砂锅中注入适量清水烧开，放入洗净的玉米须，倒入备好的决明子，加入洗净的菊花，煮沸后用小火煮约10分钟，至其析出有效成分。
  ② 揭盖，用大火略煮一会儿，关火后盛出，滤取茶汁，装入玻璃杯中即成。

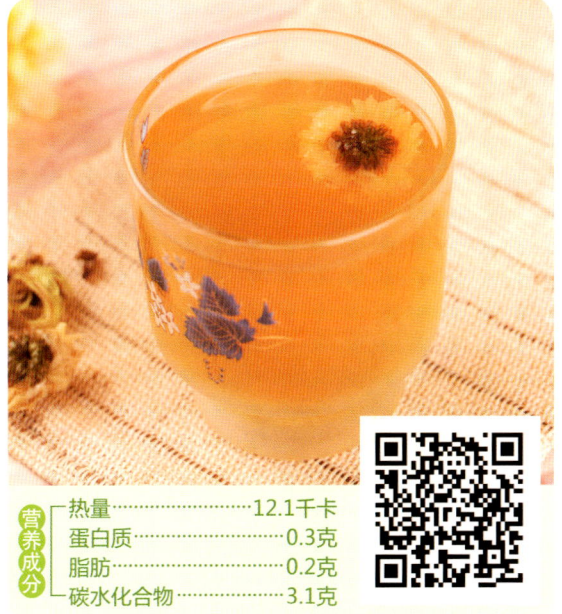

营养成分：
- 热量　　12.1千卡
- 蛋白质　0.3克
- 脂肪　　0.2克
- 碳水化合物　3.1克

绞股蓝

降脂降压、滋补强身

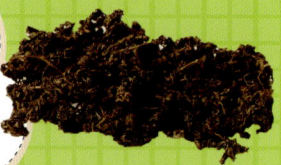

- 别名............七叶胆
- 性味..........性寒，味苦
- 归经......归肺、脾、肾经

【降压关键营养素】绞股蓝皂苷
【推荐食用量】每日3～9克　　　　【最佳食用季节】夏末秋初

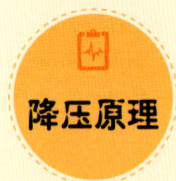

降压原理

绞股蓝具有非常明显的降低血黏稠度、调整血压的功能，同时还能够防止微血栓形成，并且增加心肌细胞对缺氧的耐受力，起到保护心肌的作用。

对并发症的益处

绞股蓝及绞股蓝皂苷能明显增加非特异性免疫、细胞免疫、体液免疫的功能，且具免疫调节作用；具有明显的降血脂、降血糖作用，并具有镇静、催眠、镇痛、增加冠脉流量、抗心肌缺血、增加脑血流量、抑制血栓形成、保肝、抗溃疡等作用。

食用建议

绞股蓝需要置于干燥处保存。以绞股蓝为添加剂制作的食品，是集营养滋补、保健强身、防病治病为一体的绿色新食品，三高人群可以适量食用。

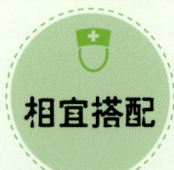

相宜搭配

✓ 绞股蓝+枸杞
绞股蓝具有降压降脂、消炎解毒、止咳祛痰等作用；枸杞有降低血压、降低胆固醇和防止动脉硬化形成的作用，并能保护肝细胞的新生，改善肝功能；两者同食对于降压降脂非常有益处。

✓ 绞股蓝+醋
醋中的醋酸可抑制胆固醇的合成，扩张血管并维持血管弹性，促进胆固醇的排泄；醋还有利尿功效，促进钠的排出，也能起到降低血压的作用。

调理食谱 绞股蓝枸杞茶 — 滋补肝肾、降压助眠

●原料：绞股蓝5克，枸杞10克，冰糖30克

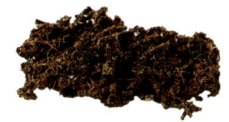 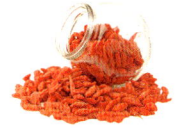

●制作：
① 锅中注入适量清水烧开，倒入冰糖，放入绞股蓝，搅拌匀。
② 加入枸杞，继续搅拌片刻，煮至冰糖溶化。
③ 再略煮片刻，至药材析出有效成分。
④ 把煮好的茶水盛出，装入碗中即成。

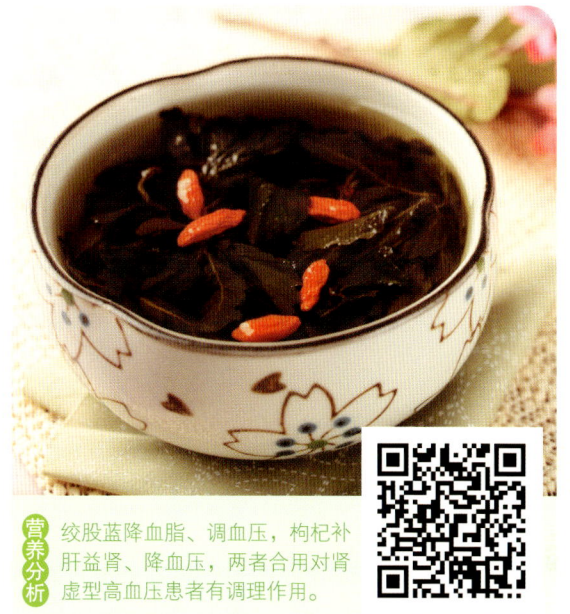

营养分析：绞股蓝降血脂、调血压，枸杞补肝益肾、降血压，两者合用对肾虚型高血压患者有调理作用。

调理食谱 绞股蓝决明三七茶 — 活血化瘀、养肝明目

●原料：绞股蓝4克，决明子10克，三七花5克

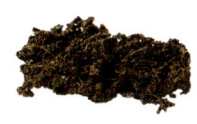 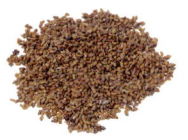

●制作：
① 砂锅中注入适量清水烧开。
② 倒入洗好的绞股蓝、决明子、三七花，搅拌片刻。
③ 盖上盖，用小火煮20分钟，至药材析出有效成分。
④ 揭开盖，搅拌片刻。
⑤ 关火后盛出煮好的药材，滤入杯中，待稍微放凉即可饮用。

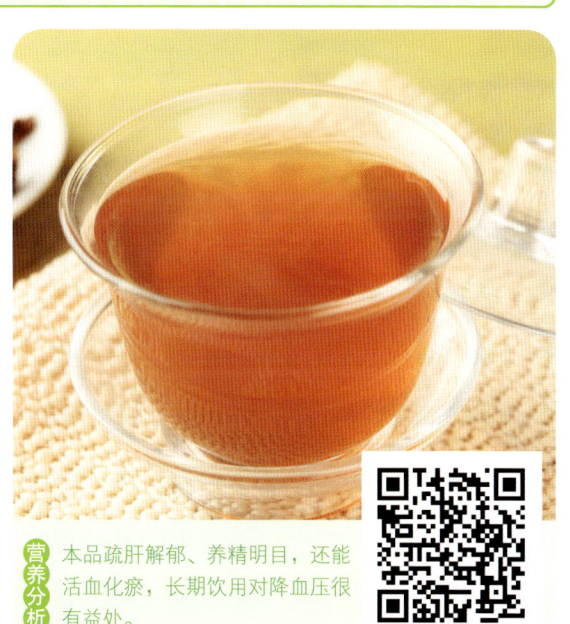

营养分析：本品疏肝解郁、养精明目，还能活血化瘀，长期饮用对降血压很有益处。

决明子
清肝明目、利水通便

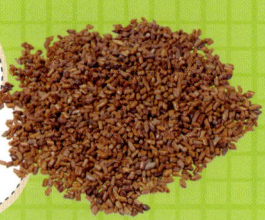

- 别名……羊角豆、羊尾豆
- 性味……性凉，味甘、苦
- 归经……归大肠经

【降压关键营养素】决明素
【推荐食用量】每日9～12克　　　【最佳食用季节】夏末秋初

降压原理

决明子具有清肝明目、利水通便等功效，对高血压、肝炎、肝硬化、习惯性便秘等有效。实验证明，决明子的水浸液等成分对麻醉犬、猫、兔等皆有降压作用。

对并发症的益处

决明子所含的决明素不仅有降压效果，还可控制体内血清胆固醇的含量，防止动脉粥样硬化斑块的形成。老年人饮用决明子茶不仅有助于大便通畅，还能起到明目、降压、调脂等保健功能，可预防高血压并发症的发生。

食用建议

决明子使用不当可能会引起腹泻，特别是长期食用的女性朋友应注意，长期饮用决明子对女性可能带来不利，轻则引发月经不规律，重则可使子宫内膜不正常。另外，有泄泻、低血压者及怀孕女性也应慎用。

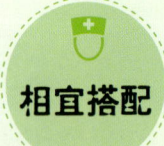
相宜搭配

✓ **决明子+菊花**
决明子、菊花都具有清肝明目、降低血压的功效，两者同用降压作用更加明显。

✓ **决明子+山楂**
山楂含有的山楂酸、柠檬酸能利尿、扩张血管，两者同用能起到辅助降低血压的作用。

调理食谱 枸杞叶决明子肉片汤 — 滋阴补肾、润燥通肠

- 原料：枸杞叶50克，猪瘦肉100克，决明子10克，枸杞8克，姜片少许
- 调料：盐3克，鸡粉3克，水淀粉3毫升，食用油适量
- 制作：

① 洗净的猪瘦肉切片，装入碗中，放入少许盐、鸡粉、水淀粉、食用油，腌渍至入味。
② 砂锅中注入适量清水烧开，倒入姜片、决明子，烧开后用小火煮5分钟。
③ 倒入瘦肉片，快速搅匀；放入枸杞叶，略煮片刻；倒入备好的枸杞，搅动一会儿，使食材药性均匀即可。

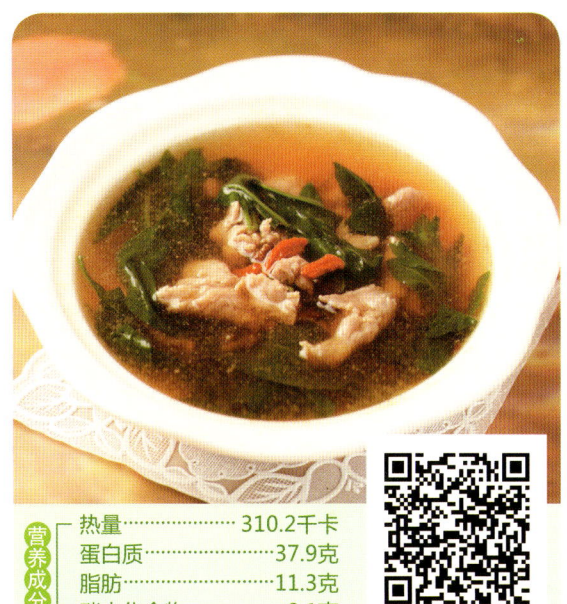

营养成分
热量	310.2千卡
蛋白质	37.9克
脂肪	11.3克
碳水化合物	9.1克

调理食谱 决明子菊花枸杞茶 — 清肝明目、美容瘦身

- 原料：决明子15克，菊花4克，枸杞15克

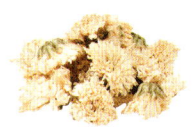 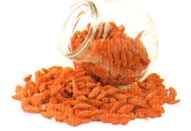

- 制作：

① 砂锅中注入适量清水烧开，倒入准备好的决明子、菊花、枸杞。
② 盖上盖，烧开后用小火煮5分钟，至药材析出有效成分。
③ 揭开盖，略微搅动片刻。
④ 把煮好的药茶盛出，装入碗中即成。

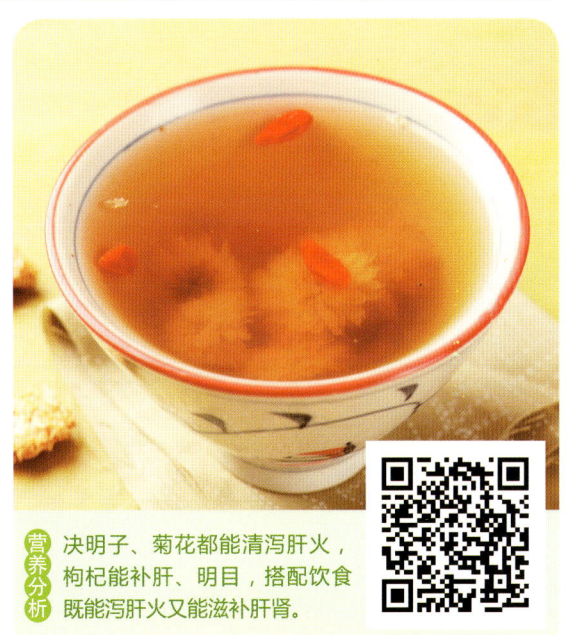

营养分析：决明子、菊花都能清泻肝火，枸杞能补肝、明目，搭配饮食既能泻肝火又能滋补肝肾。

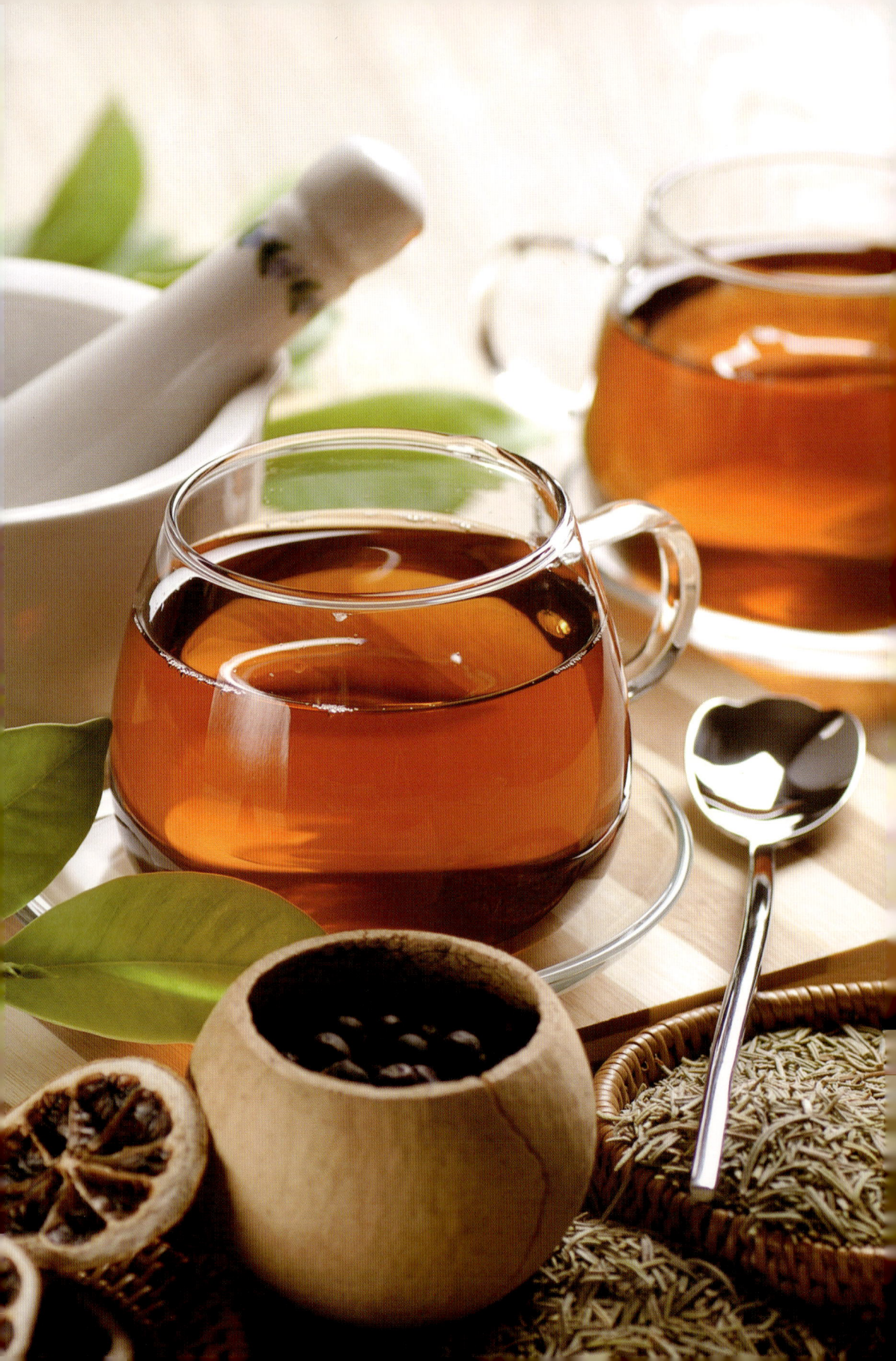

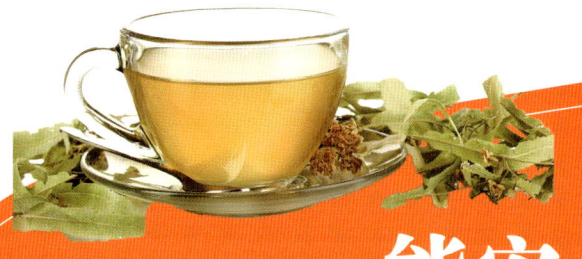

Part 3 能安全降血压的药茶、药膳汤

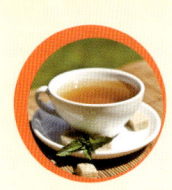 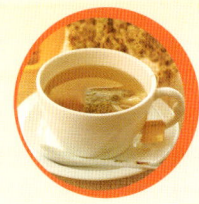 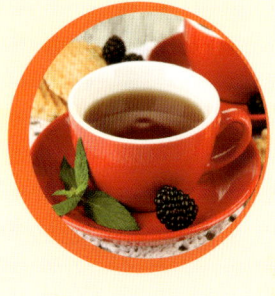

　　高血压患者在服用降血压西药的同时，也可配合服用一些中药药茶，对于提高和巩固疗效大有裨益。需要注意的是，患者在选用药茶时不仅要考虑到药茶的降压作用，还要注重药茶是否有消除不适症状的作用，如高血压常导致头痛、头晕、耳鸣、目赤、视物模糊等症状。选择合适的药茶有利于缓解患者的精神紧张状态，舒缓动脉血管，使过高的血压平稳下降，从而达到事半功倍的效果。

　　本章精心选取了18道有助于降低血压的重要花草茶、药膳等，取其清热解毒、平肝泻火之功效，适用于肝阳上亢型高血压患者；或取滋阴润燥、补中益气之功效，用于肝肾阴虚火阴阳两虚型高血压患者。本章每道药茶或药膳，均附有一个二维码，只需用手机轻松一扫，就有对应的视频可以观看，让读者知道如何选择药材、如何煎煮药茶或药膳，为自己的降压保健之路增添乐趣。

视频互动祛病书　降压怎么吃

三花清火茶　—— 清热解毒、清肝降压

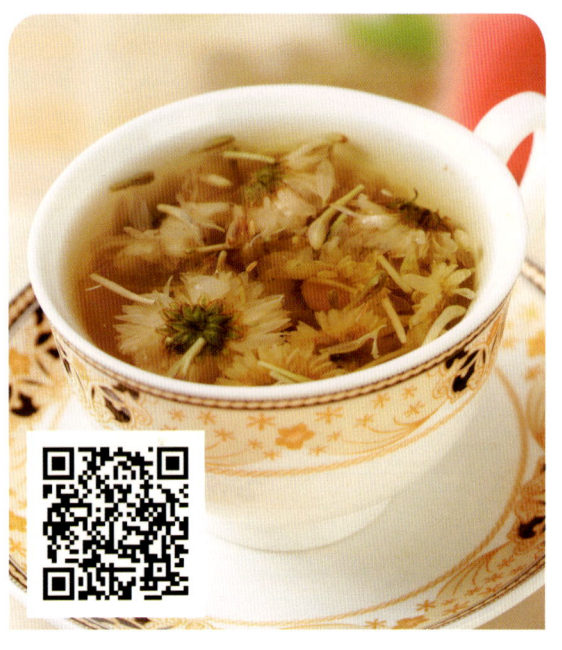

- 原料：白菊、野菊各5克，金银花3克
- 制作：
① 茶杯中倒入白菊、野菊、金银花。注入适量开水，冲洗一下，滤出水分。
② 再向杯中注入适量开水至八九分满。
③ 盖上盖，泡约5分钟，揭盖，趁热饮用即可。

✓ **温馨提示：**

本品清热解毒、下泄肝火，对心血管系统有明显保护作用，可以增加心肌供氧量。但野菊花性微寒，长期服用或用量过大，可伤脾胃阳气，故脾胃虚寒者及孕妇不宜用。

银花丹参饮　—— 凉血解毒、活血化瘀

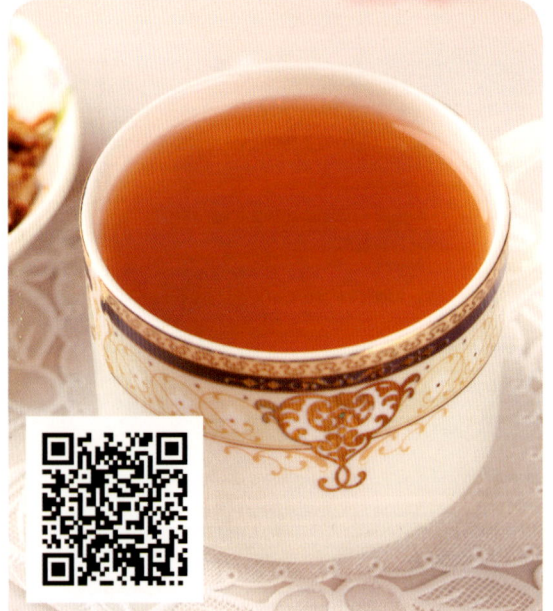

- 原料：金银花5克，丹参5克
- 制作：
① 砂锅中注入适量清水烧开。倒入洗净的金银花、丹参。
② 盖上盖，煮沸后用小火煮约15分钟，至其析出有效成分，揭盖，煮一会儿。
③ 再盛出煮好的药茶。滤取茶汁，装入茶杯中即成。

✓ **温馨提示：**

丹参忌与羊肝同食，羊肝中的铁、钙、镁等离子可与丹参分子中的酮基氧、羟基氧发生反应而形成络合物，从而使药效降低，故服丹参时忌食羊肝。

夏枯草菊花茶 —— 清肝明目、凉血降压

●原料：夏枯草8克，菊花4克

●制作：
① 砂锅中注入适量清水烧开，放入洗净的夏枯草和菊花。
② 用勺搅拌开。
③ 盖上盖，用小火煮20分钟，至药材析出有效成分。
④ 把煮好的茶水盛出，装入杯中即可。

✓ 温馨提示：

本品疏风清热、清肝明目，可以降低血管通透性，减少血管脆性，提高肝脏代谢脂肪的能力。适用于因高血压引起的眩晕患者饮用，但两者均性寒，故脾胃虚弱者慎服。

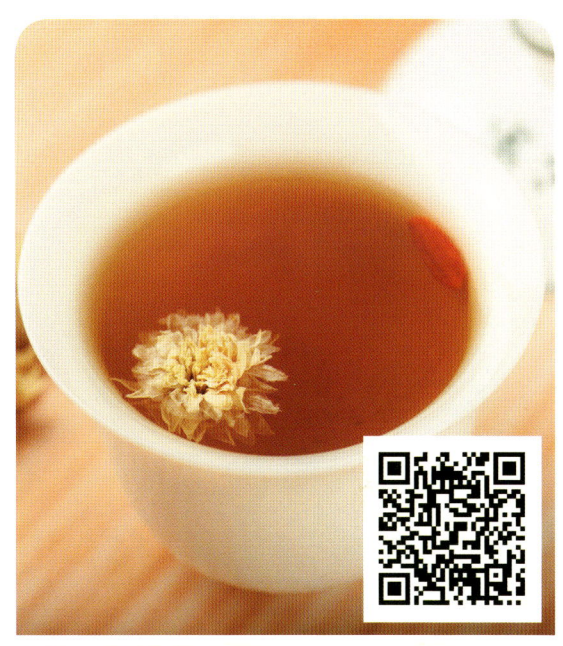

罗布麻降压茶 —— 扩张血管、降压降脂

●原料：罗布麻6克，山楂、五味子各5克，冰糖20克

●制作：
① 砂锅中清水烧开，倒入罗布麻、山楂、五味子，搅拌匀。
② 盖上盖，煮沸后小火煮至其析出有效成分。揭盖，放入冰糖，搅拌匀。
③ 大火续煮片刻，至其完全溶化。关火后盛出，滤取茶汁，装入汤碗中，稍微冷却后饮用即可。

✓ 温馨提示：

山楂含有黄酮类物质，有扩张血管及降血压的作用，与罗布麻、五味子合用，可强心肌收缩力，降低血脂。

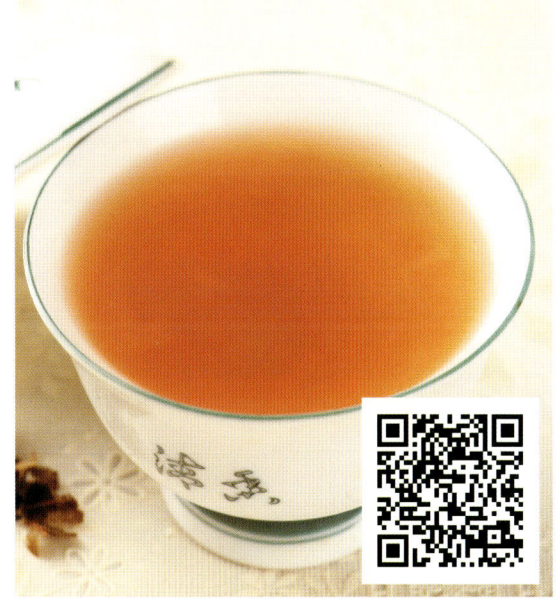

调理食谱 杜仲银杏叶茶 — 补中益气、降压降脂

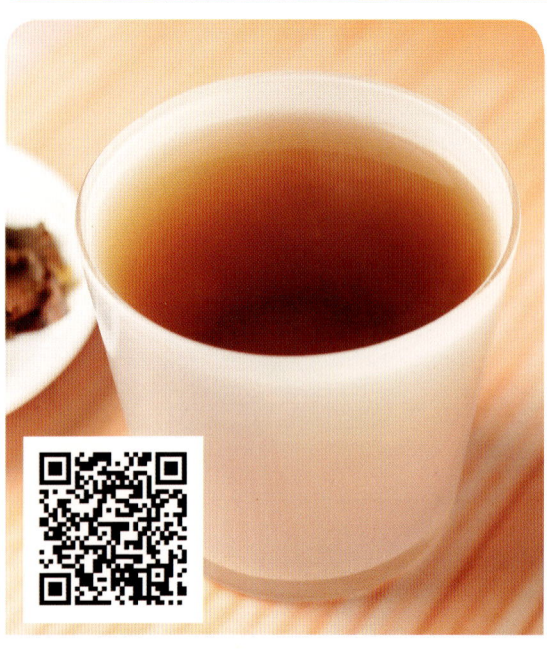

- 原料：杜仲20克，银杏叶10克
- 制作：

① 砂锅中注入清水烧开，放入洗好的杜仲、银杏叶，盖上盖，煮沸后小火煮约20分钟，至其析出有效成分。
② 揭盖，转中火拌匀，略煮片刻，关火后盛出煮好的药茶。
③ 滤取茶汁，装入茶杯中，趁热饮用即可饮用。

✓ 温馨提示：

本品具有增加脑血流量，抑制血小板聚集、降低血脂、降血压的作用。但是杜仲为温补之品，阴虚火旺者慎用。

调理食谱 菊槐茶 — 疏风散热、养肝明目

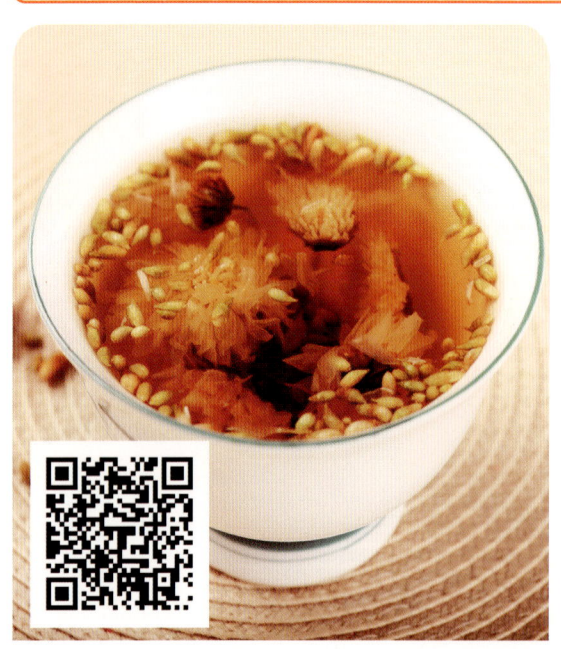

- 原料：槐花4克，菊花3克
- 制作：

① 取一个干净的茶杯，放入槐花、菊花，注入少许开水醒茶。
② 去除杂质，滤出水分后再注入适量开水冲泡。
③ 盖上茶杯，静置约1分钟，至茶水散出花香味即成。

✓ 温馨提示：

此道茶饮散风祛热，平肝明目，可缓解高血压患者出现的头晕、目眩的症状。另外对于风热感冒初起，头痛发热患者，也可适当饮用。但菊花茶性微寒，阳虚体质者不建议长期大量使用。

Part 3 能安全降血压的药茶、药膳汤

调理食谱 决明子红枣枸杞茶 —— 清热润肠、补肝益肾

- 原料：红枣15克，决明子6克，枸杞10克
- 制作：
① 砂锅中适量清水烧开。倒入红枣、决明子、枸杞。
② 盖上盖，用小火煮20分钟，至药材析出有效成分。
③ 揭开盖子，把煮好的茶水盛出，装入茶杯中即可。

✓ 温馨提示：

本品清热明目、润肠通便，对于高血压引起的头晕、头痛有很好的缓解作用。但决明子药性寒凉，脾胃虚寒、泄泻等患者服用。

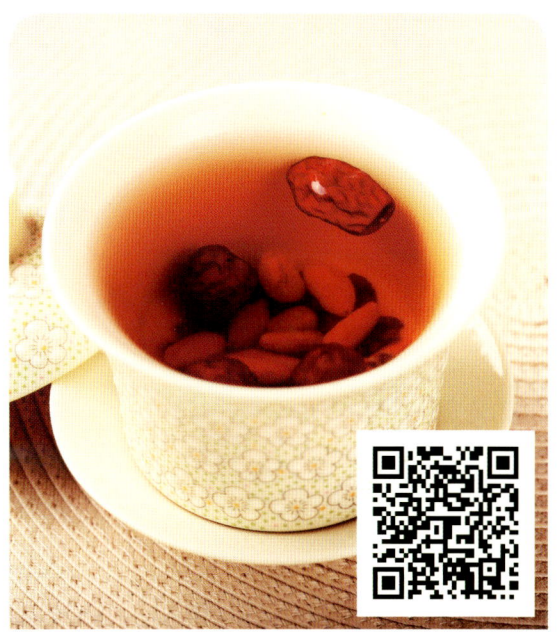

调理食谱 玉米须茶 —— 利水消肿、排钠降压

- 原料：玉米须30克
- 制作：
① 砂锅中清水，用大火烧开，放入洗好的玉米须。
② 盖上锅盖，用小火煮15分钟，至茶水呈微黄色。
③ 揭开盖，把煮好的玉米须茶盛出，装入玻璃杯中即可。

✓ 温馨提示：

玉米须性平，味甘，可利水消肿，抑制蛋白质的排泄，促进胆汁分泌，同时可降低血压、血糖。尤其适合高血压并发糖尿病的患者饮用。

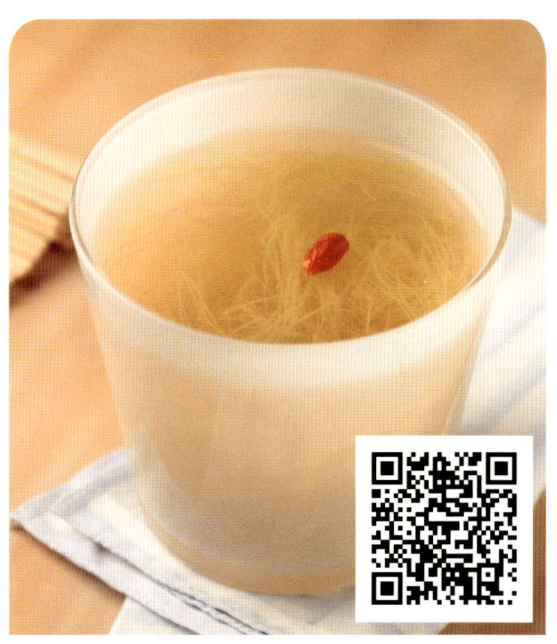

生地莲子心饮

滋阴润燥、养心安神

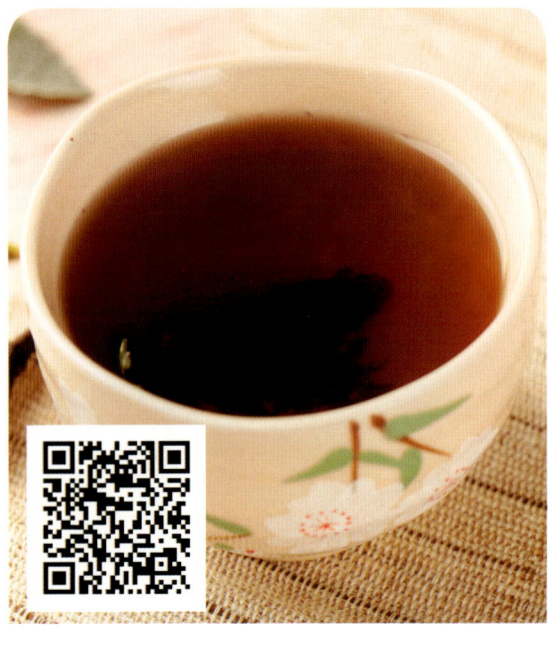

- 原料： 生地5克，莲子心3克
- 制作：

① 砂锅中清水，用大火烧开，倒入生地、莲子心。
② 盖上盖，煮沸后小火煮约10分钟，至其析出有效成分。
③ 取下盖，搅拌片刻，盛出煮好的汤料。装入汤碗中，稍微冷却后饮用即可饮用。

温馨提示：

此茶清热凉血、养阴生津，对于高血压患者出现的烦躁易怒、口干口渴、肠燥便秘等有很好的缓解作用。但是生地性寒脾虚湿滞，腹满便溏者不宜使用。

栀子莲心甘草茶

健脾养胃、清热解毒

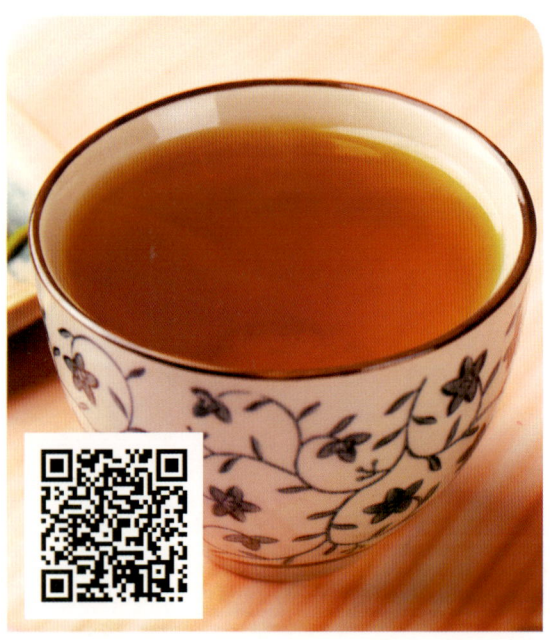

- 原料： 栀子8克，甘草15克，莲子心2克
- 制作：

① 砂锅中清水烧开，倒入洗好的栀子、甘草、莲子心。
② 盖上盖，小火煮15分钟，至其析出有效成分。
③ 揭开盖子，把煮好的药茶盛出，滤入茶杯中。静置片刻，至其稍凉后即可。

温馨提示：

本道茶饮清心明目、健脾安神、清热解毒，补益心气，推荐高血压合并冠心病患者应用。但甘草不可大剂量久服，会导致人体水钠潴留，引起水肿。

荷叶绿茶 — 清热解毒、消暑降压

● 原料：荷叶碎6克，绿茶叶5克

● 制作：

① 取一个干净的玻璃茶杯，放入荷叶碎、绿茶叶。
② 注入少许开水，冲泡片刻。去除杂质，沥干水分，待用。
③ 茶杯中再次注入适量开水，至八九分满，浸泡至其析出有效成分即可。

温馨提示：

荷叶暑热烦渴；绿茶降脂助消化，故本品尤其适合高血压合并肥胖的患者饮用。但绿茶中含有较多的鞣酸，会与食物中的铁分子结合，妨碍肠道黏膜对铁分子的吸收，贫血患者最好少饮。

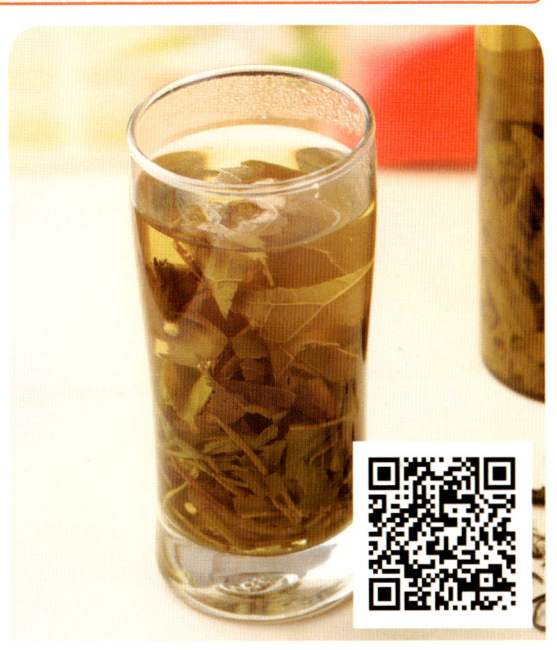

党参荷叶山楂茶 — 活血化瘀、强心降压

● 原料：山楂65克，党参10克，决明子15克，荷叶5克

● 制作：

① 山楂切开，去核，切小块，备用。
② 砂锅中注入适量清水烧开，放入备好的材料，小火煮至其析出有效成分。
③ 揭开锅盖，用滤网捞出材料。关火后把药汁盛出，装入碗中即可。

温馨提示：

山楂可保护心肌，改善心肌缺血缺氧的现象；同时有强心、降血压、血脂及抗心律失常的作用，是高血压患者的常用食材。但党参不宜与藜芦同用，饮用时要尤其注意。

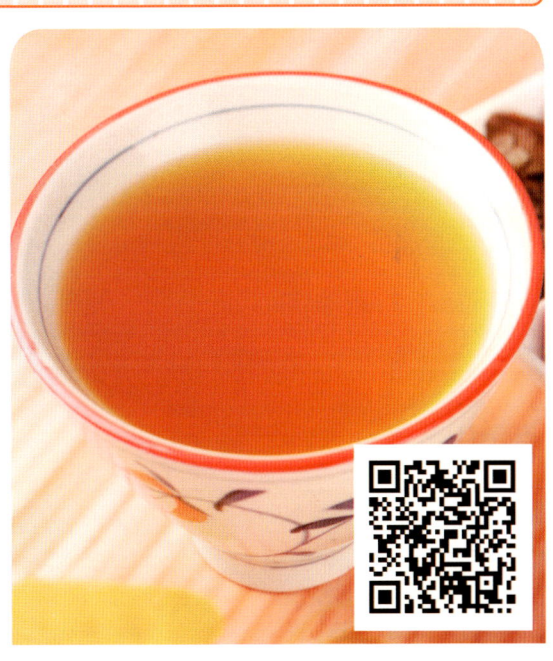

视频互动祛病书 · 降压怎么吃

调理食谱 丹参三七炖鸡 —— 补血益气、养心安神

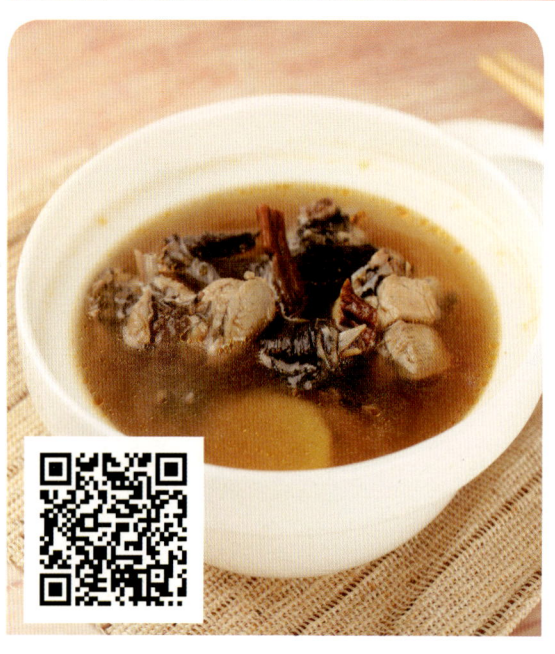

- ●原料：乌鸡400克，姜片25克，丹参10克，三七8克
- ●调料：盐、鸡粉各2克，料酒10毫升
- ●制作：

①锅中清水烧开，倒入乌鸡块，煮至沸，汆去血水，捞出待用。

②砂锅中注入适量清水烧开，倒入汆过水的乌鸡块，放入备好的药材，撒入姜片，淋入料酒，烧开后小火炖1小时，加入鸡粉、盐，拌匀调味即可。

✓ **温馨提示：**

丹参可调节血脂，抑制动脉粥样硬化斑块的形成，推荐高血压合并高血脂的患者常饮。但孕妇慎用丹参。

调理食谱 淮山党参鹌鹑汤 —— 补脾健胃、降脂减肥

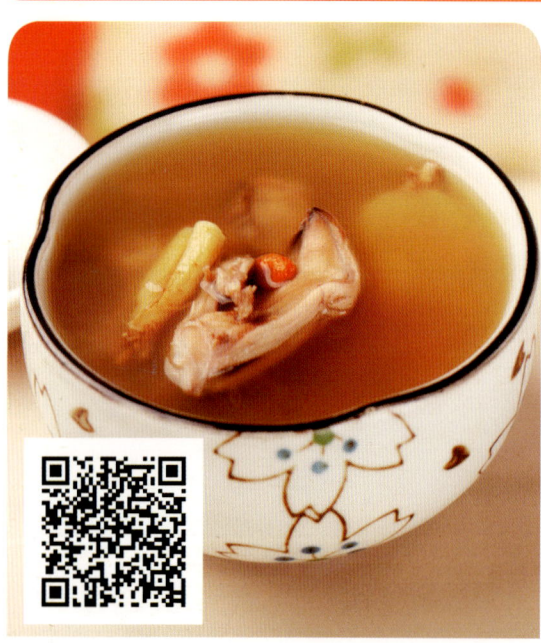

- ●原料：鹌鹑肉300克，淮山30克，党参20克，姜片15克，枸杞8克
- ●调料：盐3克，鸡粉2克，料酒12毫升
- ●制作：

①锅中清水烧热，倒入鹌鹑肉、料酒。大火煮片刻，汆去血渍，捞出待用。

②砂锅中清水烧开，放入全部材料及料酒，煮沸后小火煮至食材熟透。

③揭盖，加入盐、鸡粉，拌匀调味。转中火续煮片刻，至汤汁入味即可。

✓ **温馨提示：**

鹌鹑肉属于高蛋白、低脂肪食物，其胆固醇含量很低，对肥胖者来说是理想的肉食品种。

调理食谱 金银花白菊萝卜汤 — 温中益气、解毒降压

- 原料：金银花8克，菊花8克，白萝卜200克，葱花少许
- 调料：盐2克，食用油适量
- 制作：
① 白萝卜切片，砂锅中清水烧开，倒入金银花、菊花、白萝卜片，搅匀。
② 小火煮15分钟，至食材熟软，放入盐，搅拌均匀，至食材入味。
③ 淋入少许食用油，略搅片刻即可。

✔ 温馨提示：

金银花清热解毒，萝卜含有木质素，能提高巨噬细胞的活力，具有防癌作用。但萝卜性偏寒凉而利肠，脾虚泄泻、胃溃疡、十二指肠溃疡等患者忌吃。

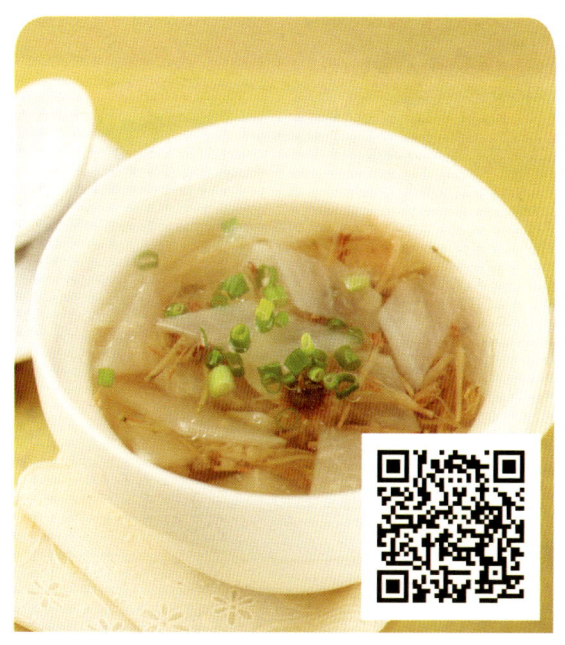

调理食谱 牛蒡山药海带汤 — 清热解毒、补脾健胃

- 原料：牛蒡140克，水发海带120克，山药100克，枸杞少许
- 调料：盐、鸡粉各2克，胡椒粉少许，芝麻油适量
- 制作：
① 牛蒡、山药切片，海带切成小块。
② 锅中清水烧开，倒入牛蒡、山药、海带块煮沸，再用小火煮至食材熟软。
③ 加入调味料及枸杞，搅拌匀，大火续煮片刻，至汤汁入味即成。

✔ 温馨提示：

本品具有降压的功效，能提高机体的体液免疫，促进机体的细胞免疫。但山药有收涩的作用，大便燥结者不宜食用。

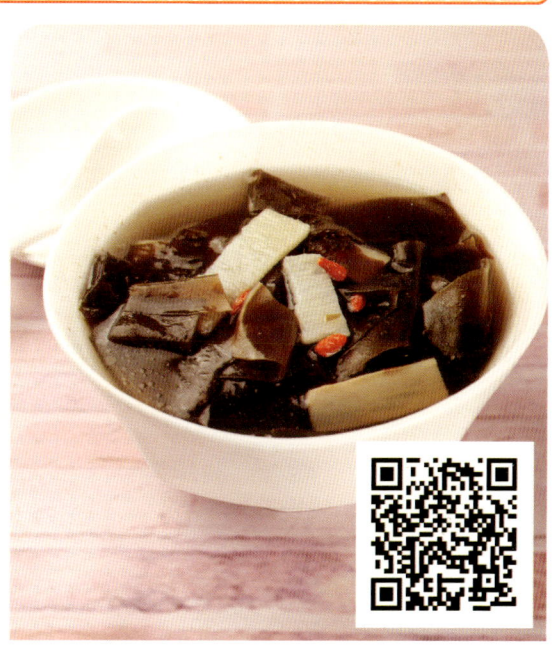

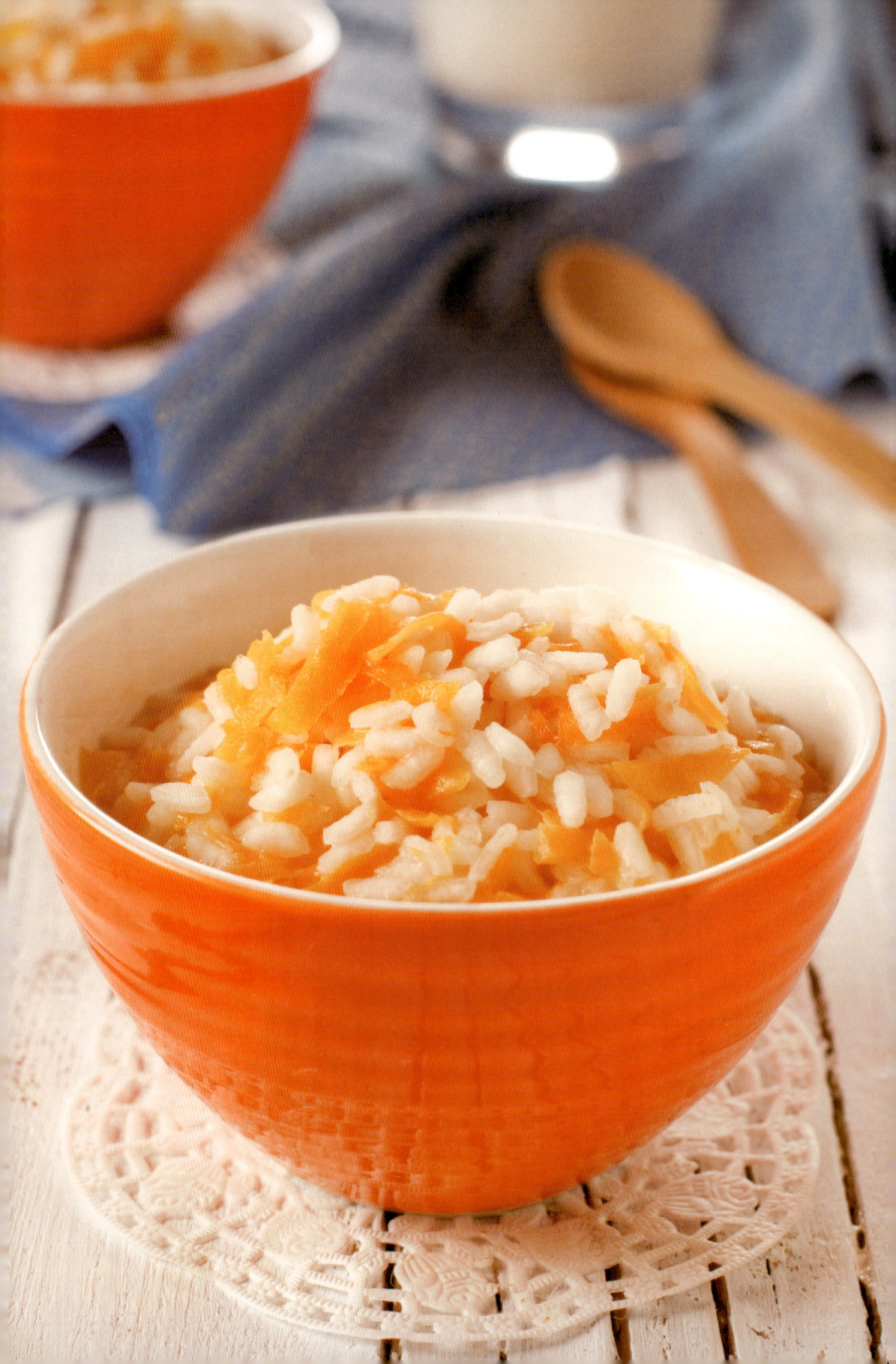

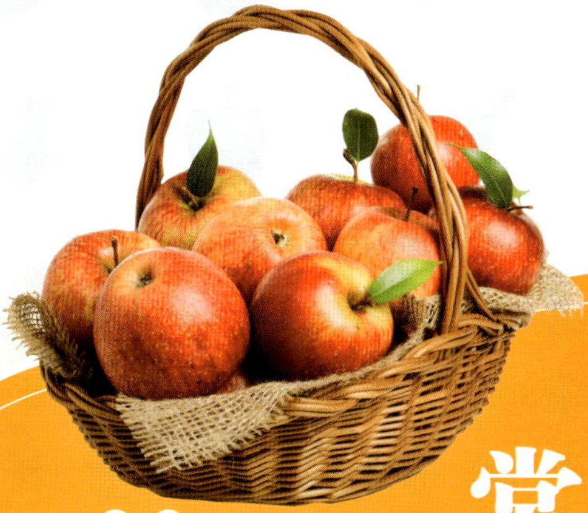

Part 4 常见高血压并发症饮食推荐

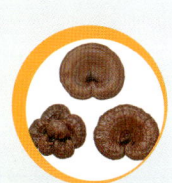
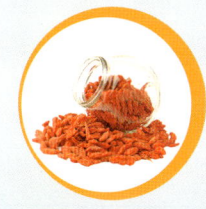
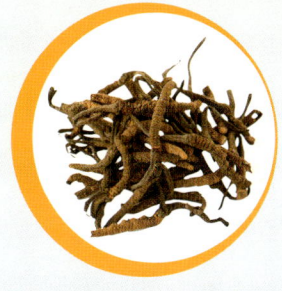

　　单纯性的高血压并不可怕，最可怕的是高血压常并发各种疾病，给患者带来生理和心理的痛苦，如高血压常常并发冠心病、心力衰竭、脑出血、高脂血症、高尿酸血症、肾功能减退等疾病。因此，高血压并发其他疾病的患者在饮食调理上不仅要遵从高血压患者的饮食原则，还要兼顾其他疾病的饮食调理特点。不同类型的高血压并发症患者所适宜的食物也并非千篇一律，因此，针对不同类型的患者，所采用的食谱也不一样。本章针对不同的高血压并发症患者，根据其营养调理的侧重点，选择对应的合适的食材，巧妙搭配，每种病症均配有7～11道营养食谱，对症调理，让患者吃得放心。

视频互动祛病书　降压怎么吃

高血压并发冠心病

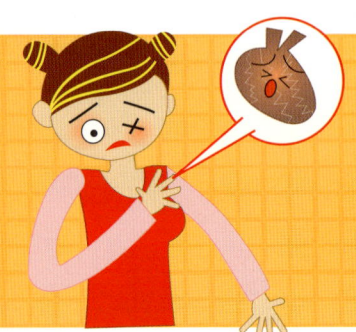

高血压是引发冠心病的常见因素之一，大部分患有高血压的患者都会同时伴有冠心病。冠心病是冠状动脉粥样硬化性心脏病的简称，是由于冠状动脉粥样硬化、血管腔狭窄、血流不通而致，可出现心肌缺血、缺氧、心绞痛、气急、心律不齐等症状。

日常饮食中建议多摄入新鲜的蔬菜，如苦瓜、花菜、丝瓜、冬瓜等，及富含维生素的水果，如橘子、苹果、草莓、猕猴桃等。同时要低脂饮食，严格控制盐、过咸食物及腌制品的摄入。控制胆固醇、脂肪酸的摄入，尤其是动物内脏、蛋黄、蟹黄等。若脂肪和胆固醇摄入过多，可引起肥胖和高血脂，高血脂是引发冠心病的主要因素之一。宜选用含人体必需的不饱和脂肪酸、能降低血胆固醇的植物油，尤以芝麻油、玉米油、花生油等为佳。还要戒烟限酒，忌浓茶、辛辣、硬质饮食。

生活中要控制总能量摄入，保持体重正常，制定合理饮食，坚持适度运动，保证作息规律。

调理食谱 肉末苦瓜条　　滋补脾胃、保护心脏

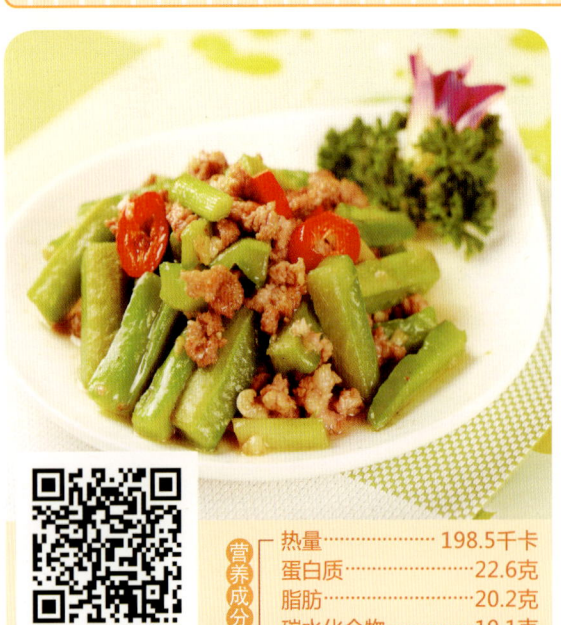

● **原料**：苦瓜200克，红椒15克，肉末90克，姜片、蒜末、葱段各少许

● **调料**：盐2克，鸡粉2克，食粉、料酒、生抽、水淀粉、食用油各适量

● **制作**：

① 苦瓜对半切开，去籽切段。红椒切圈。锅中清水烧开，放入食粉，倒入苦瓜，煮2分钟，至其断生，捞出待用。

② 用油起锅，倒入肉末，翻炒至转色。放入姜片、蒜末、葱段、生抽，炒匀。

③ 淋入料酒、苦瓜、红椒、盐、鸡粉、水淀粉勾芡。将炒好的食材盛出，装入盘中即可。

营养成分
热量……198.5千卡
蛋白质……22.6克
脂肪……20.2克
碳水化合物……19.1克

调理食谱 丝瓜烧花菜 — 滋阴润燥、降压消脂

- 原料：花菜180克，丝瓜120克，西红柿100克，蒜末、葱段各少许
- 调料：盐3克，鸡粉2克，料酒4毫升，水淀粉6毫升，食用油适量
- 制作：

①丝瓜、西红柿切小块，花菜切小朵。
②锅中清水烧开，加入食用油、盐、花菜，煮1分30秒，至其断生捞出待用。
③用油起锅，放入蒜末、葱段、丝瓜块、西红柿、花菜、料酒、清水、盐、鸡粉、水淀粉，用中火翻炒片刻，至食材熟透。关火后盛出炒好的食材，装入盘中即成。

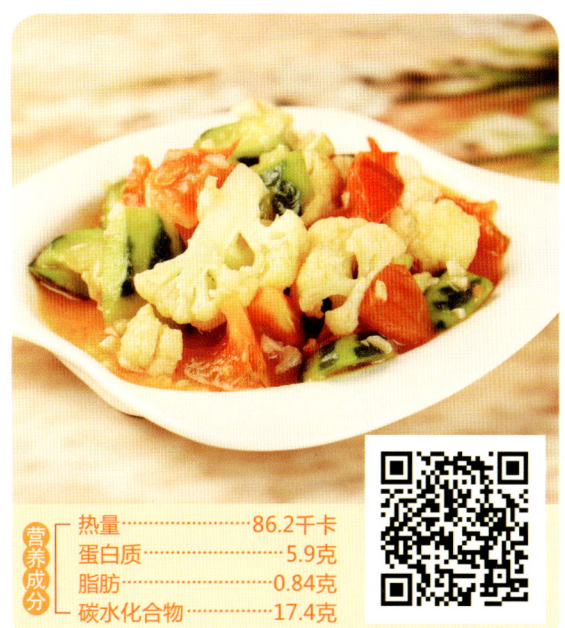

营养成分
- 热量 ……… 86.2千卡
- 蛋白质 ……… 5.9克
- 脂肪 ……… 0.84克
- 碳水化合物 ……… 17.4克

调理食谱 菠菜烩腐竹 — 理气补血、降低血压

- 原料：菠菜85克，虾米10克，腐竹50克，姜片、葱段各少许
- 调料：盐2克，鸡粉2克，生抽3毫升，食用油适量
- 制作：

①菠菜切段备用。热锅注油，烧至五成热，倒入腐竹，炸至金黄色，捞出。
②锅底留油烧热，倒入姜片、葱段、虾米、腐竹、清水、盐、鸡粉，炒匀调味。大火略煮片刻，使食材入味。
③淋入少许生抽，炒匀上色，中火煮约2分钟至食材熟透，放入菠菜，翻炒片刻，至待菠菜熟软入味。关火后盛出炒好的菜肴，装入盘中即可。

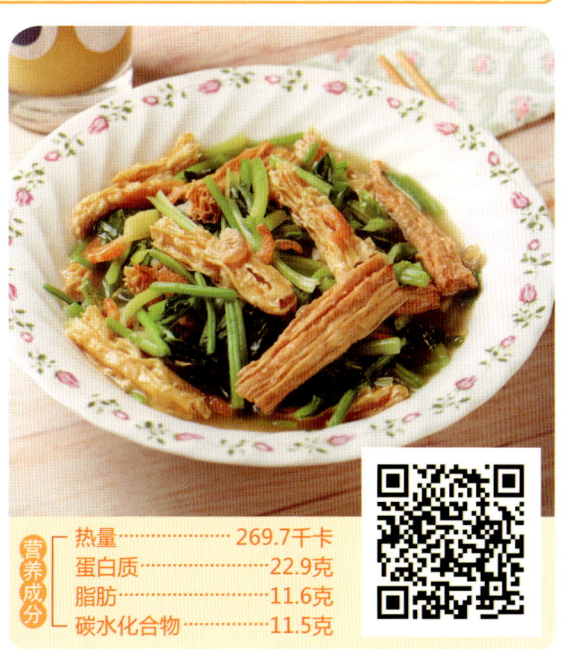

营养成分
- 热量 ……… 269.7千卡
- 蛋白质 ……… 22.9克
- 脂肪 ……… 11.6克
- 碳水化合物 ……… 11.5克

调理食谱 老醋土豆丝 — 补气健脾、降压降脂

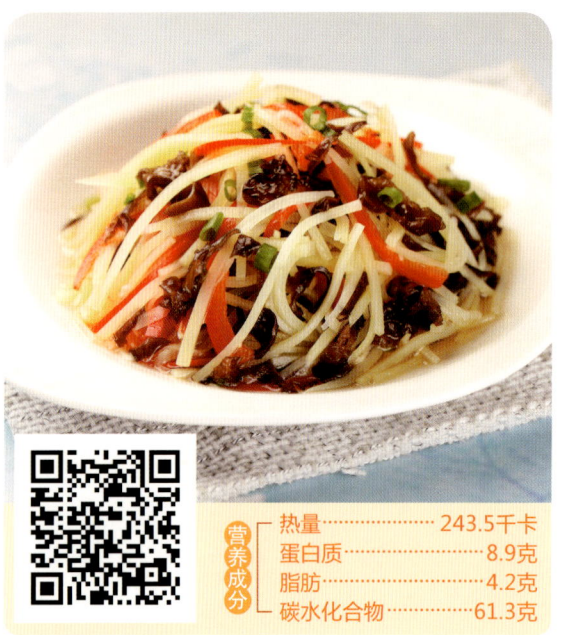

- 原料：土豆200克，水发木耳40克，彩椒50克，蒜末、葱花各少许
- 调料：盐2克，鸡粉2克，白糖4克，陈醋7毫升，芝麻油2毫升
- 制作：

①土豆、彩椒、木耳洗均净切成细丝，备用。

②锅中清水烧开，放入木耳丝，煮沸。倒入彩椒、土豆，煮1分钟，至食材熟透，捞出。

③把焯煮好的食材装入碗中，放入适量盐、鸡粉、白糖、蒜末、葱花、陈醋、芝麻油，搅拌均匀，使食材入味，盛出拌好的食材，装入碗中，撒葱花即可。

营养成分：
- 热量……243.5千卡
- 蛋白质……8.9克
- 脂肪……4.2克
- 碳水化合物……61.3克

调理食谱 木耳炒百合 — 滋阴清热、软化血管

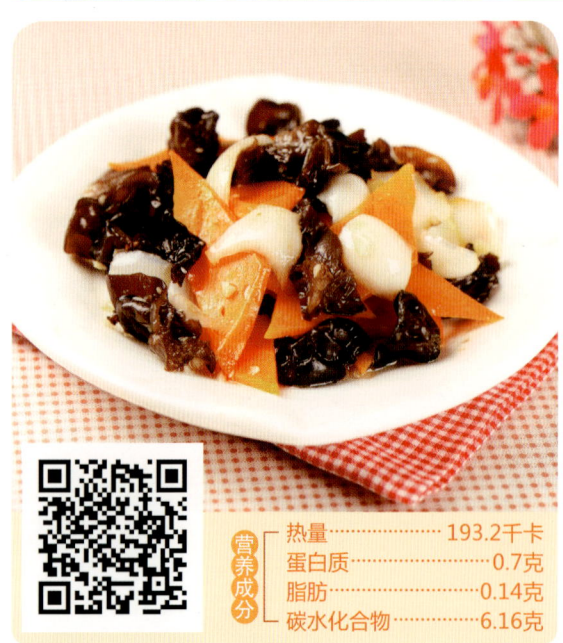

- 原料：水发木耳50克，鲜百合40克，胡萝卜70克，姜片、蒜末、葱段各少许
- 调料：盐3克，鸡粉2克，料酒3毫升，生抽4毫升，水淀粉、食用油各适量
- 制作：

①胡萝卜洗净切片，木耳切成小块。

②锅中清水烧开，加入盐、胡萝卜片、木耳、食用油，煮约1分钟。至食材断生后捞出，待用。

③用油起锅，放入姜片、蒜末、葱段、百合、料酒、焯煮好的食材，翻炒至全部食材熟透，转小火，加盐、鸡粉、生抽、水淀粉，翻炒至食材入味。关火后盛出炒好的食材，装在盘中即成。

营养成分：
- 热量……193.2千卡
- 蛋白质……0.7克
- 脂肪……0.14克
- 碳水化合物……6.16克

调理食谱 荷兰豆炒鸭胗 —— 健脾益胃、通利小便

- ●原料：荷兰豆170克，鸭胗120克，彩椒30克，姜片、葱段各少许
- ●调料：盐3克，鸡粉2克，料酒4毫升，白糖4克，水淀粉适量
- ●制作：

①彩椒切成细丝；鸭胗去除油脂、筋膜，切成小块装碗中，加盐、料酒、水淀粉拌匀，腌渍约10分钟，至其入味。
②锅中清水烧开，加入食用油、彩椒、荷兰豆，大火煮约1分钟，捞出；沸水锅中倒入鸭胗，汆去血水，捞出待用。
③用油起锅，倒入姜片、葱段、鸭胗、料酒、荷兰豆、彩椒、盐、鸡粉、白糖、水淀粉。翻炒匀至食材入味。关火后盛出炒好的菜肴即可。

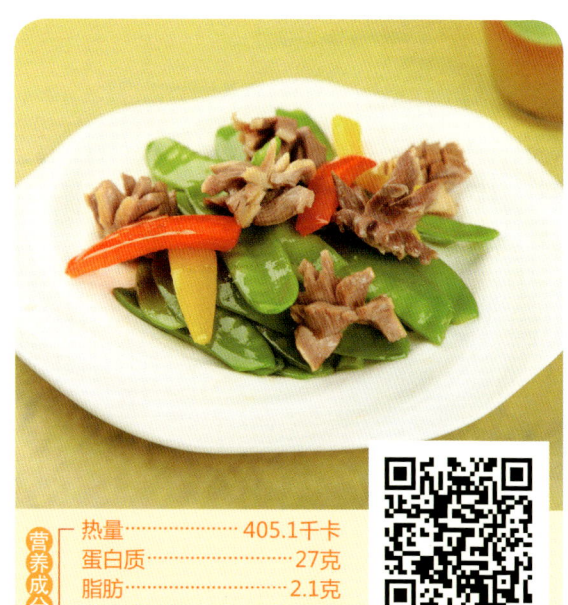

营养成分
- 热量 ———— 405.1千卡
- 蛋白质 ———— 27克
- 脂肪 ———— 2.1克
- 碳水化合物 ———— 1604.8克

调理食谱 菠萝炒鸭丁 —— 营养心肌、促进血液循环

- ●原料：鸭肉200克，菠萝肉180克，彩椒50克，姜片、蒜末、葱段各少许
- ●调料：盐4克，鸡粉2克，蚝油5克，料酒6毫升，生抽8毫升，水淀粉、食用油各适量
- ●制作：

①菠萝肉切丁，彩椒、鸭肉切成小块。
②鸭肉块放在碗中，加生抽、料酒、盐、鸡粉、水淀粉、食用油，腌渍入味；锅中清水烧开，加入食用油、菠萝丁、彩椒块，煮约半分钟，捞出待用。
③用油起锅，放入姜片、蒜末、葱段、鸭肉块、料酒、焯煮好的食材、蚝油、生抽、盐、鸡粉，翻炒至食材入味，倒入水淀粉勾芡；关火后盛出炒好的食材，放在盘中即成。

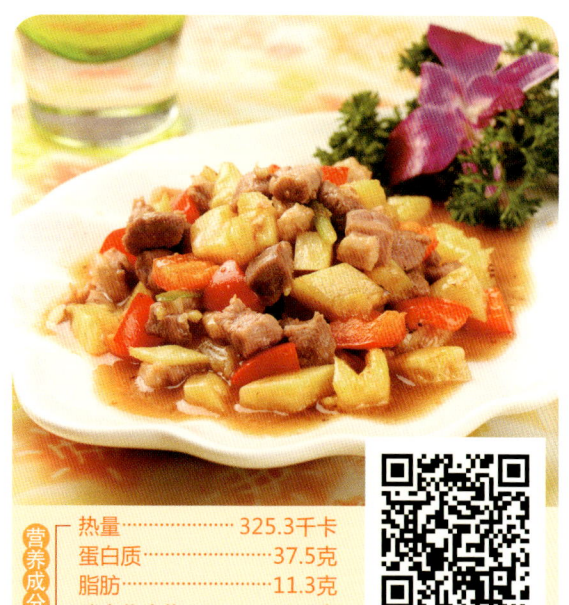

营养成分
- 热量 ———— 325.3千卡
- 蛋白质 ———— 37.5克
- 脂肪 ———— 11.3克
- 碳水化合物 ———— 22.6克

调理食谱 葫芦瓜炒虾米 —— 防治动脉硬化、扩张冠状动脉

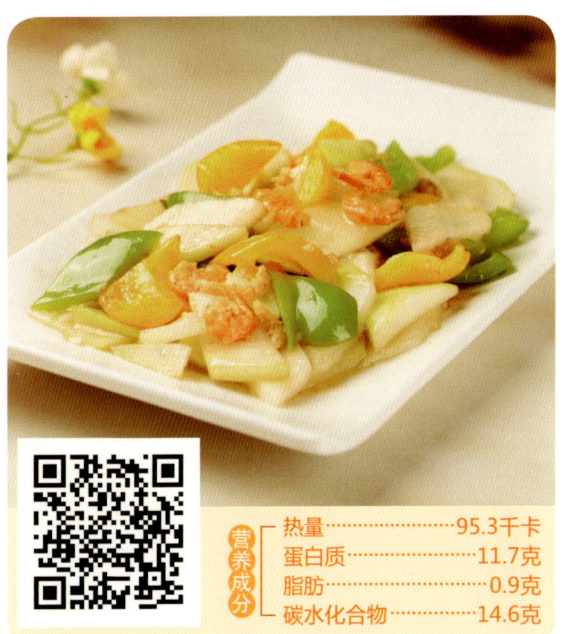

- 原料：葫芦瓜270克，彩椒80克，虾米20克，蒜末、葱段各少许
- 调料：盐3克，鸡粉2克，料酒10毫升，蚝油8克，水淀粉5毫升，食用油适量
- 制作：

①葫芦瓜切片，彩椒切小块。

②锅中清水烧开，加入盐、食用油、葫芦瓜、彩椒，煮半分钟，捞出待用。

③锅中食用油烧热，放入蒜末、葱段、虾米、料酒、葫芦瓜、彩椒、盐、鸡粉、蚝油、水淀粉，快速翻炒均匀。关火后盛出锅中的食材，装入盘中即可。

营养成分
热量……95.3千卡
蛋白质……11.7克
脂肪……0.9克
碳水化合物……14.6克

调理食谱 虾仁苋菜汤 —— 健脾补肾、促进代谢

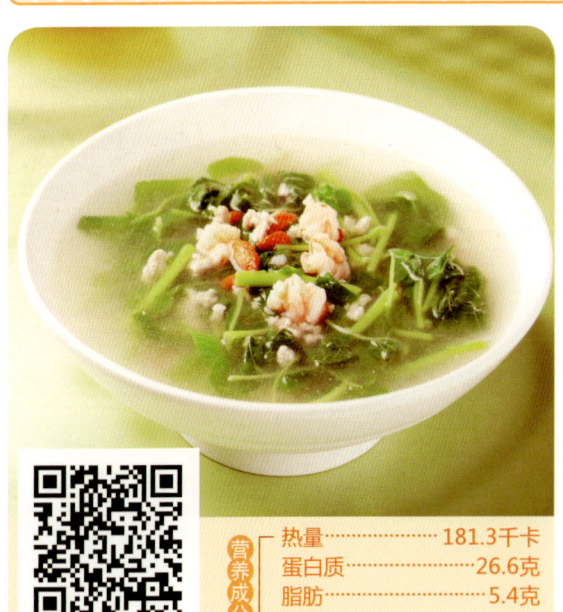

- 原料：苋菜200克，肉末70克，虾仁65克，枸杞15克
- 调料：盐、鸡粉各2克，水淀粉7毫升，食用油适量
- 制作：

①苋菜洗净切小段；虾仁洗净去除虾线，装入碗中，加盐、鸡粉、水淀粉，拌匀上浆，腌渍至其入味。

②锅中清水烧开，倒入食用油、盐、鸡粉、枸杞、肉末、虾仁，用大火煮沸，至虾身弯曲。

③倒入苋菜，搅拌几下，略煮至全部食材熟软、入味；关火后盛出煮好的汤料，装入汤碗中即成。

营养成分
热量……181.3千卡
蛋白质……26.6克
脂肪……5.4克
碳水化合物……11克

Part 4 常见高血压并发症饮食推荐

调理食谱 橙香山药丁 —— 调和脾胃、软化血管

● **原料**：山药260克，橙汁20毫升

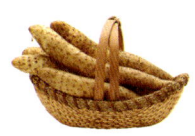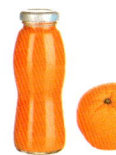

● **调料**：盐2克，水淀粉6毫升，白糖、食用油各适量

● **制作**：
① 山药洗净切成丁，备用。
② 用油起锅，倒入切好的山药丁、备好的橙汁，炒匀。
③ 加入适量盐、白糖、水淀粉，用大火快速炒匀，至食材熟软入味；关火后盛出炒好的菜肴即可。

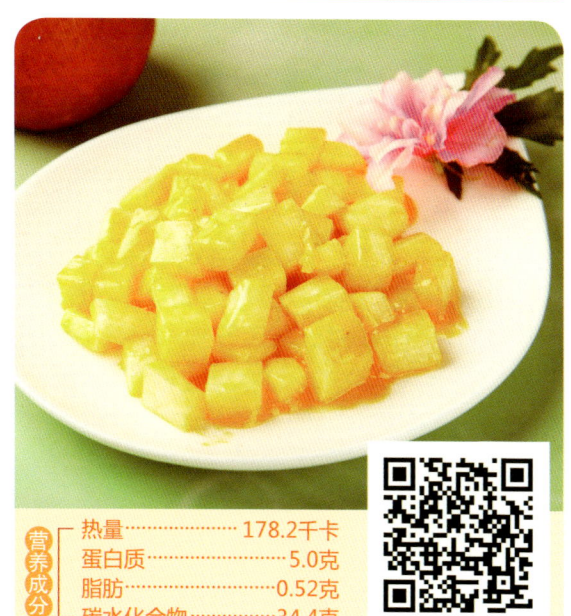

营养成分
热量……178.2千卡
蛋白质……5.0克
脂肪……0.52克
碳水化合物……34.4克

调理食谱 山药胡萝卜炖鸡块 —— 补肾益精、活血降压

● **原料**：鸡肉块350克，胡萝卜120克，山药100克，姜片少许

● **调料**：盐2克，鸡粉2克，胡椒粉、料酒各少许

● **制作**：
① 胡萝卜、山药洗净切成滚刀块。锅中清水烧开，倒入鸡肉块、料酒，汆去血水。捞出备用。
② 砂锅中清水烧开，倒入鸡块、姜片、胡萝卜、山药、料酒，拌匀。盖上盖，烧开后用小火煮45分钟至食材熟透。加入盐、鸡粉、胡椒粉，拌匀调味。
③ 关火后盛出锅中的菜肴即可。

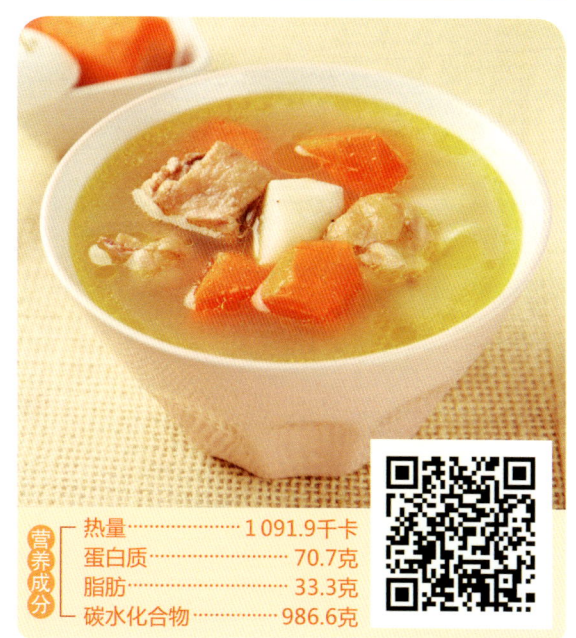

营养成分
热量……1091.9千卡
蛋白质……70.7克
脂肪……33.3克
碳水化合物……986.6克

视频互动祛病书　降压怎么吃

高血压并发 心力衰竭

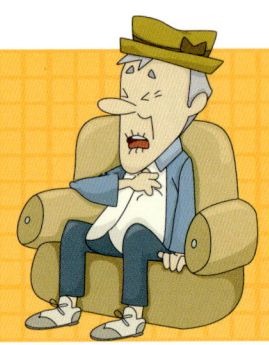

　　高血压发展到严重程度就会影响心脏功能,当血压持续在较高水平,左心室把血液泵到主动脉比血压正常者所受到的压力要高、阻力要大,在长期负荷增加的情况下,左心室就会逐渐肥大,发展到严重程度会影响心脏功能,引起气急、咳嗽、咯血、发绀、水肿、肝肿大等一系列心力衰竭的症状。

　　这类病症的患者,在饮食上要尤为注意。食物宜细软、易咀嚼、易消化,如软馒头、小包子、各种米粥等。多食富含钾的蔬果,以补充钾的不足,还有利于保持大便畅通,如香菇、土豆、茄子、海带、莴笋等。保持低钠盐、少饮水饮食,心力衰竭患者易水钠潴留,盐会加重水肿和心力衰竭,每日摄入量应为1～2克,同时注意少食多餐,避免辛辣刺激性食物。忌吃咸肉、午餐肉等加工肉类及油炸、烟熏、风干食品及动物内脏、黄油等高胆固醇食物。

　　患者要养成良好生活方式,包括起居有时、饮食有节、生活规律、适当运动,以及戒烟戒酒等。

调理食谱　香菇蒸蛋羹　　🥣 宽中益气、提高免疫力

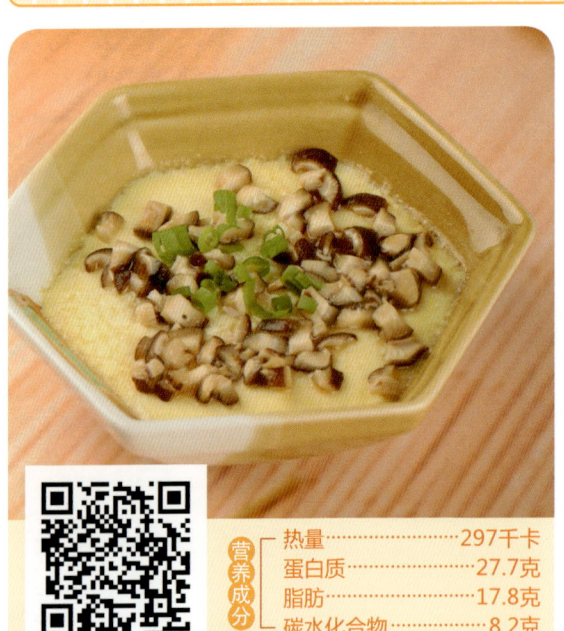

营养成分
- 热量……297千卡
- 蛋白质……27.7克
- 脂肪……17.8克
- 碳水化合物……8.2克

● 原料:鸡蛋2个,香菇50克,葱花少许
● 调料:盐、鸡粉各3克,淀粉10克,料酒3毫升,生抽5毫升,芝麻油、食用油各适量
● 制作:
① 香菇洗净切丁,备用。
② 香菇丁焯水捞出;鸡蛋入碗中,加盐、清水、芝麻油拌匀,制成蛋液,倒入蒸碗中,静置片刻待用;把焯过水的香菇装入碗中,放入生抽、盐、鸡粉、淀粉、芝麻油,拌匀,制成酱料待用。
③ 蒸锅上火烧开,放入蛋液,小火蒸约10分钟,至蛋液六七成熟,均匀地放上酱料,中火蒸约5分钟,至食材熟透取出,趁热撒上葱花即成。

调理食谱 当归丹参粥 —— 滋补肝肾、活血降压

- 原料：当归8克，丹参10克，水发大米160克

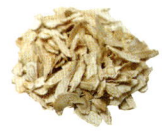 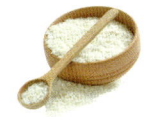

- 调料：红糖25克
- 制作：

①砂锅中清水烧开，倒入当归、丹参，小火煮15分钟，至其析出有效成分。把药材及杂质捞出。

②倒入洗净的大米，搅拌均匀，烧开后用小火煮30分钟，至大米熟透。

③放入红糖，搅拌匀，煮至溶化。关火后将煮好的粥盛出，装入碗中即可。

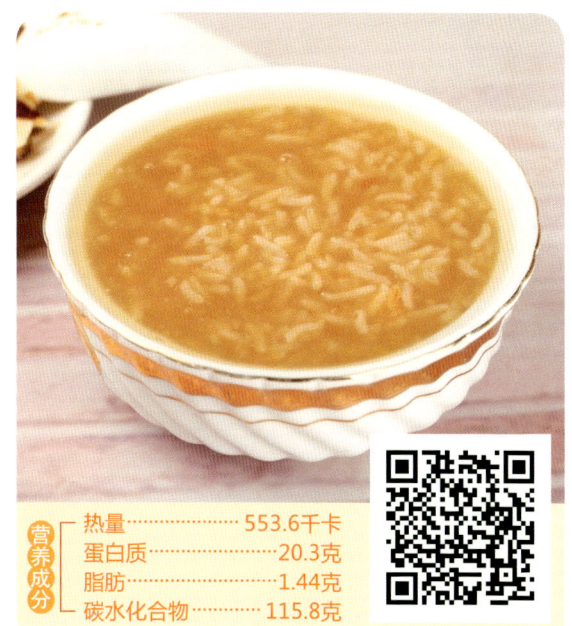

营养成分
- 热量……553.6千卡
- 蛋白质……20.3克
- 脂肪……1.44克
- 碳水化合物……115.8克

调理食谱 胡萝卜猪血豆腐粥 —— 补中益气、降糖降脂

- 原料：水发大米120克，猪血150克，豆腐130克，胡萝卜70克
- 调料：盐2克，鸡粉1克
- 制作：

①猪血、豆腐、胡萝卜均洗净切成小方块，备用。

②砂锅中清水烧开，倒入大米，烧开后用小火煮30分钟，倒入胡萝卜、豆腐、猪血，中小火续煮20分钟至食材熟透。

③揭开锅盖，加入适量盐、鸡粉，拌匀调味。关火后盛出煮好的粥，撒上葱花即可。

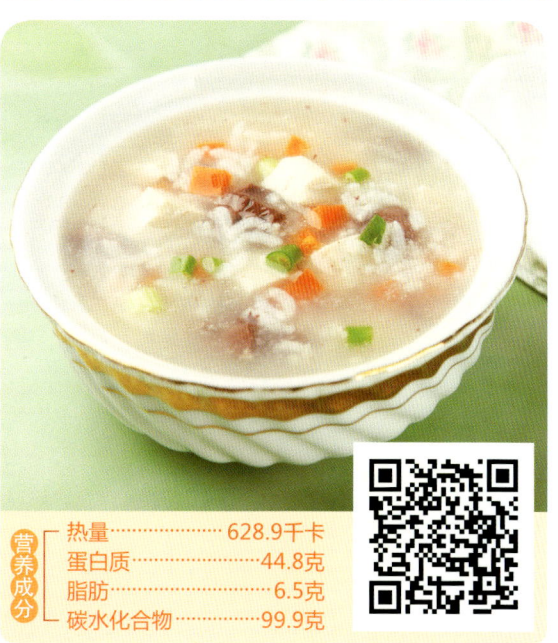

营养成分
- 热量……628.9千卡
- 蛋白质……44.8克
- 脂肪……6.5克
- 碳水化合物……99.9克

视频互动祛病书　降压怎么吃

调理食谱 双色馒头 —— 养心安神、除烦止渴

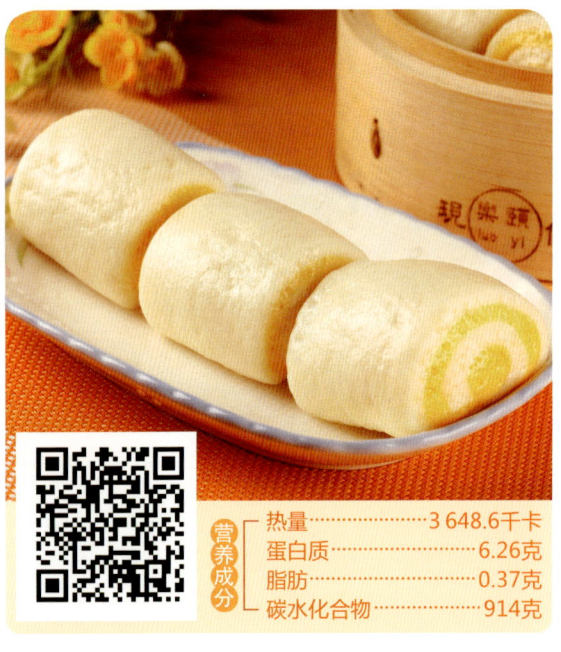

● 原料：低筋面粉1000克，酵母10克，白糖100克，熟南瓜200克
● 调料：食用油适量
● 制作：

①取500克面粉、5克酵母，加入50克白糖和水拌匀后揉成面团，静置10分钟；取余下的面粉和酵母加入50克白糖和熟南瓜，拌至南瓜成泥状，分次加清水反复揉搓成面团，静置约10分钟。

②分别取适量白色面团和南瓜面团擀匀，揉搓成面卷，切成数个均等大小的剂子，即成馒头生坯。

③把蒸盘刷一层食用油，摆放好馒头生坯，放入蒸锅静置约1小时，使生坯发酵、涨开；再用大火蒸熟即成。

营养成分
热量　　　　　　　3 648.6千卡
蛋白质　　　　　　6.26克
脂肪　　　　　　　0.37克
碳水化合物　　　　914克

调理食谱 南瓜西红柿面疙瘩 —— 补中益气、健脾消食

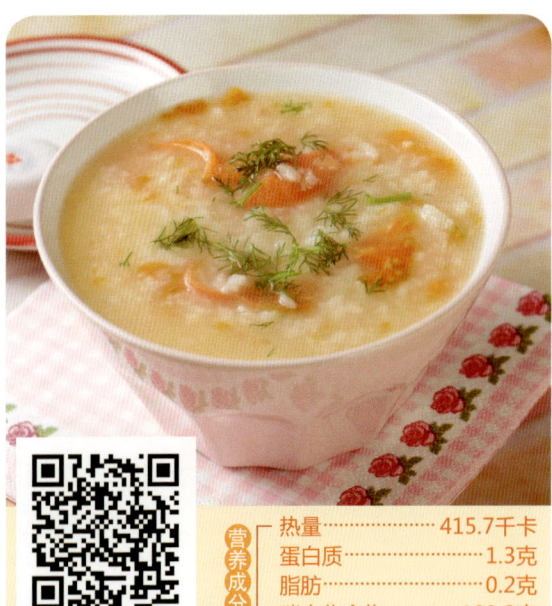

● 原料：南瓜75克，西红柿80克，面粉120克，茴香叶末少许
● 调料：盐2克，鸡粉1克，食用油适量
● 制作：

①西红柿切小瓣，南瓜切成片；把面粉装入碗中，加盐，分次注入清水，倒入食用油，拌匀，至其成稀糊状。

②砂锅中清水烧开，加盐、食用油、鸡粉、南瓜，煮约1分30秒至其断生。倒入西红柿，烧开后用小火煮约5分钟。

③揭开锅盖，倒入面糊，搅匀、打散，至面糊呈疙瘩状。拌煮至粥浓稠，盛出煮好的面疙瘩，点缀上茴香叶末即可。

营养成分
热量　　　　　　　415.7千卡
蛋白质　　　　　　1.3克
脂肪　　　　　　　0.2克
碳水化合物　　　　103.2克

调理食谱 蘑菇竹笋豆腐 — 生津止渴、清心除烦

●原料：豆腐400克，竹笋50克，口蘑60克，葱花少许

●调料：盐少许，水淀粉4毫升，鸡粉2克，生抽、老抽、食用油各适量

●制作：

①豆腐切块，口蘑、竹笋改切成丁。锅中清水烧开，放盐、口蘑、竹笋、豆腐，略煮片刻，捞出备用。

②锅中倒入食用油，焯过水的食材、清水、盐、鸡粉、生抽、老抽，炒匀。

③关火后把炒好的食材盛出，装入盘中，撒上葱花即可。

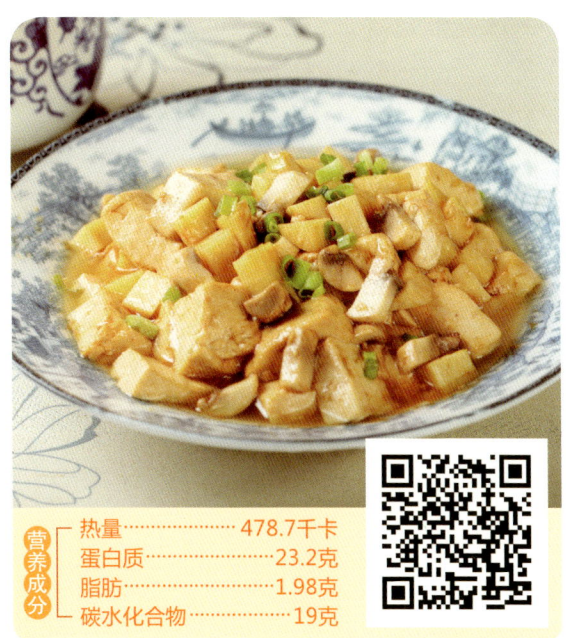

营养成分
- 热量……478.7千卡
- 蛋白质……23.2克
- 脂肪……1.98克
- 碳水化合物……19克

调理食谱 肉末南瓜土豆泥 — 缓急止痛、降压降脂

●原料：南瓜300克，土豆300克，肉末120克，葱花少许

●调料：料酒8毫升，生抽5毫升，盐4克，鸡粉2克，芝麻油3毫升，食用油适量

●制作：

①南瓜、土豆切成片，备用。

②热锅注油烧热，倒入肉末，炒至肉末变色。淋入料酒、生抽、盐、鸡粉，炒匀调味，盛出待用。

③土豆、南瓜放入烧开的蒸锅中，中火蒸15分钟至食材熟透取出，剁成泥状。

④把土豆泥、南瓜泥装入碗中，放入肉末、葱花、盐、芝麻油。搅拌均匀，至其入味，盛出，装入碗中即可。

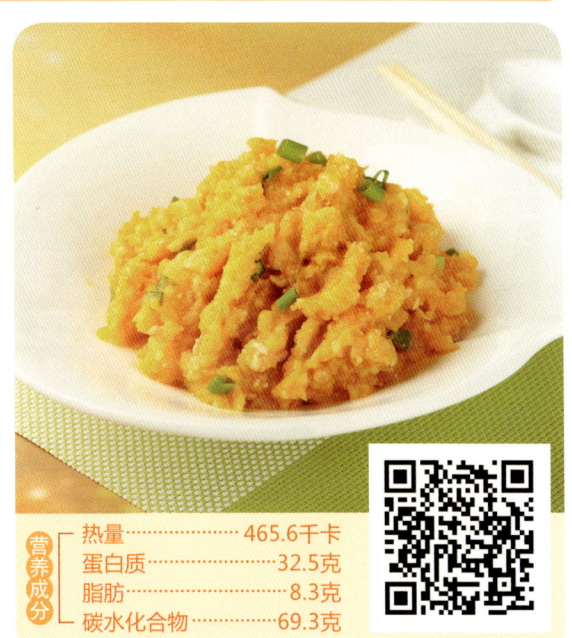

营养成分
- 热量……465.6千卡
- 蛋白质……32.5克
- 脂肪……8.3克
- 碳水化合物……69.3克

清蒸冬瓜生鱼片 — 保护血管弹性

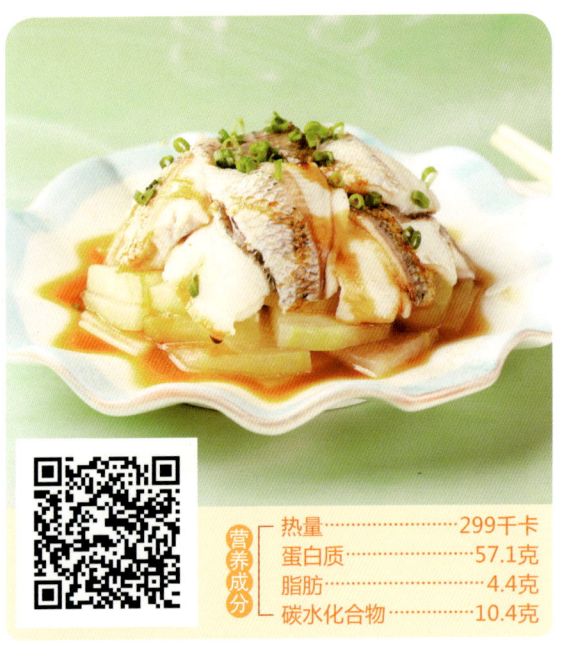

- ●原料：冬瓜400克，生鱼300克，姜片、葱花各少许
- ●调料：盐2克，鸡粉2克，胡椒粉少许，淀粉10克，芝麻油2毫升，蒸鱼豉油适量
- ●制作：
  ①冬瓜、生鱼肉洗净切成片，装入碗中，加盐、鸡粉、姜片、胡椒粉、淀粉、芝麻油，拌匀。
  ②把调好的鱼片摆入碗底，放上冬瓜片，再放上姜片。
  ③将装有鱼片、冬瓜的碗放入烧开的蒸锅中，中火蒸15分钟至食材熟透，取出，倒扣入盘里，揭开碗，撒上葱花。浇入蒸鱼豉油即成。

营养成分
- 热量 299千卡
- 蛋白质 57.1克
- 脂肪 4.4克
- 碳水化合物 10.4克

香蕉蜂蜜牛奶 — 清热解毒、利水消肿

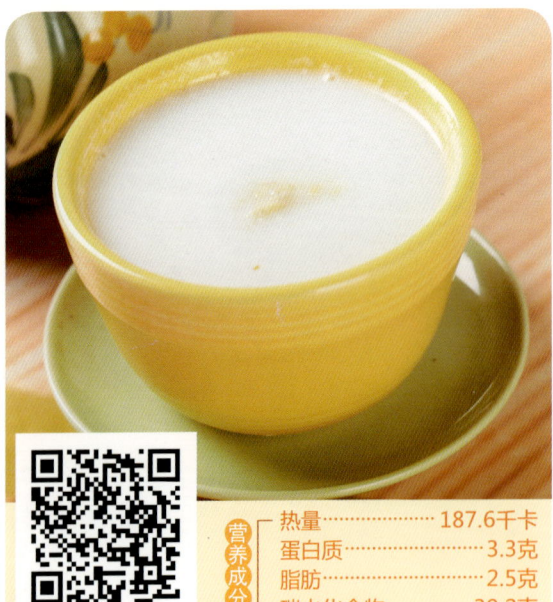

- ●原料：香蕉1根，牛奶60毫升

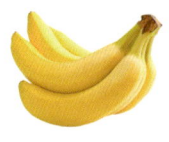 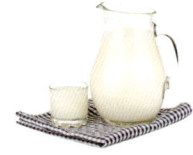

- ●调料：蜂蜜20克
- ●制作：
  ①香蕉果肉切成小块装入盘中，待用。
  ②锅中注水烧开，倒入切好的香蕉，拌匀，煮至沸，注入牛奶、蜂蜜，搅拌匀，略煮片刻至其完全溶化。
  ③关火后盛出煮好的牛奶甜汤即可。

营养成分
- 热量 187.6千卡
- 蛋白质 3.3克
- 脂肪 2.5克
- 碳水化合物 39.2克

肉酱蒸茄子 🥣 保护心血管系统

●**原料**：茄子175克，肉末80克，黄豆酱15克，姜末、蒜末各适量，葱花、彩椒粒各少许

●**调料**：盐2克，鸡粉2克，料酒3毫升，淀粉、食用油各适量

●**制作**：

①茄子洗净打上花刀，放碗中，待用。

②用油起锅，倒入肉末、蒜末、姜末、葱花、黄豆酱、盐、鸡粉、料酒，炒匀调味，制成馅料，盛出炒好的馅料。

③取来茄子，将淀粉、馅料依次填入到茄子里，放在蒸盘中，蒸锅上火烧开，放入蒸盘，调至中火蒸20分钟至其熟透，关火后揭开盖，取出蒸盘，撒上彩椒粒即可。

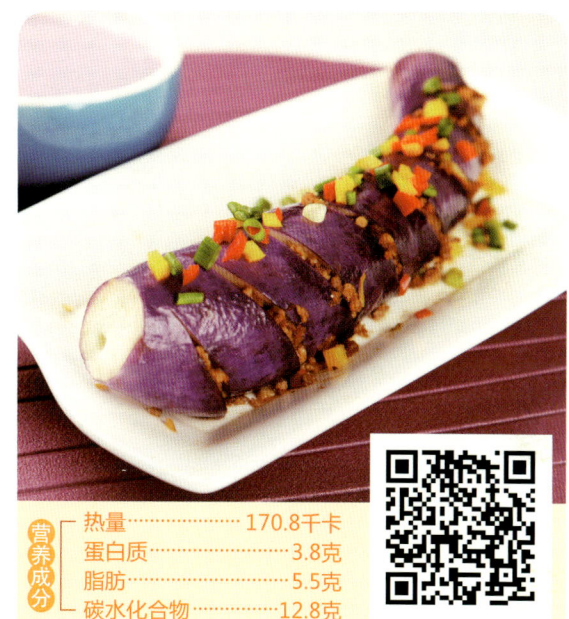

营养成分
- 热量……170.8千卡
- 蛋白质……3.8克
- 脂肪……5.5克
- 碳水化合物……12.8克

猴头菇鲜虾烧豆腐 🥣 健脑益智、补益脾胃

●**原料**：水发猴头菇70克，豆腐200克，虾仁60克

●**调料**：盐2克，蚝油8克，生抽5毫升，料酒5毫升，水淀粉7毫升，芝麻油2毫升，鸡粉、食用油各适量

●**制作**：

①豆腐、猴头菇洗净切成小块；虾仁洗净去虾线装碗中，加料酒、盐、鸡粉、水淀粉、芝麻油，拌匀，腌渍10分钟。

②锅中清水烧开，倒入猴头菇、豆腐，搅拌匀，煮1分钟，捞出备用。

③用油起锅，倒入虾仁，炒松散，倒入猴头菇、豆腐、料酒、生抽、清水、蚝油、盐，炒至食材入味，倒入适量水淀粉，翻炒均匀，盛出装盘即可。

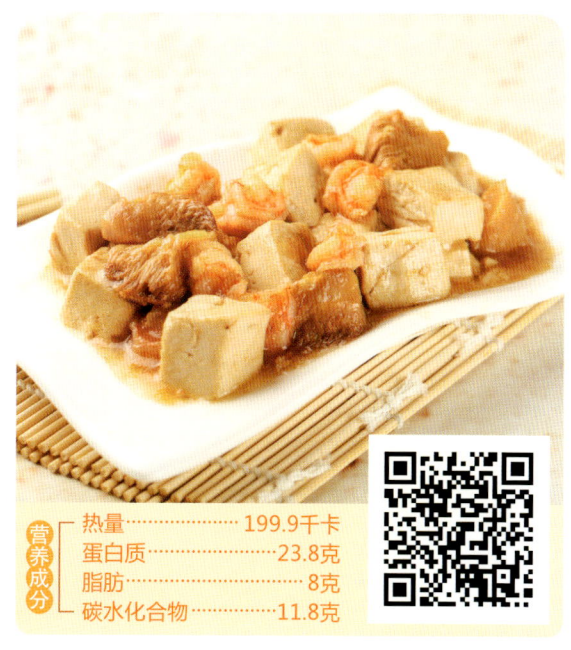

营养成分
- 热量……199.9千卡
- 蛋白质……23.8克
- 脂肪……8克
- 碳水化合物……11.8克

高血压并发脑出血

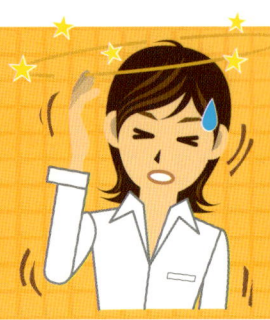

高血压性脑出血是高血压病最严重的并发症之一，常见于50~70岁，男性略多，冬春季易发。有不同程度、不同部位的脑损伤，而后产生多种神经精神症状，常见在身体某一部位或多个部位发生功能障碍，严重时可危及生命。可出现头晕、头痛加重、晕倒、肢体瘫痪、口眼歪斜、失语、昏迷等。

患者饮食宜以清淡、少油腻、易消化的膳食为主。多食新鲜蔬果，促进胃肠蠕动，加速新陈代谢，可多食富含碘的食物，如海带、紫菜、虾米等，碘可减少胆固醇在动脉壁沉积，防止动脉粥样硬化的发生。吞咽功能正常的患者，所吃的食物要软而烂，便于咀嚼。对于丧失吞咽功能的患者，应给予全流质饮食。限量食用油脂，尽量不食肥肉；限制食用含胆固醇较高的食物，如蛋黄、动物内脏等。

患者要保持良好的生活方式和饮食习惯，保证膳食平衡，坚持适度运动，保持体重正常，保持愉悦心情，减轻心理压力，有助于降压，且有利于预防脑出血的发生。

调理食谱 鸡肉包菜汤 —— 降低血压、预防脑梗

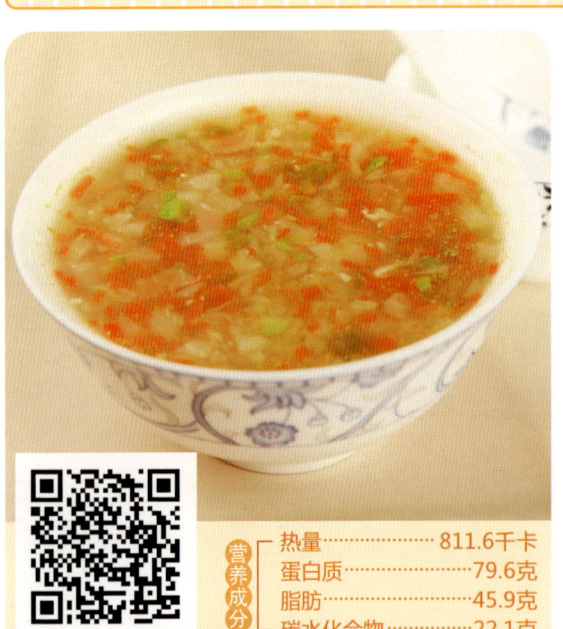

- **原料：** 鸡胸肉150克，包菜60克，胡萝卜75克，高汤1000毫升，豌豆40克
- **调料：** 水淀粉适量
- **制作：**

①锅中清水烧热，放入鸡胸肉，中火煮约10分钟，捞出待用。

②将放凉的鸡肉洗净切成粒，豌豆、包菜切碎，胡萝卜改切成粒。

③锅中清水烧开，倒入高汤、鸡肉，大火煮至沸。倒入豌豆、胡萝卜、包菜，拌匀，用中火煮约5分钟。倒入适量水淀粉。搅至汤汁浓稠。关火后盛出煮好的汤料即可。

营养成分
- 热量 …………… 811.6千卡
- 蛋白质 ………… 79.6克
- 脂肪 …………… 45.9克
- 碳水化合物 …… 22.1克

调理食谱 肉末西红柿煮面片 — 生津止渴、促进消化

●原料：面片270克，肉末60克，西红柿75克，蒜末、茴香叶各少许

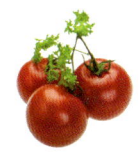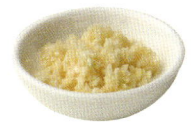

●调料：盐2克，鸡粉2克

●制作：
① 西红柿洗净切小瓣，备用。
② 用油起锅，倒入肉末，炒至变色，放入西红柿、蒜末、清水，拌匀。
③ 用中火煮约2分钟，加入盐、鸡粉，下入面片，拌匀，煮至熟软，关火后盛出煮好的面片，装入碗中，点缀上茴香叶即可。

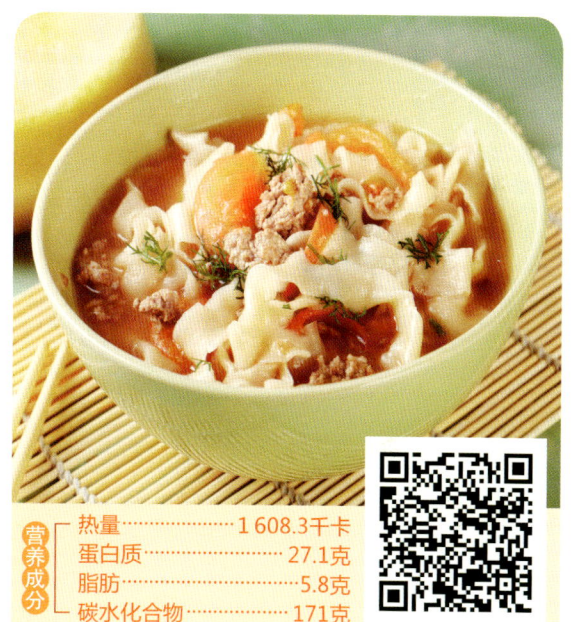

营养成分
热量…………1 608.3千卡
蛋白质…………27.1克
脂肪……………5.8克
碳水化合物……171克

调理食谱 紫菜豆腐羹 — 补中益气、降压消脂

●原料：豆腐260克，西红柿65克，鸡蛋1个，水发紫菜200克，葱花少许

●调料：盐2克，鸡粉2克，芝麻油、水淀粉、食用油各适量

●制作：
① 西红柿、豆腐洗净切小丁块。
② 鸡蛋打入碗中，打散调匀，制成蛋液，备用。
③ 锅中清水烧开，倒入食用油，放入西红柿、豆腐块、鸡粉、盐、紫菜，拌匀，大火煮约1分30秒，至食材熟透。倒入水淀粉、蛋液，边倒边搅拌，至蛋花成形，淋入芝麻油，搅拌匀，至食材入味，关火后盛出煮好的食材，装入碗中，撒上葱花即可。

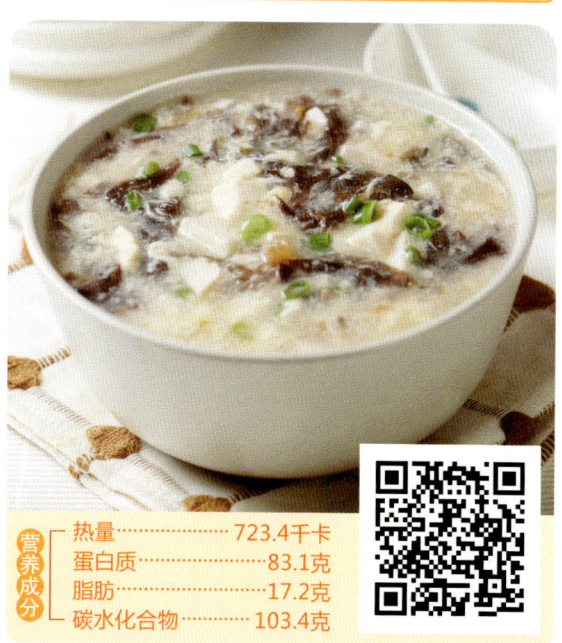

营养成分
热量…………723.4千卡
蛋白质…………83.1克
脂肪……………17.2克
碳水化合物……103.4克

视频互动祛病书　降压怎么吃

调理食谱 葫芦瓜炖鸡

🥣 利水消肿、提高免疫力

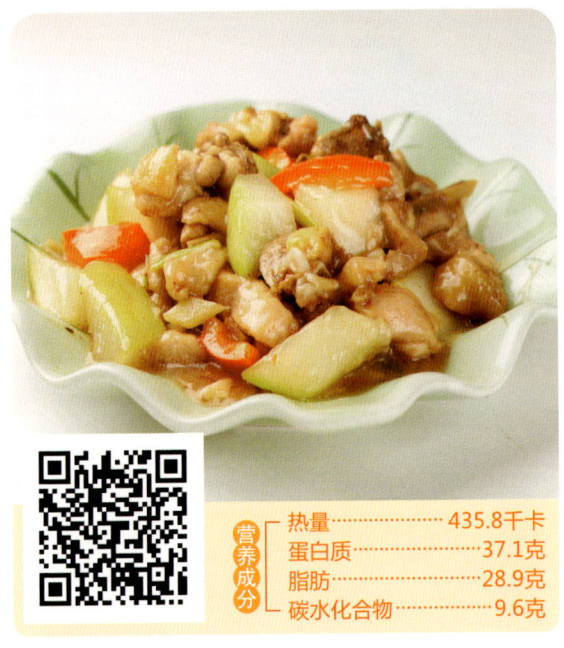

- ●原料：鸡腿220克，葫芦瓜200克，彩椒40克，蒜末、姜片、葱段各少许
- ●调料：料酒20毫升，生抽8毫升，蚝油10克，水淀粉2毫升，盐、鸡粉、食用油各适量
- ●制作：

①葫芦瓜洗净去皮，切成丁，彩椒洗净切成丁，鸡腿斩成小块，倒入沸水中，煮沸汆去血水，捞出待用。

②用油起锅，放入姜片、蒜末、葱段、鸡肉、料酒、生抽、蚝油、清水、盐、鸡粉，焖2分钟，倒入葫芦瓜、彩椒，炒匀，再焖3分钟。

③大火收汁，倒入水淀粉，用锅铲翻炒匀，盛出焖煮好的食材，装盘中即可。

营养成分
- 热量 435.8千卡
- 蛋白质 37.1克
- 脂肪 28.9克
- 碳水化合物 9.6克

调理食谱 豌豆苗拌香干

🥣 缓急止痛、通利大肠

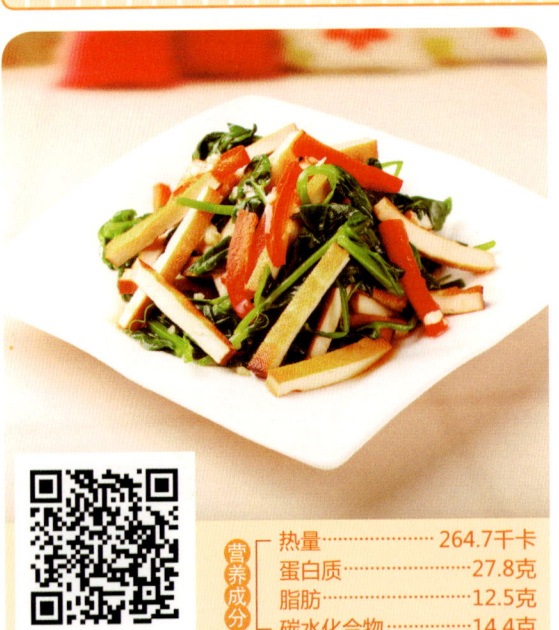

- ●原料：豌豆苗90克，香干150克，彩椒40克，蒜末少许
- ●调料：盐3克，鸡粉3克，生抽4毫升，芝麻油2毫升，食用油适量
- ●制作：

①香干、彩椒洗净切成条，备用。

②锅中清水烧开，倒入食用油、盐、鸡粉、香干、彩椒、豌豆苗，再煮半分钟至断生，捞出备用。

③将焯煮好的食材装入碗中，放入蒜末、生抽、鸡粉、盐、芝麻油，用筷子搅拌均匀，盛出装入盘中即可。

营养成分
- 热量 264.7千卡
- 蛋白质 27.8克
- 脂肪 12.5克
- 碳水化合物 14.4克

调理食谱 糖醋花菜 — 清理血管、防止血小板凝结

● 原料：花菜350克，红椒35克，蒜末、葱段各少许

● 调料：番茄汁25克，盐3克，白糖4克，料酒4毫升，水淀粉、食用油各适量

● 制作：

① 花菜、红椒洗净切成小块。

② 锅中清水烧开，加入盐、花菜，煮1分30秒，倒入红椒块，再煮约半分钟，至全部食材断生后捞出待用。

③ 用油起锅，放入蒜末、葱段，倒入焯煮过的食材、料酒、清水、番茄汁、白糖，搅拌匀，至糖分溶化。加入盐、水淀粉勾芡。关火后盛出炒好的菜肴，装入盘中即成。

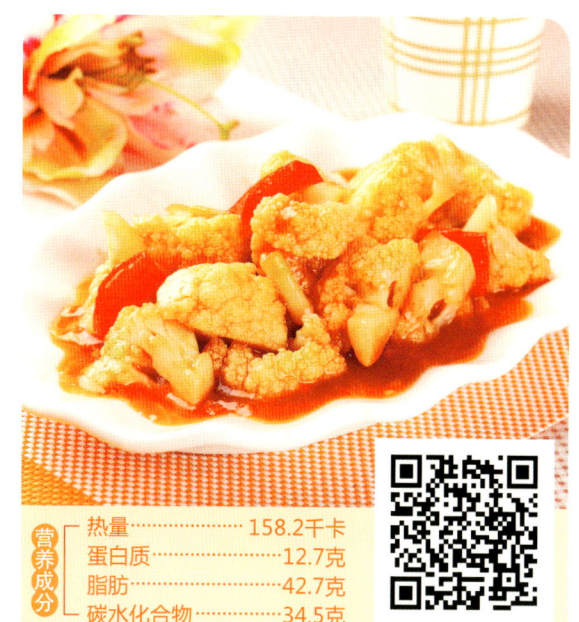

营养成分
- 热量……158.2千卡
- 蛋白质……12.7克
- 脂肪……42.7克
- 碳水化合物……34.5克

调理食谱 炝拌包菜 — 清热止痛、降低血压

● 原料：包菜200克，蒜末、枸杞各少许

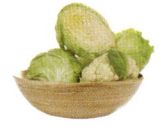 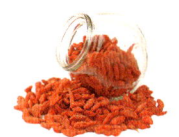

● 调料：盐2克，鸡粉2克，生抽8毫升

● 制作：

① 包菜洗净撕成片；锅中清水烧开，倒入包菜、枸杞，略煮片刻，捞出待用。

② 取一个大碗，放入焯煮好的食材。放入少许蒜末、盐、鸡粉、生抽，拌匀。

③ 将拌好的菜肴放入盘中即可。

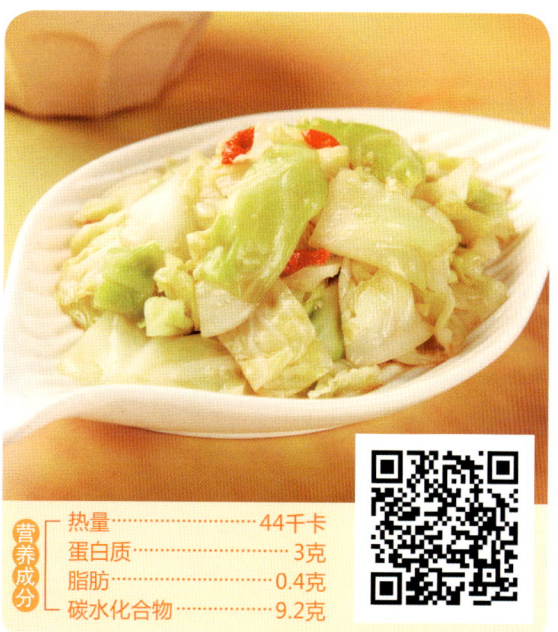

营养成分
- 热量……44千卡
- 蛋白质……3克
- 脂肪……0.4克
- 碳水化合物……9.2克

竹荪芙蓉汤 — 清热利湿、益气补脑

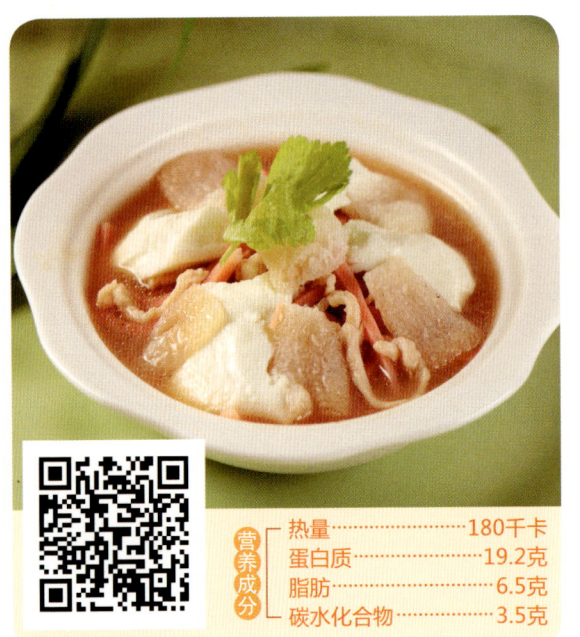

- **原料**：水发竹荪70克，鸡蛋1个，葱花少许
- **调料**：盐2克，鸡粉2克，芝麻油2毫升，食用油适量
- **制作**：

①竹荪洗净切成段；鸡蛋打入碗中，打散，备用。

②锅中清水烧开，放入盐、鸡粉、食用油，放入竹荪，搅散开，煮沸，再煮2分钟，至其断生。

③倒入蛋液，拌匀，淋入芝麻油，拌匀调味，关火后盛出煮好的汤料，装入汤碗中，撒入葱花即可。

营养成分
- 热量 180千卡
- 蛋白质 19.2克
- 脂肪 6.5克
- 碳水化合物 3.5克

娃娃菜鲜虾粉丝汤 — 除烦解渴、降压降脂

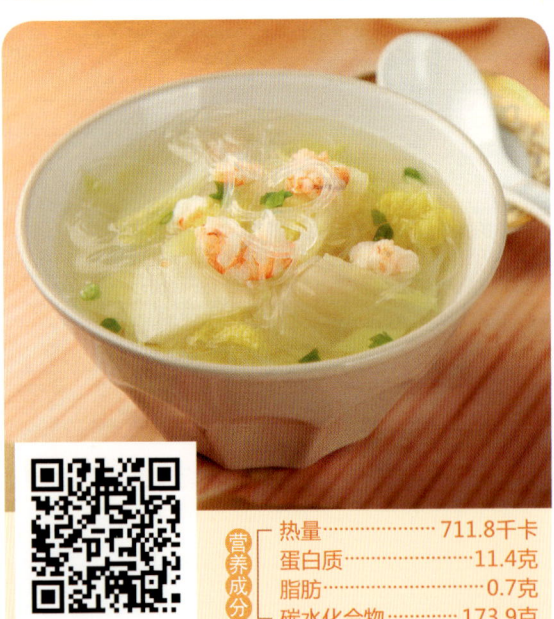

- **原料**：娃娃菜270克，水发粉丝200克，虾仁45克，姜片、葱花各少许

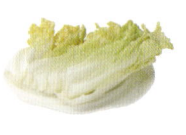 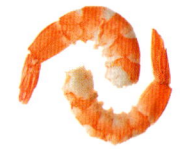

- **调料**：盐2克，鸡粉1克，胡椒粉适量
- **制作**：

①粉丝、娃娃菜洗净切段，虾仁洗净切成小块，备用。

②砂锅中清水烧开，撒上姜片、虾仁、娃娃菜，煮开后用小火续煮5分钟。

③加入盐、鸡粉、胡椒粉、粉丝，拌匀，煮至熟软，关火后盛出煮好的汤料，撒上葱花即可。

营养成分
- 热量 711.8千卡
- 蛋白质 11.4克
- 脂肪 0.7克
- 碳水化合物 173.9克

调理食谱 苦瓜鱼片汤 —— 消炎退热、降糖降脂

●原料：苦瓜100克，鲈鱼肉110克，胡萝卜40克，鸡腿菇70克，姜片、葱花各少许

●调料：盐3克，鸡粉2克，胡椒粉少许，水淀粉、食用油各适量

●制作：
① 鸡腿菇、胡萝卜、苦瓜、鱼肉切成片。
② 把鱼片装入碗中，放入盐、鸡粉、胡椒粉、水淀粉、食用油，腌渍10分钟至入味。
③ 用油起锅，放入姜片、苦瓜片、胡萝卜、鸡腿菇、清水，用大火烧开，煮3分钟至熟，放入盐、鸡粉，倒入腌好的鱼片，煮1分钟至鱼片熟透，盛出煮好的鱼汤，装入碗中，放入葱花即可。

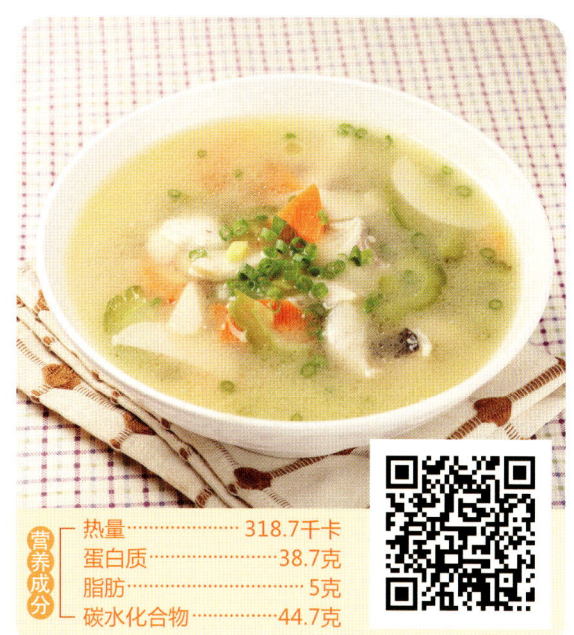

营养成分
热量……318.7千卡
蛋白质……38.7克
脂肪……5克
碳水化合物……44.7克

调理食谱 清蒸莲藕丸子 —— 清热解毒、消瘀凉血

●原料：莲藕300克，猪肉泥100克，糯米粉80克

●调料：鸡粉2克，盐少许，食用油适量

●制作：
① 莲藕洗净切成末备用。
② 将莲藕末装入碗中，放入猪肉泥、鸡粉、盐、糯米粉，搅拌成泥。
③ 取盘子，淋上食用油，用手抹匀，用手将肉泥挤成丸子，装入盘中，待用；将丸子放入烧开的蒸锅，盖上盖，蒸10分钟至丸子熟透，取出即可。

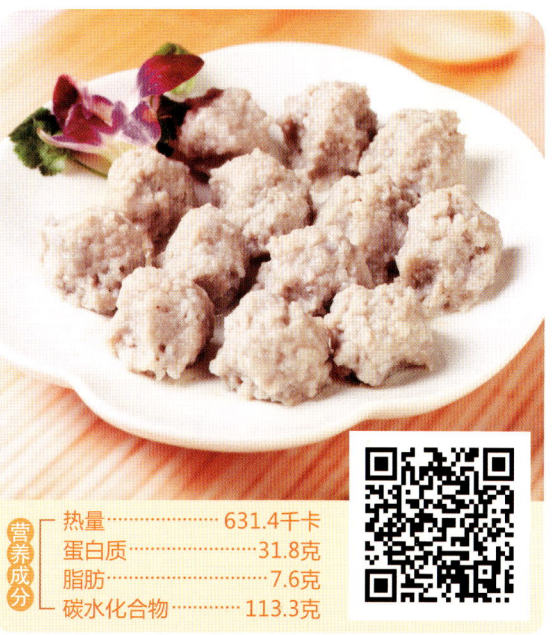

营养成分
热量……631.4千卡
蛋白质……31.8克
脂肪……7.6克
碳水化合物……113.3克

视频互动祛病书　降压怎么吃

高血压并发 高脂血症

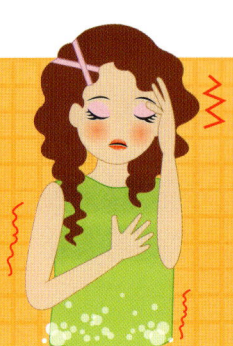

　　高血压病的发生和发展与高脂血症密切相关。大量研究资料表明，许多高血压患者伴有脂质代谢紊乱，血液中胆固醇和三酰甘油的含量均比正常人显著增高，而高密度脂蛋白、胆固醇含量则较低。另一方面，许多高脂血症患者也常并发高血压，两者呈因果关系。由于高血压和高脂血症同属冠心病的重要危险因素，两者并存时，冠心病的发病率远较仅有一项者高，因此，两项并存时更应积极治疗。

　　患者饮食上要注意避免高脂肪、高胆固醇的食物，如奶油制品、腌制、加工的肉类食品，肥肉和动物内脏类食物，花生、芝麻及干果类食品等。避免重油、油炸、煎烤等烹调方法。适量控制主食及甜食、水果。多吃新鲜蔬菜、豆制品和全谷类食物，促进新陈代谢，以免脂肪堆积。

　　生活中广大患者朋友要注意控制热量摄入，不可暴食，晚餐要少吃，适当增加活动量。

调理食谱：茭白炒荷兰豆　　清除湿热、降压降脂

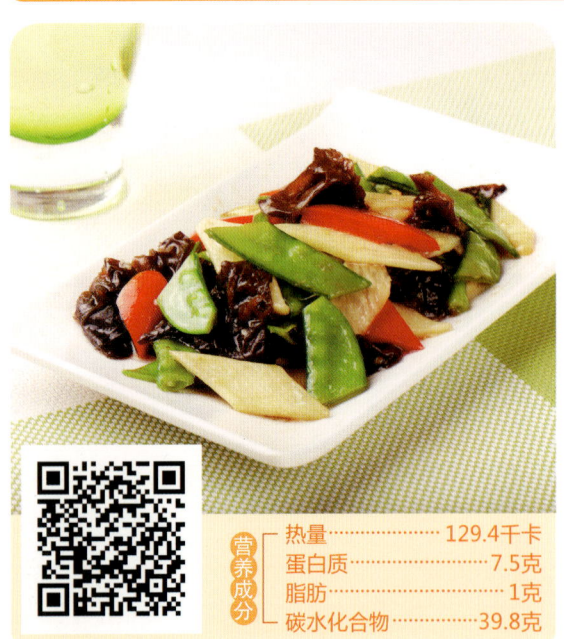

● **原料**：茭白120克，水发木耳45克，彩椒50克，荷兰豆80克，蒜末、姜片、葱段各少许

● **调料**：盐3克，鸡粉2克，蚝油5克，水淀粉5毫升，食用油适量

● **制作**：

①荷兰豆、茭白洗净切成片；彩椒、木耳洗净切块。

②锅中清水烧开，放入盐、食用油、茭白、木耳，煮1分钟至其五成熟，再倒入彩椒、荷兰豆，拌匀，煮半分钟至断生，捞出待用。

③用油起锅，放入蒜末、姜片、葱段，焯好的食材、盐、鸡粉、蚝油、水淀粉，快速翻炒匀即可。

营养成分：
- 热量　　　　129.4千卡
- 蛋白质　　　7.5克
- 脂肪　　　　1克
- 碳水化合物　39.8克

调理食谱 菌菇烧菜心 —— 健脾和胃、降压消脂

● 原料：杏鲍菇50克，鲜香菇30克，菜心95克

● 调料：盐2克，生抽4毫升，鸡粉2克，料酒4毫升

● 制作：

①杏鲍菇洗净切成小块；锅中清水烧开，加入料酒、杏鲍菇，煮2分钟。倒入香菇，略煮片刻，捞出待用。

②锅中注入清水烧热，倒入焯过水的食材，中小火煮10分钟至食材熟软，加入盐、生抽、鸡粉，拌匀，菜心，拌匀，煮至变软。

③关火后盛出锅中的食材即可。

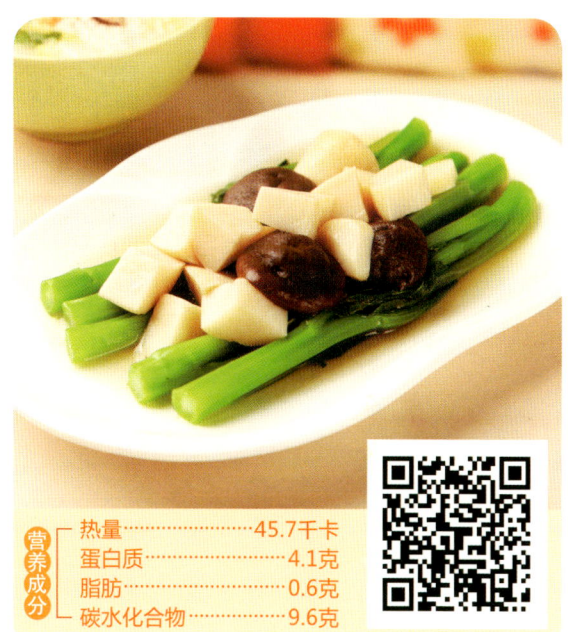

营养成分
- 热量………… 45.7千卡
- 蛋白质………… 4.1克
- 脂肪………… 0.6克
- 碳水化合物………… 9.6克

调理食谱 莴笋炒蛤蜊 —— 利尿降压、降低胆固醇

● 原料：莴笋、胡萝卜各100克，熟蛤蜊肉80克，姜片、蒜末、葱段各少许

● 调料：盐3克，鸡粉2克，蚝油6克，料酒4毫升，水淀粉、食用油各适量

● 制作：

①胡萝卜、莴笋洗净切成薄片；锅中清水烧开，加入盐、食用油、莴笋片、胡萝卜片，煮约1分钟，至食材断生后捞出，待用。

②用油起锅，放入姜片、蒜末、葱段、熟蛤蜊肉、料酒、莴笋片、胡萝卜片、蚝油、盐、鸡粉、水淀粉，翻炒匀，至食材熟透、入味。

③关火后盛出炒好的莴笋炒蛤蜊，装入盘中即成。

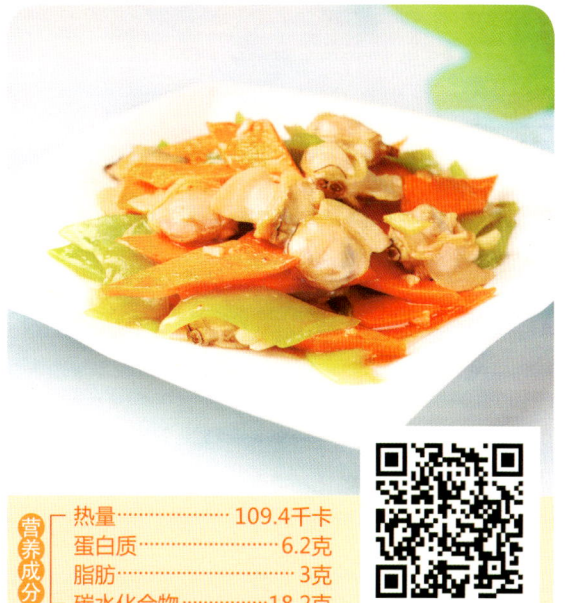

营养成分
- 热量………… 109.4千卡
- 蛋白质………… 6.2克
- 脂肪………… 3克
- 碳水化合物………… 18.2克

视频互动祛病书　降压怎么吃

丝瓜马蹄炒木耳 — 凉血生津、清肠消脂

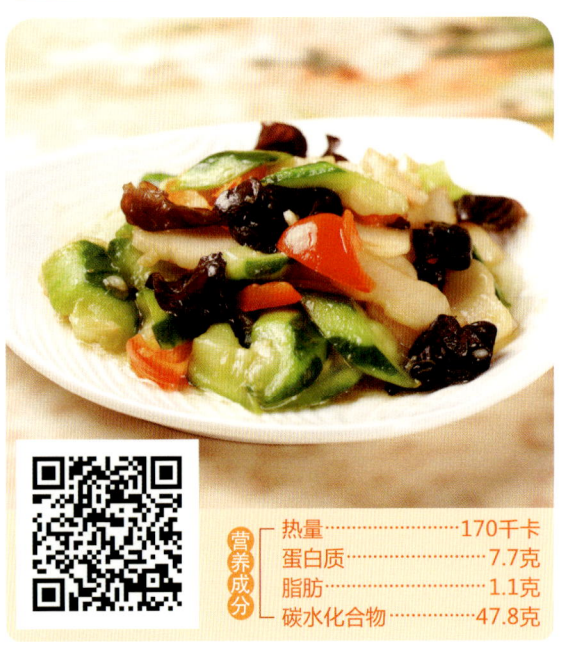

- **原料**：丝瓜100克，马蹄肉90克，彩椒50克，水发木耳40克，蒜末、葱段各少许
- **调料**：盐3克，鸡粉2克，蚝油6克，水淀粉、食用油各适量
- **制作**：
  ①马蹄肉洗净切成片；木耳、丝瓜、彩椒洗净切小块。
  ②锅中清水烧开，加入盐，略煮片刻，倒入木耳、食用油、丝瓜块、彩椒块、马蹄片，拌匀，煮约半分钟，至食材断生后捞出待用。
  ③用油起锅，放入蒜末、葱段、焯过水的食材、蚝油、盐、鸡粉、水淀粉，翻炒片刻，至食材熟透盛出即成。

营养成分：
- 热量　170千卡
- 蛋白质　7.7克
- 脂肪　1.1克
- 碳水化合物　47.8克

紫甘蓝拌千张丝 — 促进胃肠蠕动、降低血压

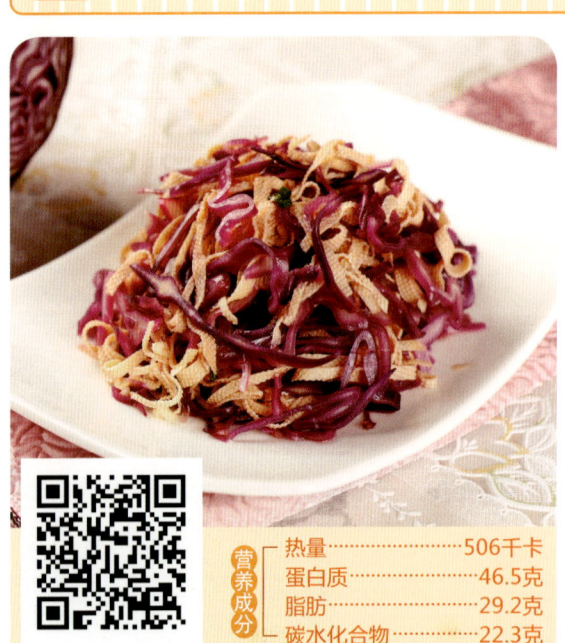

- **原料**：紫甘蓝200克，千张180克，蒜末、葱花各少许
- **调料**：盐3克，鸡粉3克，生抽4毫升，陈醋3毫升，芝麻油2毫升
- **制作**：
  ①千张、紫甘蓝洗净切成丝。
  ②锅中清水烧开，加入盐、紫甘蓝，煮半分钟，放入千张丝，再煮半分钟，捞出放入碗中，备用。
  ③撒上蒜末、葱花、盐、鸡粉、生抽、陈醋、芝麻油，搅拌片刻，盛出拌好的食材，装入盘中即可。

营养成分：
- 热量　506千卡
- 蛋白质　46.5克
- 脂肪　29.2克
- 碳水化合物　22.3克

调理食谱 蒜蓉西芹 —— 润肠通便、降血脂

- 原料：西芹200克，红椒30克，蒜末少许
- 调料：盐3克，鸡粉2克，水淀粉、食用油各适量
- 制作：
  ① 西芹、红椒洗净切成小段。
  ② 锅中清水烧开，加入盐、食用油、西芹、红椒，煮约半分钟，至食材断生后捞出待用。
  ③ 用油起锅，放入蒜末，倒入焯煮过的食材、鸡粉、盐、水淀粉，快速炒匀，至食材熟透、入味。关火后盛出炒好的食材，装入盘中即成。

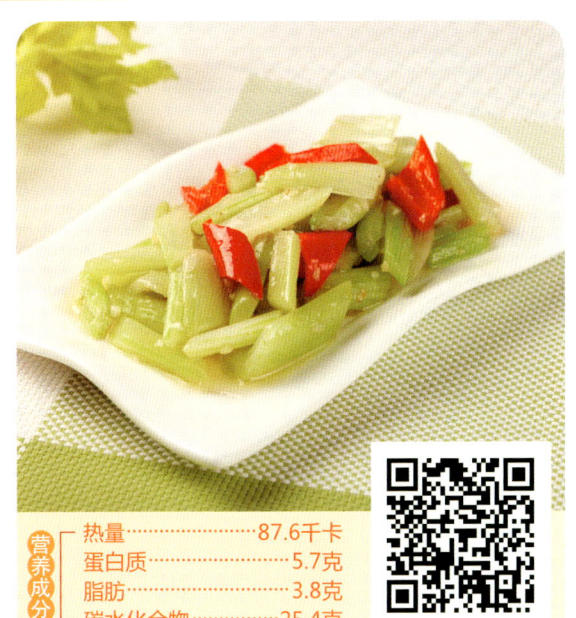

营养成分
- 热量……87.6千卡
- 蛋白质……5.7克
- 脂肪……3.8克
- 碳水化合物……25.4克

调理食谱 豆腐皮枸杞炒包菜 —— 抗血小板聚集、减轻动脉硬化

- 原料：包菜200克，豆腐皮120克，水发香菇30克，枸杞少许
- 调料：盐、鸡粉各2克，白糖3克，食用油适量
- 制作：
  ① 洗净的香菇切成粗丝；将豆腐皮切成片；洗好的包菜切小块。
  ② 锅中注入清水烧开，倒入豆腐皮略煮，捞出待用。
  ③ 用油起锅，倒入香菇，炒香，放入包菜、倒入豆腐皮、撒上枸杞，炒匀炒透，加盐、白糖、鸡粉调味，关火后盛出即可。

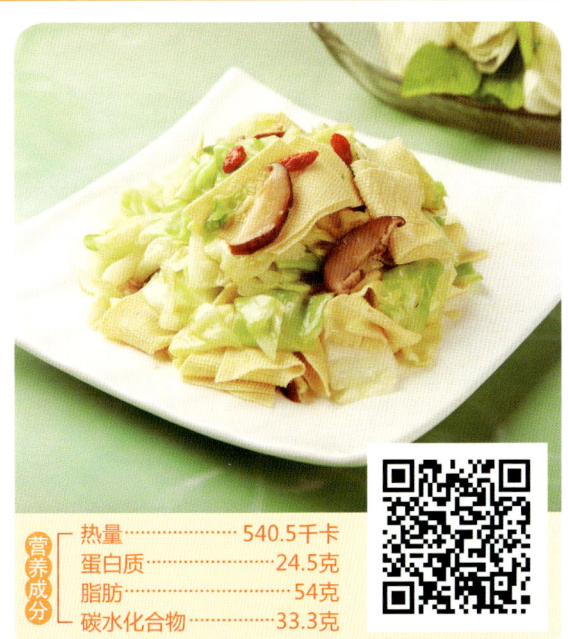

营养成分
- 热量……540.5千卡
- 蛋白质……24.5克
- 脂肪……54克
- 碳水化合物……33.3克

视频互动祛病书 降压怎么吃

调理食谱：冬瓜烧香菇 — 保护血管弹性

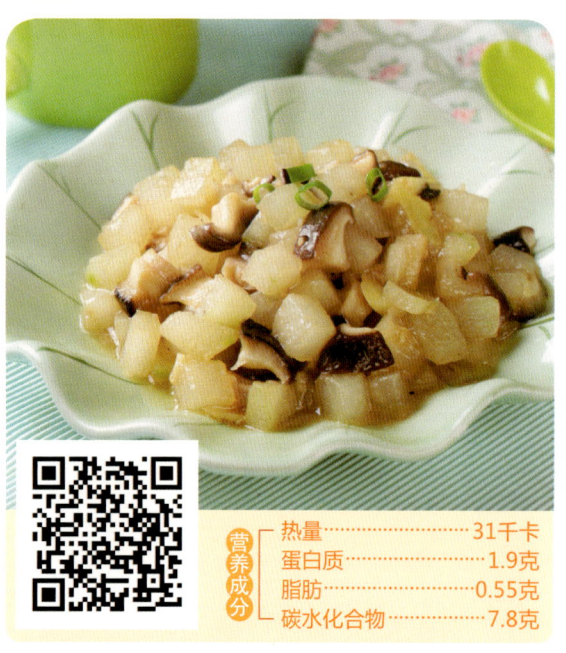

- ●原料：冬瓜200克，鲜香菇45克，姜片、葱段、蒜末各少许
- ●调料：盐2克，鸡粉2克，蚝油5克，食用油适量
- ●制作：

①冬瓜洗净切成丁；香菇洗净切成小块，备用。

②锅中清水烧开，加入食用油、盐、冬瓜，煮约1分钟。倒入香菇，煮约半分钟，捞出备用。

③炒锅注油烧热，放入姜片、葱段、蒜末、焯过水的食材、清水、盐、鸡粉、蚝油，翻炒片刻，中火煮片刻至食材入味，倒入水淀粉，快速翻炒均匀，关火后盛出炒好的菜肴即可。

营养成分：
- 热量 31千卡
- 蛋白质 1.9克
- 脂肪 0.55克
- 碳水化合物 7.8克

调理食谱：马齿苋绿豆汤 — 清热凉血、散血消肿

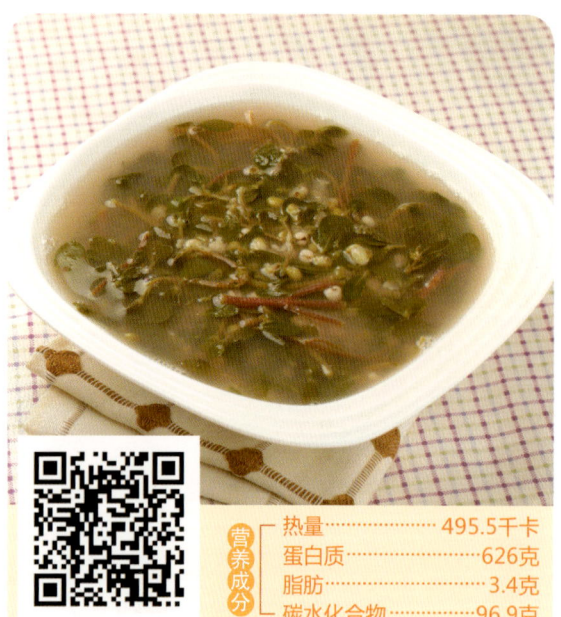

- ●原料：马齿苋90克，水发绿豆70克，水发薏米70克
- ●调料：盐2克，食用油2毫升
- ●制作：

①马齿苋洗净切成段，备用。

②砂锅中清水烧开，倒入薏米、绿豆，搅拌均匀，烧开后小火炖煮30分钟，至食材熟软。

③放入马齿苋，搅拌均匀，小火煮10分钟，至食材熟透，放入食用油、盐，拌匀调味，把煮好的汤料盛出，装入碗中即可。

营养成分：
- 热量 495.5千卡
- 蛋白质 626克
- 脂肪 3.4克
- 碳水化合物 96.9克

调理食谱 玉米须山楂茶 — 利尿降压、散瘀血

● 原料：干山楂10克，玉米须3克

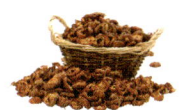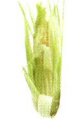

● 调料：蜂蜜少许

● 制作：
①砂锅中清水烧开，放入玉米须、干山楂，搅拌片刻，煮沸后用小火煮约15分钟，至其析出有效成分。
②关火后盛出煮好的药茶，装入杯中，加入少许蜂蜜拌匀，趁热饮用即可。

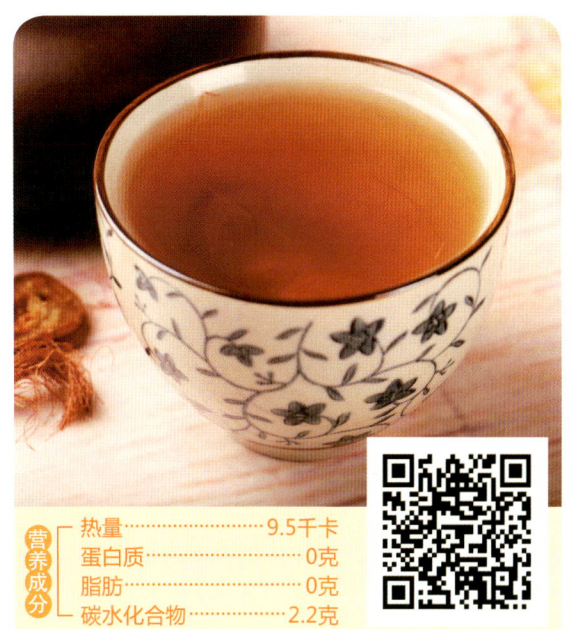

营养成分
- 热量 —— 9.5千卡
- 蛋白质 —— 0克
- 脂肪 —— 0克
- 碳水化合物 —— 2.2克

调理食谱 番石榴西芹汁 — 润肠通便、降血脂

● 原料：番石榴150克，西芹100克

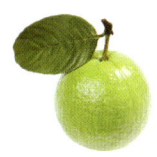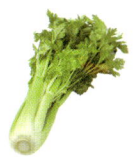

● 制作：
①西芹洗净切成段；番石榴洗净切小块备用。
②锅中清水烧开，放入西芹，焯煮片刻，捞出待用。
③取榨汁机，选择搅拌刀座组合，放入西芹、番石榴、矿泉水，选择"榨汁"功能，榨取番石榴西芹汁，把榨好的果蔬汁倒入玻璃杯中即可。

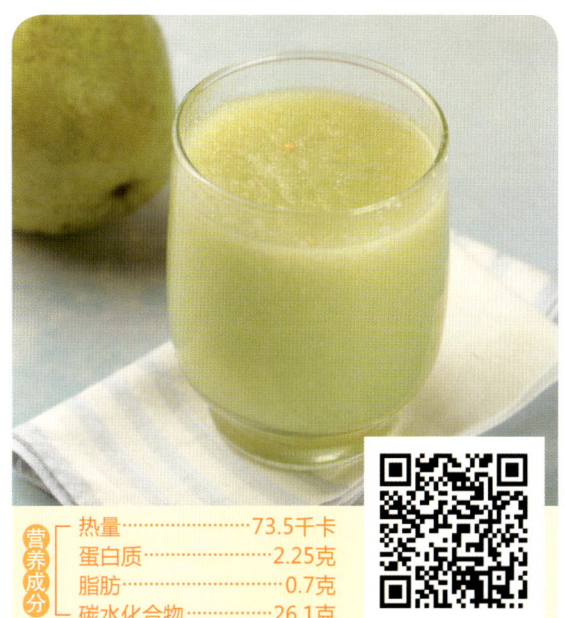

营养成分
- 热量 —— 73.5千卡
- 蛋白质 —— 2.25克
- 脂肪 —— 0.7克
- 碳水化合物 —— 26.1克

视频互动祛病书　降压怎么吃

高血压并发高尿酸血症

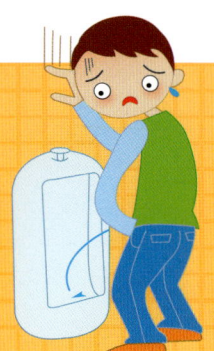

高血压患者的肾血管阻力增加，多见微量白蛋白尿，而后者与血尿酸增高有明显相关；高血压患者伴有严重肾脏和全身血管损害者，血尿酸增高更为显著；伴有家族性高尿酸血症肾病者，肾血流动力学异常先于尿酸代谢失常的出现。高血压患者由于微血管病变导致组织缺氧，抑制离子交换转运系统，使肾小管分泌尿酸被抑制而导致高尿酸症。

患者饮食上要注意摄入适量蛋白质，若摄入过多会使嘌呤合成增加，并且蛋白质代谢产生含氮物质，可引起血压波动。应改善动物性食物结构，减少含脂肪高的猪肉，增加含蛋白质较高而脂肪较少的禽类及鱼类，增加富含钾的香蕉，可对抗钠引起的升压和血管损伤，促进尿液中的尿酸溶解，减少尿酸沉淀，增加尿酸排出量，防止尿酸性结石形成。

生活中要注意控制热量摄入，适当增加活动量。

调理食谱：冬瓜莲子绿豆粥 —— 清热安神、通利小便

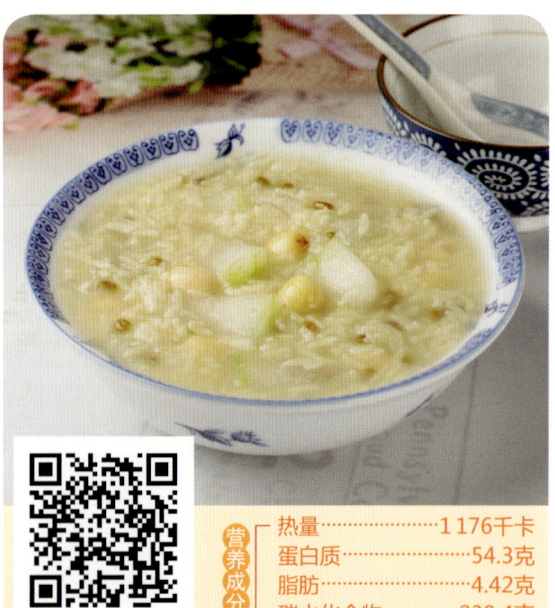

● 原料：冬瓜200克，水发绿豆70克，水发莲子90克，水发大米180克

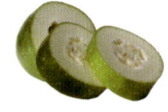 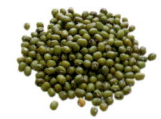

● 调料：冰糖20克

● 制作：

①冬瓜洗净切成小块，备用。

②砂锅中清水烧开，倒入绿豆、莲子、大米，烧开后小火煮40分钟，至食材熟软，放入冬瓜块，小火续煮15分钟至食材熟透。

③放入适量冰糖，煮约3分钟至冰糖溶化。盛出煮好的粥，装入碗中即可。

营养成分：
- 热量　1176千卡
- 蛋白质　54.3克
- 脂肪　4.42克
- 碳水化合物　239.4克

西芹炒肉丝 —— 杀菌消炎、利尿降压

●原料：猪肉240克，西芹90克，彩椒20克，胡萝卜片少许
●调料：盐3克，鸡粉2克，水淀粉9毫升，料酒3毫升，食用油适量
●制作：
①胡萝卜洗净切条；彩椒、猪肉洗净去籽切丝；西芹洗净切粗条。
②肉丝装入碗中，加入盐、料酒、水淀粉、食用油，腌渍入味，备用；锅中清水烧开，加入食用油、盐、胡萝卜、西芹，煮沸，倒入彩椒，煮至断生捞出。
③用油起锅，倒入肉丝，翻炒片刻至其变色，倒入焯过水的食材，翻炒均匀。加入适量盐、鸡粉、水淀粉，炒匀调味盛出即可。

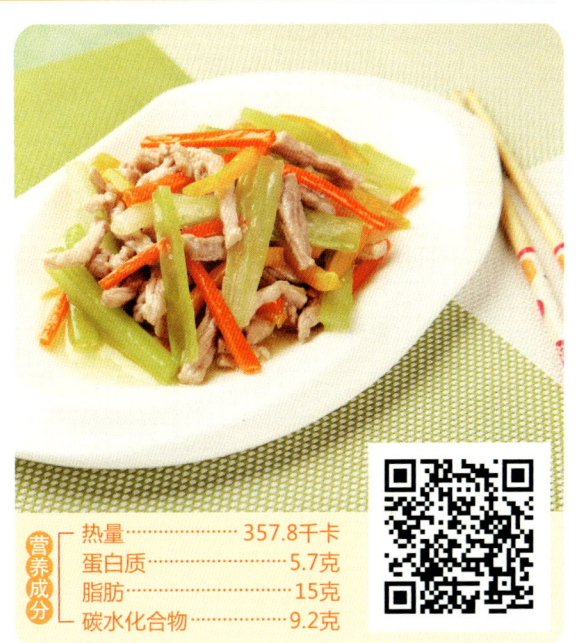

营养成分
热量…………357.8千卡
蛋白质…………5.7克
脂肪…………15克
碳水化合物…………9.2克

果味冬瓜 —— 滋补肝肾、利水降压

●原料：冬瓜600克，橙汁50克
●调料：蜂蜜15克
●制作：
①将去皮洗净的冬瓜去除瓜瓤，掏取果肉，制成冬瓜丸子，装入盘中待用。
②锅中注水烧开，倒入冬瓜丸子搅拌匀，用中火煮约2分钟，至其断生后捞出；吸干冬瓜丸子表面的水分，放入碗中，倒入橙汁，淋入少许蜂蜜快速搅拌匀，静置约2小时，至其入味。
③取一个干净的盘子，盛入制作好的菜肴，摆好盘即成。

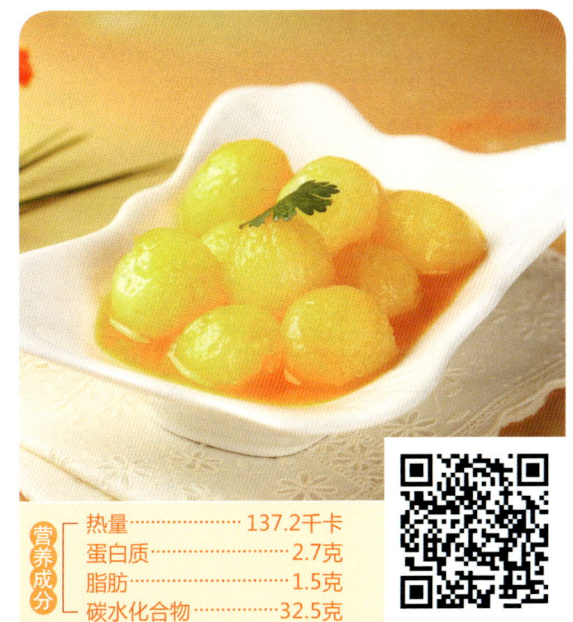

营养成分
热量…………137.2千卡
蛋白质…………2.7克
脂肪…………1.5克
碳水化合物…………32.5克

白菜梗拌海蜇

清热解毒、降压降脂

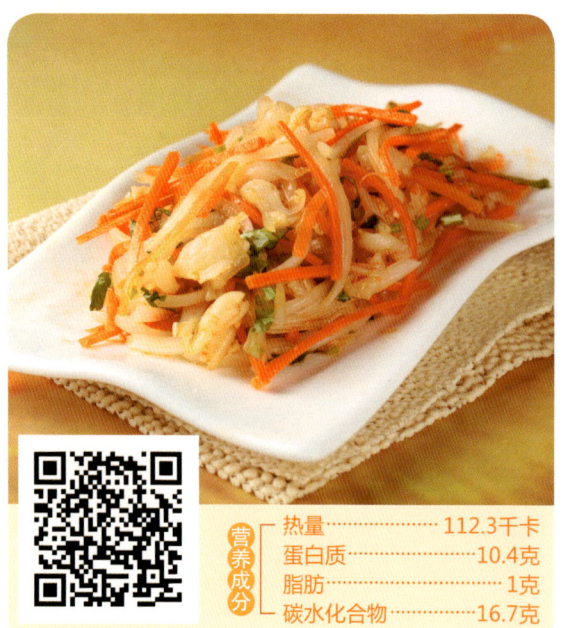

- ●原料：海蜇200克，白菜150克，胡萝卜40克，蒜末、香菜各少许
- ●调料：盐1克，鸡粉2克，料酒4毫升，陈醋4毫升，芝麻油6毫升，辣椒油5毫升
- ●制作：

①白菜、胡萝卜、海蜇切细丝，香菜切碎，备用。
②锅中清水烧开，倒入海蜇丝、料酒，煮约1分钟，放入白菜丝、胡萝卜丝，煮约半分钟，至食材熟软，捞出待用。
③将余过水的材料倒入碗中，撒上蒜末、香菜末、盐、鸡粉、陈醋、芝麻油、辣椒油，搅拌片刻，至食材入味，倒入盘子中即可。

营养成分：
热量……112.3千卡
蛋白质……10.4克
脂肪……1克
碳水化合物……16.7克

蒜汁肉片

扩张血管、调节血压

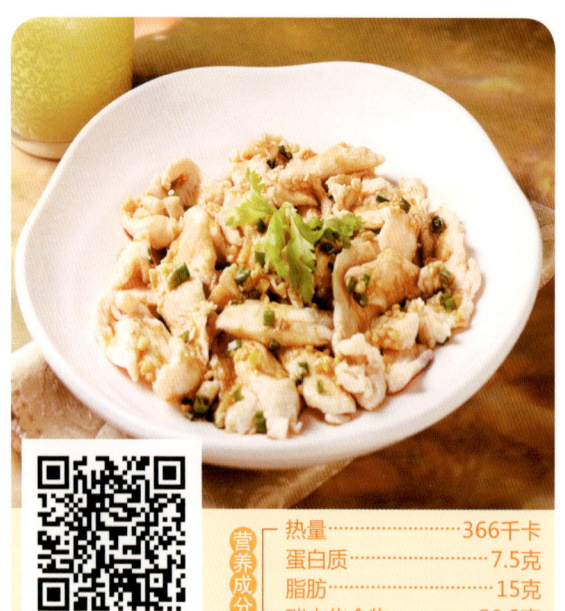

- ●原料：鸡胸肉300克，蒜末、葱花各少许
- ●调料：盐2克，鸡粉2克，水淀粉12毫升，生抽4毫升，芝麻油10毫升，陈醋12毫升，食用油少许
- ●制作：

①鸡胸肉洗净切成薄片，装入碗中，加入盐、鸡粉、水淀粉、食用油。搅拌匀，腌渍约10分钟，至其入味。
②砂锅中清水烧开，倒入鸡肉片，煮约1分钟，至其熟软，捞出备用。
③将葱花、蒜末、盐、鸡粉、生抽、芝麻油、陈醋放入碗中，拌匀调成味汁，倒入余好的鸡胸肉上即可。

营养成分：
热量……366千卡
蛋白质……7.5克
脂肪……15克
碳水化合物……58.2克

调理食谱 猪血豆腐青菜汤 — 补中益气、促进血液循环

- **原料**：猪血300克，豆腐270克，生菜30克，虾皮、姜片、葱花少许
- **调料**：盐2克，鸡粉2克，胡椒粉、食用油各适量
- **制作**：

①豆腐、猪血洗净切成小方块，备用。
②锅中清水烧开，倒入虾皮、姜片、豆腐、猪血、盐、鸡粉，搅拌均匀，大火煮2分钟。
③揭开锅盖，淋入少许食用油，放入生菜、胡椒粉，搅拌均匀，至食材入味，关火后盛出装入碗中，撒上葱花即可。

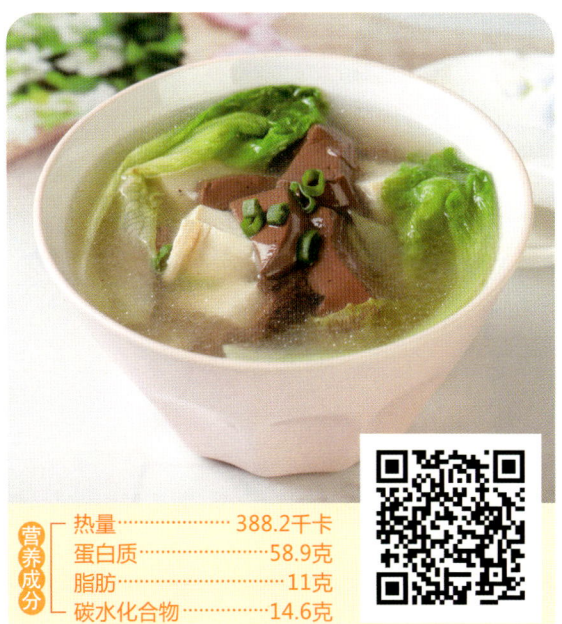

营养成分
- 热量 ············ 388.2千卡
- 蛋白质 ·········· 58.9克
- 脂肪 ············ 11克
- 碳水化合物 ······ 14.6克

调理食谱 哈密瓜雪梨酸奶杯 — 改善消化功能、减少脂肪吸收

- **原料**：雪梨130克，哈密瓜160克，酸奶120克

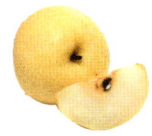 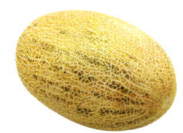

- **制作**：

①洗净的哈密瓜去皮，切开，去瓤，将果肉切成块。
②洗净去皮的雪梨切开，去核，将果肉切成块，备用。
③将切好的水果装入碗中，摆放好。
④均匀地淋上适量酸奶即可。

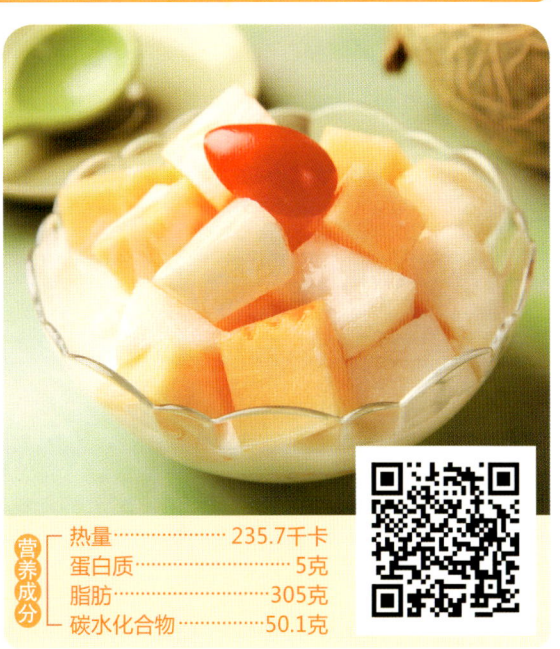

营养成分
- 热量 ············ 235.7千卡
- 蛋白质 ·········· 5克
- 脂肪 ············ 305克
- 碳水化合物 ······ 50.1克

视频互动祛病书 降压怎么吃

高血压并发 肾功能减退

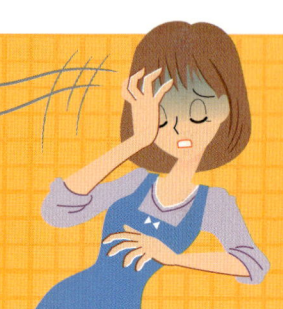

高血压病与肾功能不全存在伴发关系,高血压病可引起肾脏损害,后者又使血压进一步升高,并难以控制。肾脏疾病所致的高血压称之为肾性高血压病,主要由肾血管疾病(肾动脉狭窄等)和肾实质性疾病(肾小球肾炎、慢性肾盂肾炎、多囊肾等)所致,而高血压又会加剧肾脏病变使肾功能减退,形成恶性循环。长期未控制的高血压病可导致肾功能衰竭。高血压并发肾功能减退主要表现为多尿、口渴、尿比重降低、全身水肿等。

患者要严格控制每日蛋白质的摄入量,一般为每日30~50克,并且要选用优质蛋白质,食物多样化、宜清淡、少盐,避免油炸及烟熏食物,少吃肉汤类。

对患者而言,严格控制血压及饮食最为重要,具体蛋白质摄入量以肾功能指标为指导。用薯类和麦淀粉来代替部分主食,以减少主食中非油脂蛋白质的量,有助于保护肾功能。

调理食谱 白萝卜丝炒黄豆芽 —— 滋补肝肾、降低血压

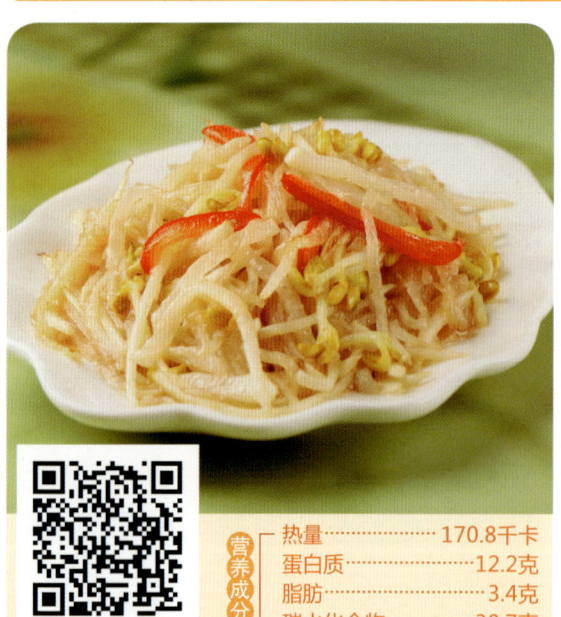

营养成分
热量……………170.8千卡
蛋白质……………12.2克
脂肪………………3.4克
碳水化合物………30.7克

● 原料:白萝卜400克,黄豆芽180克,彩椒40克,姜末、蒜末各少许

● 调料:盐4克,鸡粉2克,蚝油10克,水淀粉6毫升,食用油适量

● 制作:

① 将洗净去皮的白萝卜切成丝,洗好的彩椒切粗丝。

② 锅中注入清水烧开,加入2克盐,放入洗净的黄豆芽,煮约半分钟;再倒入白萝卜丝,煮约1分钟;倒入彩椒丝略煮,捞出食材,待用。

③ 用油起锅,放姜末、蒜末爆香,倒入食材翻炒,加少许盐、鸡粉、蚝油调味,倒入适量水淀粉,快速翻炒,关火后盛出即可。

调理食谱 土豆泥拌蒸茄子 —— 凉血解毒、清肠降脂

●**原料：** 茄子100克，熟土豆80克，肉末90克，蒜末、葱花各少许

●**调料：** 盐2克，鸡粉2克，料酒10毫升，生抽13毫升，芝麻油3毫升，食用油适量

●**制作：**

①洗净的茄子切条；把熟土豆压成泥状，备用。

②将茄子装入盘中，放入烧开的蒸锅中，用中火蒸15分钟至熟，取出待用。

③用油起锅，放入蒜末爆香，倒入肉末炒散，淋入料酒、生抽、土豆泥、清水略炒，加入盐、鸡粉拌匀，盛出待用。

④将茄子倒入碗中，放入炒好的食材、葱花、生抽、芝麻油搅匀，盛出即可。

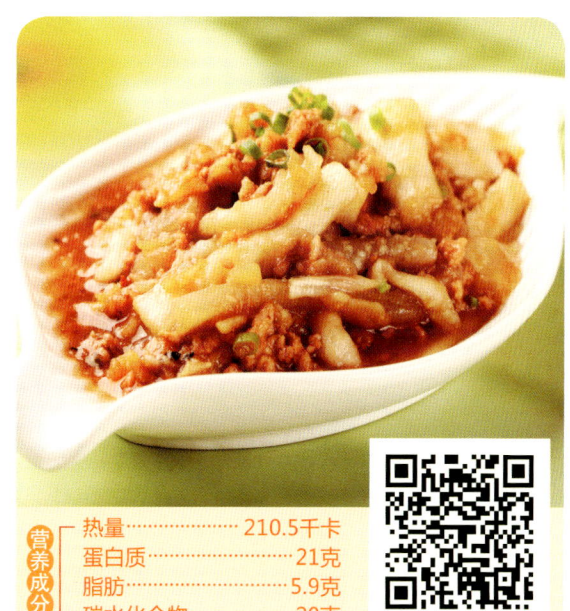

营养成分
- 热量…………210.5千卡
- 蛋白质…………21克
- 脂肪…………5.9克
- 碳水化合物…………20克

调理食谱 菠菜豆腐汤 —— 益气宽中、健脾开胃

●**原料：** 菠菜120克，豆腐200克，水发海带150克

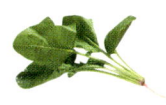 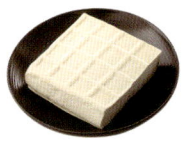

●**调料：** 盐2克

●**制作：**

①洗净的海带切成小块；洗好的菠菜切段；洗净的豆腐切成小方块，备用。

②锅中注入适量清水烧开，倒入海带、豆腐，用大火煮2分钟，倒入菠菜，略煮片刻至其断生，加入盐，煮至入味。

③关火后盛出煮好的汤即可。

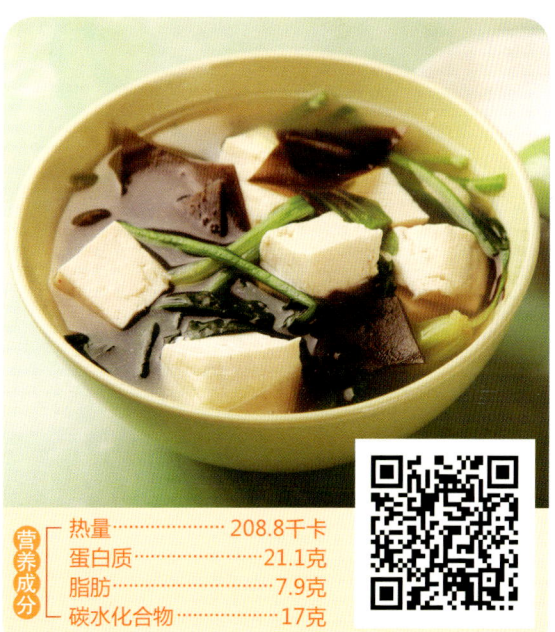

营养成分
- 热量…………208.8千卡
- 蛋白质…………21.1克
- 脂肪…………7.9克
- 碳水化合物…………17克

视频互动祛病书　降压怎么吃

调理食谱：西红柿炒冬瓜
清热利水、滋阴降压

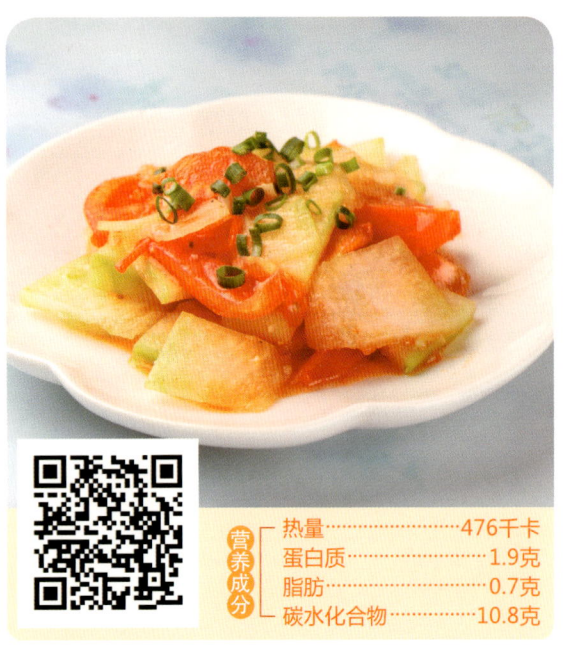

- ●原料：西红柿100克，冬瓜260克，蒜末、葱花各少许
- ●调料：盐2克，鸡粉2克，食用油适量
- ●制作：
① 冬瓜洗净切成片；西红柿切成小块。
② 锅中清水烧开，倒入冬瓜，煮半分钟，至其断生，捞出备用。
③ 用油起锅，放入蒜末、西红柿、冬瓜、盐、鸡粉、水淀粉，快速翻炒均匀，关火盛出炒好的食材，装入盘中，撒上葱花即可。

营养成分
- 热量　　　　　476千卡
- 蛋白质　　　　1.9克
- 脂肪　　　　　0.7克
- 碳水化合物　　10.8克

调理食谱：黑豆莲藕鸡汤
滋补肝肾、降低血压

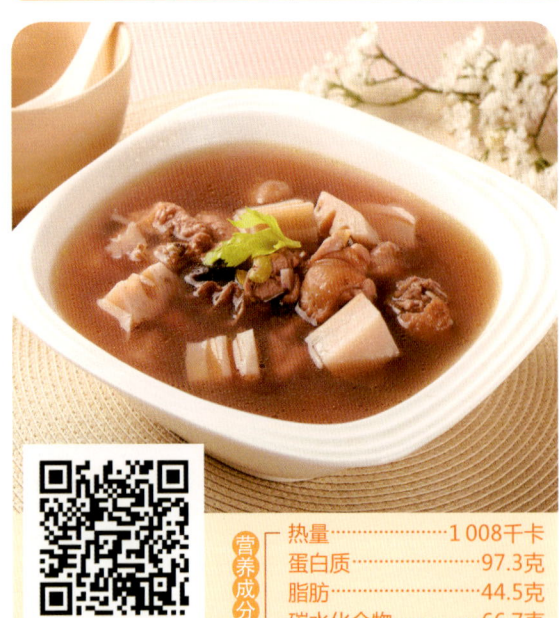

- ●原料：水发黑豆100克，鸡肉300克，莲藕180克，姜片少许
- ●调料：盐、鸡粉各少许，料酒5毫升
- ●制作：
① 莲藕洗净切成丁；鸡肉洗净斩成小块；锅中清水烧开，倒入鸡块，汆煮片刻，捞出待用。
② 砂锅中清水烧开，放入姜片、鸡块、黑豆、藕丁、料酒，煮沸后用小火炖煮约40分钟，至食材熟透，加入盐、鸡粉，续煮至食材入味。
③ 关火后盛出煮好的鸡汤，装入汤碗中即成。

营养成分
- 热量　　　　　1 008千卡
- 蛋白质　　　　97.3克
- 脂肪　　　　　44.5克
- 碳水化合物　　66.7克

调理食谱：冬瓜红豆汤

🥣 利尿通淋、清热除烦

- **原料**：冬瓜300克，水发红豆180克
- **调料**：盐3克
- **制作**：

①洗净去皮的冬瓜切块，再切条，改切成丁。

②砂锅中注入适量清水烧开，倒入洗净的红豆，盖上盖，烧开后转小火炖30分钟到红豆熟软。

③揭开锅盖，放入冬瓜丁，再盖上盖，用小火再炖20分钟至食物熟透，揭盖，放入少许盐，拌匀调味，关火后盛出煮好的汤料，装入碗中即成。

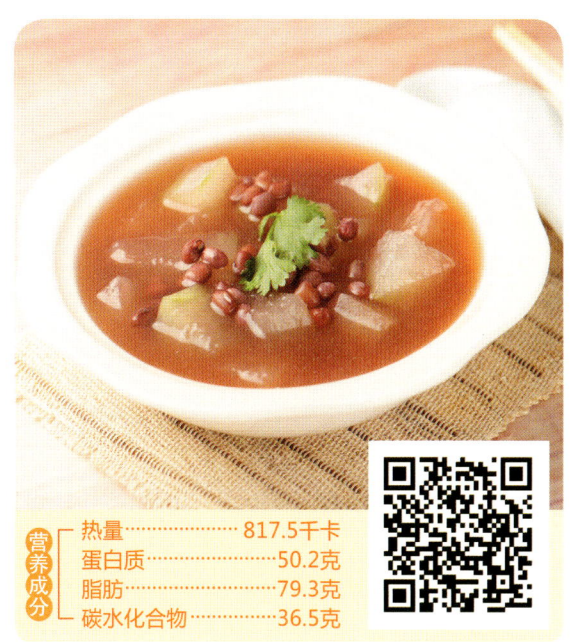

营养成分
- 热量………817.5千卡
- 蛋白质………50.2克
- 脂肪………79.3克
- 碳水化合物………36.5克

调理食谱：紫薯百合银耳汤

🥣 滋阴补肾、清热益气

- **原料**：紫薯50克，水发银耳95克，鲜百合30克，冰糖40克

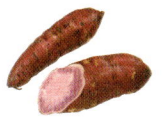 

- **制作**：

①银耳洗净切去黄色根部，再切成小块；紫薯洗净切成丁，备用。

②砂锅中清水烧开，倒入紫薯、银耳，烧开后用小火煮20分钟，至食材熟软。

③再加入百合、冰糖，小火续煮5分钟，至冰糖溶化，把煮好的汤料盛出，装入汤碗中即可。

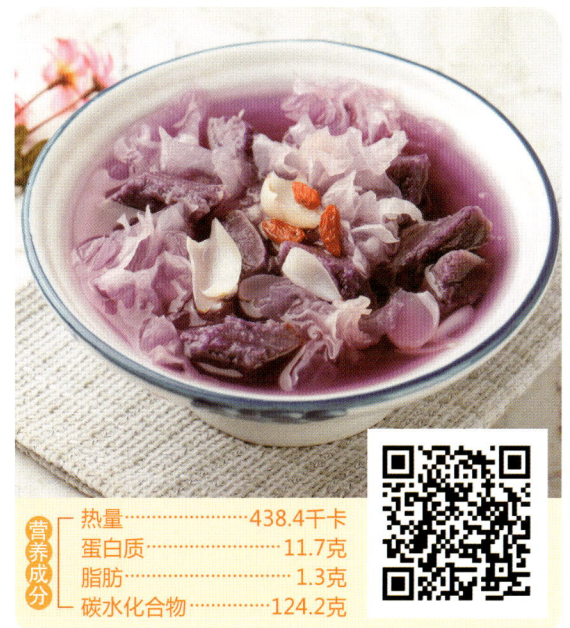

营养成分
- 热量………438.4千卡
- 蛋白质………11.7克
- 脂肪………1.3克
- 碳水化合物………124.2克

附录1 如何测量血压

高血压是全世界最常见的心血管疾病之一，不但发病率高，而且可引起严重的心、脑、肾并发症，致残率和死亡率极高。但高血压病是可以预防的，首先是要学会测量血压，才能了解自己的病情，再来采取相应的对策来预防高血压。

怎样选择血压计

当人们对自己身体健康越来越重视以后，家里有老年人或高血压患者，血压计是不可缺少的。那么如何选购一台适合的血压计呢？

选择水银血压计还是电子血压计？

（1）专业的医生，当然可以选择水银血压计，因为水银柱式血压计测量的准确性和稳定性较高，对使用者的技术要求较高。如果技术不到位、操作不当，很容易使测得的血压产生误差。

（2）普通人群，选择电子血压计。电子血压计使用简单，测量方便。

电子血压计选择手臂式还是手腕式？

选购血压计的时候要考虑使用人的情况。

（1）普通人群，手臂式或者手腕式两者都可以，手腕式测量方便。

（2）大多数中老年人（糖尿病、高血脂、高血压等患者）使用手臂式，对那些血液黏稠度较高、微循环不畅的患者，与水银柱式血压计测得的结果相比较，手腕、手指的血压测量值误差会很大。各国高血压指南一致推荐经国际标准认证的上臂式电子血压计。

测量方式是选择自动加压还是半自动加压？

购买血压计之前考虑一下自己是否能够驾驭半自动的加压方式。

（1）全自动的机器按一下按钮就可以自动加压。全自动的是自动控制入气量。

（2）半自动就是手动加压（用手捏橡胶球加压），手动的比较麻烦，主要是入气量不太好控制，气少了测试的脉搏速率不准确。

是否需要购买有记忆功能的血压计？

选购血压计的时候要问清楚是否有记忆功能。血压计的记忆功能是指将被测量者的血压记录（高压、低压、脉搏等数据）保存在机器中，可以使被测量者对自己一段时间内的血压值情况了如指掌，是一个非常不错的功能。记忆功能一般分为：单组记忆及多组记忆功能；带日期时间功能及不带日期时间功能。

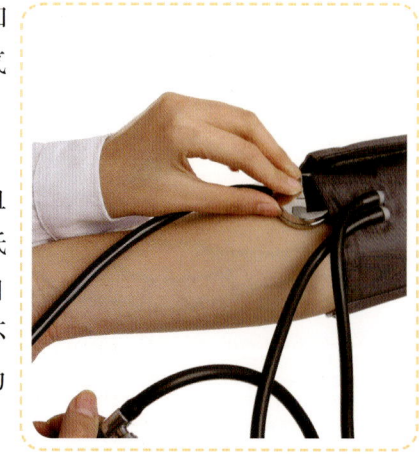

血压计的型号和功能很多，如何选择适合自己的？

选购血压计的时候多参考各方面意见。你可以从各种型号的血压计的功能比较表中选择自己需要的电子血压计，你也可以从血压计的销售排行榜看看别人买了什么型号的血压计来决定自己购买的型号。

售后服务和保修

购买血压计的时候要问清楚有没有售后服务，最好选择有售后服务的品牌，这样方便以后的修理咨询等。

测量血压有何注意事项

选择在温暖、安静的环境中测量，测量前安静地等待数分钟，确保情绪稳定；

心情确实难以平静时，做几次深呼吸后再测量；

如果系了领带，要先松开领带，解开衬衫纽扣；

血压计缠臂的部分应与心脏在同一高度；

尽量用左手测量，因为左手离心脏较近；

测量时注意不要讲话、移动，不跷二郎腿，不提肛，不垫脚尖，忌手提或背着物品；

如需再次测量，请拆下臂带或腕带，活动手腕，休息3～5分钟，待血管恢复畅通后再测量。

血压测量发生误差的常见原因

测量血压缺乏耐心：按世界卫生组织专家的建议，测量血压前应让患者先休息几分钟后再测量。而且隔几分钟后再复测血压，如此反复三次，才能确定可供临床参考的血压值。而现在很少有人这样"不厌其烦"地给患者测量血压，多是"一锤定音"，就很难排除许多因素干扰血压所造成的假象，使血压出现误差。

偏离听诊点太远：许多测压者在捆好袖带后，并不是仔细触摸动脉最强搏动点，然后再放听诊器头，而是估摸着找个听诊位置。因为偏离听诊点，听到的血压变音和由此作出的诊断，就难免不出误差。

袖带减压过快：按规定应在听不到动脉音后，再缓缓放气减压，使水银柱徐徐下降，读数应精确到2mmHg。而许多测量血压者，放气减压太快，使水银柱迅速下降，判断误差少说也有6～8mmHg。他们认为血压正常范围本来很宽，似乎没有必要那么精确。事实上，正常与非正常的临界值也就是几毫米汞柱。

袖带的松紧：测量血压缠绕袖带时的松紧度要适宜，一般以在缠绕后能插入1个手指为宜。袖带过紧会

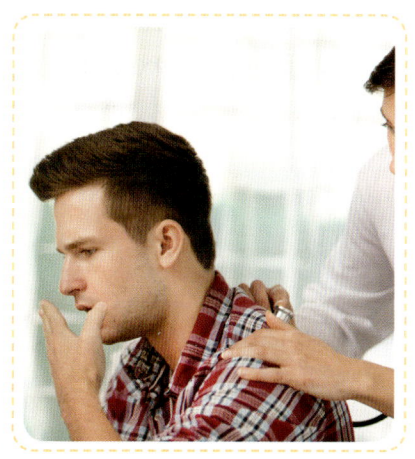

使肱动脉因受压迫而形成狭窄，在听诊时产生杂音，甚至在袖带压力降低到远远低于舒张压时，所听到的声音仍有相当的响度，有可能被误认为是极低的舒张压。袖带过松使橡胶袋呈球状，有效的测量面积变窄，使测得的血压值偏高。

体位对测压的影响：若患者血管舒缩反射完好，则不论卧位或坐位测量应无大的判别。但有些人，特别是血压高者，坐位血压较高，故若坐位血压高时，应躺下测量。不论何种体位，肱动脉的位置应与心房同高，手臂过高可使血压测量值下降，过低则血压值升高。测压的手臂必须裸露至肩胛部，避免被过紧的衣服压迫。

生理心理因素：受测者心理和生理方面准备不足、劳累后未经适当休息、心情激动不安、饮食不合理都可以使血压升高，另外，吸烟、运动、膀胱充盈、疼痛、气候变化等也可使血压升高。

白衣效应：研究发现，当医生到达病床边访测的1～4分钟，患者的收缩压和舒张压变化峰值均较前增高，这种血压增高现象与年龄、性别、基础血压或血压变异性无关，常发生在医务人员出现于患者身旁时，称之为白衣效应。这种反应多数于10分钟内平息，易造成误诊误治。

■ 学会自己测量血压的好处

自测的血压数值代表真正的血压水平

因为在家中测量血压，一点也不紧张，心态平静，与自己平时的状态完全一样。而在医院门诊测量血压，尤其是第一次上门诊，对医生比较生疏，患者的心态多少有点紧张，与平时在家里不一样。所以，这时测得的血压会比较高，这就是"白大衣高血压"。也就是说，在门诊时由医生(穿白大衣)测量血压，达到高血压的水平，而以后自己在家测量，或进行24小时动态血压测量，血压在正常范围。因为穿白大衣的不一定是医生，所以现在又改称为"诊室高血压"。

可以了解平时血压波动情况

血压经常在波动。从理论上讲，心脏跳动一次，就会产生一次血压。影响心跳的因素很多。心跳不断在变化，血压也随之在不断变化。到医院看病测量血压，患者多，一般只能测量一次。虽然现在大的医院有24小时动态血压监测，但是一个记录仪24小时只能用于一位患者。高血压患者这么多，不可能每人都测量，更不可能经常多次测量。所以要了解患者平时的血压情况，最好的方法是自己在家测量血压。

可以收集自己的血压数据，为就医做准备

许多全科医生在给患者采取治疗之前，通常为他们进行28次家庭中的血压测量（用2周时间，每天测量2次血压），尤其对那些血压处于临界值的人，这种测量方式更为重要。在开始治疗之前，早期应用这种测量血压的方法，可以帮助医生做出决定：是马上开始治疗，还是再等待一段时间，观察血压是否一直居高不下。

附录2 专家解答高血压患者最关心的问题

高血压需要预防，那么怎么样预防才能对高血压患者有利呢？下面将会为大家介绍专家解答高血压患者最关心的问题，让高血压患者知道哪些东西该吃，哪些东西不该吃，从而有效预防高血压。

高血压患者应如何补充水分？

对血压高的人来说，早晨是危险的时间段，如果血压升高，水分补充不足的话，会造成血液不畅。因此，每天早晨起床时，应空腹喝1杯温水；早晨外出锻炼回家后，喝1杯水，以补充运动中流失的水分；下午，每过1个小时就适当喝点水，沐浴前后各喝1杯水；睡前喝一点水，有助于清除体内的毒素。但是喝水也不是越多越好，每天喝1 200~1 500克水为宜。

高血压患者为何要远离咖啡因？

咖啡因能使血压上升5~15毫米汞柱，尤其是在精神紧张的时候，咖啡因和紧张的情绪，会产生危险性的相乘效果，把血压推高到不利健康的程度。另外，一项研究显示，喝一杯咖啡之后，血压升高的时间可长达12小时。因此，高血压患者尤其应避免在工作压力大的时候喝含咖啡因的饮料。

含钠较高的食物有哪些？

腌制食品、话梅、面包、饼干、碳酸性饮料、皮蛋、板鸭、香肠、火腿、豆腐脑、豆干、橄榄、灌装的番茄汁、灌装的玉米、灌装的泡菜等食物含钠均较高。

哪些食物可以减少降压药物的不良反应？

治疗高血压病时，常将降压药与利尿剂配伍使用，有些利尿剂在排出钠和水分的同时，也把钾排掉了，会引起乏力、肌肉麻痹、感觉迟钝等症状。因此，在服用利尿剂期间，高血压患者应多吃富含钾元素的食物，如西瓜、柿子、脱脂奶粉、大豆、葡萄干、番茄、菠菜等。每天吃2个番茄就能补充大约1克的钾，满足人体的需要。

为什么不提倡老年高血压患者常赴盛宴？

老年高血压患者参加宴会时，面对美食佳肴的诱惑容易吃得过多，加上长时间的交谈，精神高度兴奋，情绪激动，会增加心脏负担，易引发心绞痛、心肌梗死或脑卒中等危险。因此，老年高血压患者要少赴或不赴盛宴。

高血压患者早上如何补水？

对高血压患者来说，早晨是危险的时间段，如果血压升高，水分补充不足的话，会造成血液不畅。所以早晨有必要补充水分，以减少心脑血管疾病的发病风险。只需在起床后马上喝一杯水即可。

高血压患者选择什么样的油脂比较好？

对于高血压患者来说，植物油的选择，以单不饱和脂肪酸和多不饱和脂肪酸含量高者为好。橄榄油、茶籽油含较高的单不饱和脂肪酸，可首选，玉米油、花生油等含较高多不饱和脂肪酸，均可选用。现在主张科学搭配食用油，即动物油和植物油搭配食用有利于健康。在动物油中，鱼油含有多种不饱和脂肪酸，具有很好的降胆固醇作用，可适当选用。

高血压患者应如何合理安排饮食？

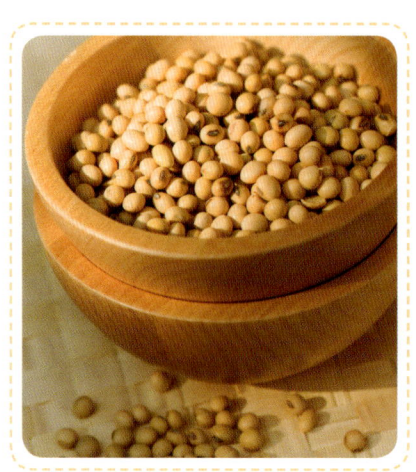

饮食安排应少量多餐，避免过饱；高血压患者常较肥胖，必须吃低热量食物，总热量宜控制在每天1 600~2 000千卡，每天主食150~250克，动物性蛋白和植物性蛋白各占50%。不伴有肾病或痛风病的高血压患者，可多吃大豆、花生、黑木耳或银耳及水果。晚餐应少而清淡，过量油腻的食物会诱发卒中。食用油要用含维生素E和亚油酸的素油；不吃甜食；多吃富含高纤维的食物以及少量的鱼、虾、禽肉、脱脂奶粉、蛋清等。

为什么高血压患者不能摄入过多味精？

味精的主要成分是谷氨酸钠，在体内会分解形成谷氨酸和钠离子，相当于另一种形式的"盐"，过食味精可造成体内水钠潴留，导致血管管腔变细，血管阻力升高，同时血容量升高，加重心、肾负担，使血压进一步升高。血压越高的人，对味精越不敏感，越是要求味道的浓重，所以，很容易形成恶性循环。为了从根本上控制血压，就应从忌口开始做起，少吃味精，慢慢纠正不健康的饮食习惯。

高血压患者可以吃蜂蜜吗？

患有高血压病的老人，如能坚持做到每日早晚各喝一杯淡蜂蜜水，对维持正常血压非常有利。因为蜂蜜中富含钾,钾离子进入人体后有排出体内钠离子的功效,从而起到维持血液中电解质平衡的作用。因此,对患有高血压性心脏病或动脉硬化性心脏病的老年人来说,常饮蜂蜜可起保护血管和降压通便的作用,并减少高血压性心脏病突发事件的发生。

高血压患者如何进食脂肪类食物?

一般来说,高血压患者要控制含有胆固醇较高的动物脂肪及其制成的食品。脂肪是供给人体高质量的能源,其中所含的胆固醇并非一无是处,而且是人体重要的和必要的组成物质,对维持人体正常生理活动是一位"功臣",只是不能食用过量。因此,对于病情较轻、年龄在40岁以下且体型不胖的高血压患者,血胆固醇值正常时,不主张限制脂肪的摄入量。而且动物脂肪中也含有较多不饱和脂肪酸的油类,如海鱼,其含有一种叫"多烯康"的成分,是软化血管的良药。

更年期高血压患者如何安排膳食?

高血压病是更年期的常见多发病,患者除积极的药物治疗外,科学的膳食调理也非常重要,应坚持以下原则:控制热量摄入,减少高脂肪饮食;禁食高胆固醇食物,如动物内脏、蛋黄、鱼子、各种动物油;限制含糖高的食品,少吃甜的蛋糕、甜饼、甜点心、糖果等;控制食盐的摄入,每人每天食盐的摄入量控制在3克以下,少吃咸菜、咸肉、腐乳等食物;多吃新鲜蔬菜;严格控制饮酒。

为什么高血压患者不能喝运动型饮料和碳酸饮料?

高血压患者最好少喝运动型饮料和碳酸饮料。因为运动型饮料一般含有钠等电解质,这类物质容易加重血液、血管、肾脏的负担,导致血压升高,心脏负荷加大引发不适;碳酸饮料中也含有钠,研究人员发现,一天喝4罐以上可乐的人,高血压发病率比少饮或不饮可乐者高出25%~44%。即使是喝低糖的可乐,也会增加患高血压的风险,只不过概率稍微降低一点而已。

高血压患者怎样吃早餐?

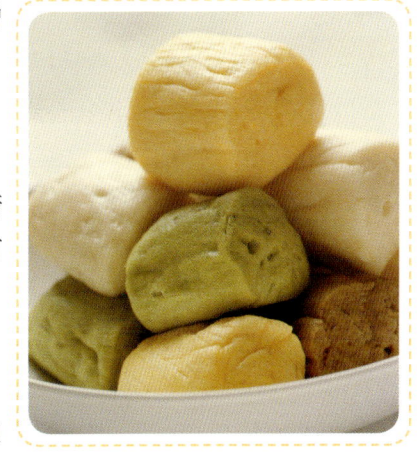

早餐一定要进食一些淀粉类食物,最好选择没有精加工的粗杂粮,且掺有一些坚果;蛋白质也不能少,可选择奶粉、豆类及其制品;早餐一定要有蔬菜和水果。就餐时间也很重要,一般来说起床后活动20~30分钟,吃早餐时最合适的。健康的营养早餐建议:牛奶1杯,鸡蛋1个或熟肉1份,全麦面包几片或馒头1个,蔬菜1

碟，如烫菠菜、圆白菜或空心菜等，也可吃生菜沙拉，水果1个或鲜果汁1杯。

■ 高血压患者怎样吃晚餐？

一是量要适中，不豪饮贪吃，应适可而止；二是食物菜肴以清淡为主，尤其是老年高血压患者，要少吃煎炸、咸甜食品，宜吃易消化食物，应配些汤类，不要怕夜间多尿而不敢饮水或进粥食，而且要荤素兼顾，切忌大鱼大肉；三是饭后或睡前不饮烈性酒和刺激性饮料，如浓茶、咖啡等。晚睡的人如感到饥饿，可在上床前喝1杯牛奶或豆浆，吃几块饼干，切不可大量进食，否则影响晚间睡眠，得不偿失。

■ 常吃鱼对高血压患者有什么好处？

高血压患者经常吃鱼能促进血管壁释放出前列环素，松弛血管四周肌肉，使血管扩张，血压下降，并能防止血栓形成。而且大量摄入鱼类蛋白质，会使血管变得结实而富有弹性。同时，鱼类含钙、钾丰富，这对防治高血压无疑也是大有裨益的。因此，高血压患者应多吃鱼。

■ 高血压患者可以吃火锅吗？

火锅汤底和食材中含有较多的脂肪和糖类，而且还有以下隐患：火锅店空气流通差，造成室内空气污浊；饮食过量造成血液集中在肠胃部位，使脑部缺氧；吃火锅后饮用冷饮会使肠胃中血管收缩，血压短时间极其不稳定，高血压患者还容易出现头晕，严重的可诱发心肌梗死、卒中。因此，高血压患者最好不吃火锅。如果实在想吃，要注意少选脂肪含量高的食材，不喝汤底，并在吃完火锅后吃些水果。

■ 快餐对高血压患者有什么危害？

爱吃快餐食物的人群患高血压的风险要高于其他人，这是因为快餐食物中含有的盐分过多所致。经调查发现，快餐食物，如方便面、速冻食物含有相对较高的盐分。研究报告指出，为了让食物存放期长一点，生产商加入大量钠质盐到快餐食物中，比如一包方便面大约含2.3克盐。长期食盐过量会导致高血压、卒中、冠心病等心脑血管疾病。所以，高血压患者尽量不吃快餐食物，如果吃也要控制每天食用的分量。

■ 为什么高血压患者不宜饱餐？

饱餐一方面加重胃肠功能的负担，容易患消化不良，并且由于血液流往胃肠增多，也容易诱发脑供血的不足，从而引发卒中的发生。另一方面，经常饱餐会造成肥胖，也容易引起过剩的脂肪沉积在血管中，引起动脉粥样硬化的形成。由于高血压病本身就会引起动脉粥样硬化，如果加上肥胖会加速动脉硬化的进程，更容易发生卒中和冠心病等并发症。因此，高血压病患者一定要适当控制饮食量，勿食过饱。

老年高血压患者应如何看待保健品？

夏季不少老年高血压患者都选择服用深海鱼油、卵磷脂等保健品，以辅助降压。该类保健品确实有辅助降压功能，但是保健品并不是药物，并没有治疗效果。而且许多服用保健品的老年人是高血压、糖尿病、冠心病等慢性病患者，每天需要服用治疗药物，有些中药与西药不得同吃，否则药性相克会使疾病加重。如高血压病患者要吃降压药，就不得与人参、麻黄及含麻黄碱的中药同服。

高血压患者吃素好吗？

营养科专家指出，一味素食并不能让身体更健康，反而还会因为营养素的缺失而引发其他疾病，其中最常见的就是缺铁性贫血、骨质疏松、抑郁，甚至神经系统受损。高血压患者在以素食为主的膳食结构中适当增加动物性食物，不但可以使食物中的营养成分互补，而且有利于保持体液环境的酸碱平衡。如果坚持食素，也要讲究科学搭配，例如要通过多吃豆类补充优质蛋白质，还应多吃富含铁质和维生素C的食物。

高血压患者能吃肥肉吗？

肥肉含有大量的胆固醇，因而许多人将肥肉视为诱发高血压、冠心病、高脂血症、动脉硬化的祸首，把它当作禁品。其实，肥肉不仅能提供促进生长发育的营养要素，而且还含有一种α脂蛋白，不仅不会使血管硬化，相反还可以预防血管疾病和高血压病。只要烹调得法，少量吃些肥肉对人体是有益的。肥肉经长时间和小火炖煮，饱和脂肪酸可以减少50%；每百克肥肉胆固醇含量可由220毫克降至102毫克。

肥胖型高血压患者如何安排饮食？

肥胖高血压患者在饮食方面除注意增加优质蛋白质和钾的摄入，减少脂肪和钠的摄入外，此外尚需限制每日的总热量，减少进食动物性食物（尤其是脂肪）、糖类和淀粉类食物等高热量食物。还应逐步减少每日的进食量，根据体重减轻的速度可间接判断每日减食量是否合适，每日的减食量最多不能超过250克。一般以每星期减轻体重500克为宜，待体重减轻至正常范围时则将每日的进食量相对固定并长期坚持。

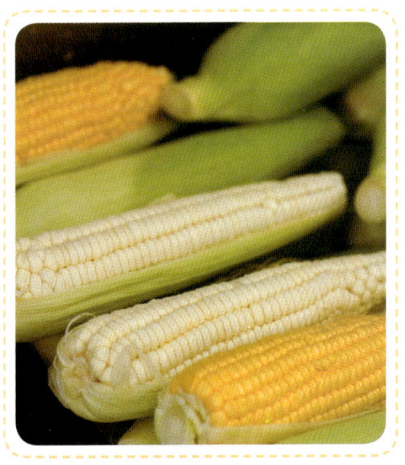

■ 高血压患者春季饮食应注意哪些方面？

春季是自然界阳气上升的季节，很多早期高血压患者，或平时服用降压药而血压比较稳定的人，很容易在春季出现血压的波动。因此在饮食方面要做到以下几点：饮食要清淡，选择荠菜、芹菜、海带、绿豆等偏凉的食物，忌油腻、生冷及刺激性食物，也不宜进食羊肉、狗肉、辣椒、花椒、胡椒等辛热食物；应多吃红黄色和深绿色的蔬菜；饮食应尽量避免过咸，注意补充水分，每天至少补充1 200克水。

■ 高血压患者进食粗粮、杂粮有什么益处？

高血压患者多伴有血脂、血糖和血黏度增高。最新的研究表明，多吃粗杂粮可以降低血压、血脂、血糖和血黏度增高水平，而且吃糙米、玉米等粗杂粮，可以改善和提高锌、镉的比值，阻止动脉硬化，减少镉的积聚，有益于高血压的防治。但如果并发高尿酸、痛风时最好不吃，因为粗杂粮相对含嘌呤量高，摄入过多，会影响胃肠道消化、吸收功能，并引起体内嘌呤代谢异常。

■ 哪些面包易引发高血压？

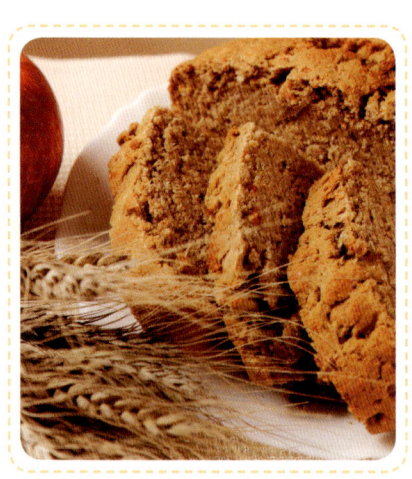

英国一健康研究机构最近发现，超市里常见的咸面包片含有较多的盐，容易引发高血压。调查人员发现，在被检测的138中面包中，超过1/3的面包含盐量超过政府规定的1.1克/100克的标准，其中含量最高的是全麦切片面包，含盐量达到1.5克/100克。除了切片面包外，牛角面包、麦圈等也是"含盐大户"。因此，患有高血压的人群最好少吃切片面包，选择无盐全麦面包、果仁面包等"低盐食品"。

■ 高血压患者夏季饮食应注意哪些方面？

夏季天气炎热，出汗量较多，人体在丢失大量水分后，全身的血容量会明显下降，血液的黏稠度会升高，这可能会增加高血压患者发生心肌梗死、脑卒中的风险。高血压患者在夏季不管是不是口渴，都要及时补充水分，养成每天早晨起床后、晚上睡前各喝一杯白开水的习惯。也可适当饮用菊花茶、枸杞茶等饮料。高血压患者在夏季饮食上还要注意少盐、少脂、少胆固醇，多吃新鲜蔬菜水果和鱼类蛋白质。

■ 高血压患者秋、冬季饮食应注意哪些方面？

秋季早晚温差较大，高血压患者容易发生血管痉挛、血压波动大。高血压患者秋冬季应以清补为主，注意保持合理的膳食结构，控制食量，少吃油腻。可适当多吃一些润燥、降压的蔬菜、水果，如冬瓜、萝卜、藕、洋葱、绿叶蔬菜、海带及猕猴桃、柚子、山楂、苹果、香蕉、梨、柑橘等。肉类则适当多吃水产品以及禽类，少吃猪、牛、羊肉等红肉。

高血压患者怎么吃零食？

高血压患者吃零食应讲究适时、适宜和适量，时间安排在两正餐中间，特别是两正餐相隔时间超过6小时以上，更应增加一次零食。应选择富有营养，但热量、脂肪含量不太高的食物；可以在两餐之间吃一些含钾高的水果，如橙子、苹果、香蕉、哈密瓜、豆浆、红薯、煮土豆等零食；也可以是1个鸡蛋加一小碗稀饭，或者一小碗肉丝面等。偶尔也可适量选择坚果类，如花生、瓜子、开心果、榛子、核桃等。

高血压患者应如何进补？

中医认为，高血压患者大多有肝阴不足、肝阳上亢、肝风内动的表现，如需进补，重点应补阴，而一般补阳药如鹿茸、海狗、补气药（如人参）就不宜用。即使是有明显气虚表现的高血压患者要使用补气药，也只能采用药性平和的缓补药物，而且要在补阴的基础上补气补阳。高血压患者适当服用补阴药，如龟板、鳖甲、枸杞子等，不仅对降压有好处，还能缓解高血压患者头晕、目眩、耳鸣等症状。

高血压患者服药期间为什么不能吃葡萄柚？

葡萄柚含有一种生物活性成分$CYP-3A_4$，一则能与卡托普利、美托洛尔或硝苯地平缓释片等在肠道内结合，促使药物迅速进入血液，使血液浓度迅速增高，等于加大了药量；二则还可影响肝脏解毒，干扰药物在体内进行正常代谢，增强了药物的毒副作用。因而，服用上述几类降压药时，如果同时吃葡萄柚，会发生多种毒副反应，出现血压降低、头晕心慌、倦怠乏力等症状，甚至诱发心绞痛、心肌梗死或卒中。

高血压患者可以吃鸡蛋吗？

1个重50克的鸡蛋中含胆固醇340毫克。对血胆固醇水平正常的高血压患者来说，每周吃三四个鸡蛋不会有不良影响。但对血胆固醇高，尤其是高血压合并冠心病的患者来说，吃蛋清无妨，最好不吃蛋黄。

附录3 高血压患者的运动调养法

虽然高血压是目前发病率较高、并发症较多、不容易根治的慢性非传染性疾病之一。但是只要高血压患者改变不良的饮食习惯和生活方式，再结合运动调养法，这样可以有效地降血压，运动调养主要有散步、慢跑、游泳、钓鱼、松静功和气功，高血压患者坚持这些运动来调养，可有效地降低血压。

■ 散步

散步是防治高血压的有效方法，散步的优点是不易受伤且动作柔和，特别适合肥胖及老年患者。散步几乎对所有的高血压患者均适用，即使伴有心、脑、肾并发症也能收到较好的治疗效果。据观察，高血压患者在平地上做长时间的步行，能使舒张压明显下降。

高血压患者散步前要适当活动身体，均匀呼吸。散步时肩要平、背要直，抬头挺胸，目视前方，手臂自然摆动，手脚合拍。另外，散步的同时可进行有节奏地摆臂扩胸，还可配合擦双手、捶打腰背、揉摩胸腹、拍打全身等动作，有利于疏通气血。

高血压患者每次宜散步10~30分钟，每天一两次。可采取慢速散步（每分钟60~70步）、中速散步（每分钟80~90步）、快速散步（每分钟90步以上）三种方式。也可根据个人体力而定散步的时间长短及速度快慢。

■ 慢跑

慢跑（每分钟120~140米）能减轻体重、降低血脂，有助于降低血压。同时慢跑可提高机体的代谢，调节大脑皮质功能，改善或消除高血压患者头晕、头痛、失眠等症状。慢跑适合轻度高血压患者。

高血压患者在慢跑前应做几分钟的准备活动，活动肢体的各个关节，然后由步行逐渐过渡到慢跑，刚开始跑距离可短一些。慢跑时两手轻轻微握，上臂和前臂肘关节屈曲成90°左右，全身肌肉放松，上身略向前倾，两臂自然下垂摆动，腿不宜抬得太高。身体重心要稳，呼吸深长而均匀，与步伐有节奏地配合。不能用足跟先着地，要用前脚掌先着地。慢跑时可采取慢跑与步行交替的方法进行，以不感受难受、不喘粗气、头不晕、最高心率120~130次/分钟为宜。

慢跑要在空气清新且平整的道路上进行。慢跑时最好用鼻子呼吸，避免用口呼吸，防止引起恶心、呕吐、咳嗽等不适感。慢跑中如果出现呼吸困难、胸痛、心悸、腹痛等症状，应立即减速或停止跑步。不要在饭后立即跑步，也不宜在跑步后立即进食。慢跑结束前，要逐渐减速或改为步行，切忌突然停止，以免出现不良反应。

游泳

游泳能全面提高人的心肺功能，有效缓解大脑的紧张程度、预防和治疗高血压的作用。游泳对中老年人因动脉粥样硬化所造成的高血压有较好的辅助调养作用。游泳适宜于原发性高血压一期且症状并不严重者，尤其适合老年或肥胖的高血压患者。

高血压患者游泳前应做好准备活动，比如用冷水擦浴，做徒手操作，做肢体伸展运动，使肌肉和关节活动开，防止受伤及意外事件的发生。游泳速度不要过快，也不要过猛。游泳时间不宜过长，一般在水中停留30~60分钟为宜。

高血压患者应慎游冬泳。空腹和饭后都不宜游泳。有心、脑、肾等并发症（如高血压二期、三期）或早期的高血压患者，在症状比较明显时，最好不要游泳，以免发生卒中等危险。

钓鱼

人在垂钓时，容易集中注意力，忘记许多烦心事，可以让人情绪稳定，有助于增强身体免疫力，对平衡血压也有很大的辅助作用，是高血压患者不错的选择。此外，由于垂钓的环境一般在比较幽静的水边，垂钓者会有一种脑清目明、神清气爽的感觉。在大自然中吸入清新的空气，可以改善高血压患者的心肺功能，对辅助治疗高血压有很大的益处。

高血压患者垂钓时应心无杂虑，心中只想着鱼儿咬钩。等待鱼儿上钩时可以静坐，注意力高度集中，坐等垂钓1小时后可以把鱼竿支好，起来走动走动，并适时闭目休息或向远处眺望，在收竿换饵间使全身得到锻炼。另外，在流水水域垂钓比在静水水域垂钓疗效更为理想，因为在流水水域里钓鱼变化莫测，妙趣横生，更利于高血压患者的心理调节。

高血压患者不宜在土质松软的岸边悬竿垂钓，以免发生落水意外。鱼咬钩后要耐心放线回钩，慢慢与鱼周旋，千万不能心急要抓住鱼，否则往往会有失足落水的危险。在水草茂密的地方垂钓时要注意蛇的侵袭。垂钓应避开正午，选在早晚降温时，并要做好防晒准备，最好戴宽沿的遮阳帽或茶色镜。

松静功

高血压患者适宜做以"松静"为最大特点的松静功。

练功前做好准备工作，选择整洁安静、空气新鲜的场所。若在室内，则需空气流通，不迎风；要把衣带、纽扣、鞋带及较紧衣物解开，以保证身体舒适和血脉流通。练功前应先安定情绪，保证精神愉快，以便练功时思想集中。然后，摆好练功的姿势，坐势应用宽凳子或椅子，高度以使练功者膝关节屈90度为宜，头颈和上身要坐直，身体保持端正，胸部略向前稍俯，臀部向后稍微凸出。如果用盘膝坐法，则双手相握或重叠向上，贴于小腹或放小腿上。两眼微闭，注视鼻尖，口微闭，舌抵上颚；若用卧式，可仰卧于木板床上，上半身垫高些，腿伸直，足尖向上，双手放大腿两侧；站式时将双脚分开，宽与肩齐，脚尖稍向内，膝微屈，含胸，腰挺直，两臂抬起，肘低于肩、手平于肩，双手相距33厘米，手心相对手指屈曲，如抱大球，眼口微闭。接着，练放松功，头部放松，双肩放松，垂肩坠肘，胸部放松内含，腹部放松回收，腰部放松挺直，全身肌肉、内脏、血管全部放松，做到自然舒畅，气沉丹田。最后是收工法。练完气功后，不要急于起来，要将左掌置于肚脐上，再将右掌置于左掌上，两掌交叠，同时由内向外画圈左转30圈，再以同样的方式由外向内右转30圈，到肚脐处停止，然后活动一下身体，结束练功。

气功

气功对大脑皮质功能活动有良好的调整作用，可以缓解外界劣性刺激引起的异常升高血压反应。同时还可降低交感神经的兴奋性，调节自主神经功能，并有改善心血管系统功能状态的作用，使心脏排血量增加，功能增强。实践证明，气功是治疗轻、中度高血压的有效方法，亦可作为重症高血压的辅助治疗。

下面介绍一种简单的降压功法

一般取坐位，两脚并拢，重心稍前移，放松静立。体弱者可取坐位，坐时勿靠椅背，腰部伸直，大腿水平，小腿垂直，两足平踏地面。两种姿势均要把下颌回收，颈项挺直，头勿后仰。准备就绪后，两眼轻轻闭合，暗示自己血压正下降至正常。然后将两手置于小腹前，掌心相对，十指伸张，指尖似接非接，像捧着一个小气球，而后徐徐上升，掌心渐渐对向身体，举过头顶，两手距头顶20~30厘米，掌心对准头顶，意念两掌心发气贯入头顶，深入体内，两手停留三个深呼吸，然后经身前下降至小腹，意念也随两手从身前下降至小腹。而后再次捧球、贯气。下降时两手由身体两侧下降，意念随之由体侧下降。而后再次捧球、贯气，下降时由体侧下降，但意念由身后下降。意念下降时切勿沿体表而行，应从身体内部下降，这是最关键的。这样贯三次为一组，可反复做多组，随时随地皆可练习，多多益善。收功时把两手敷于肚脐上静养片刻即可。此功法是气功中的"三线放松法"（体前、体侧、体后三线），可使全身放松。卧床患者也可依法练习。

高血压患者进行气功治疗时的注意事项

练功前的准备：必须在练功前30分钟停止工作、学习，安静片刻，稳定情绪。排空大小便，放松衣裤，同时需注意保暖。另外，饱食后或饥饿时也不宜练功。饭后要等一小时左右才能练功。